Eva Barlösius

Soziologie des Essens

Grundlagentexte Soziologie

Herausgegeben von Klaus Hurrelmann

In den sechziger und siebziger Jahren erschien im Juventa Verlag die Reihe "Grundfragen der Soziologie". Sie wurde von Dieter Claessens, Sozialanthropologe und Familienforscher an der Universität Münster, später der Freien Universität Berlin, herausgegeben. Die Reihe hatte einen prägenden Einfluß auf die damals noch in den Anfängen stehende Disziplin Soziologie. Viele Bände der Reihe sind bis in die 80er Jahre hinein Standardlehrbücher geblieben.

Die Reihe "Grundlagentexte Soziologie" knüpft an diese Tradition an. Die Soziologie hat sich seitdem in Deutschland als theoretisch und empirisch reichhaltiges wissenschaftliches Fach etabliert. Es fehlt ihr aber an Einführungstexten und Übersichtsbänden für den Lehrbetrieb in Universitäten, Fachhochschulen, Fachschulen und anderen Bildungseinrichtungen.

Dieser Herausforderung stellt sich die Reihe "Grundlagentexte Soziologie". Von fachlich gut ausgewiesenen Wissenschaftlerinnen und Wissenschaftlern werden Texte vorgelegt, die die wichtigsten theoretischen Ansätze des Faches, methodische Zugänge und gesellschaftswissenschaftliche Analysen präsentieren. Die Bände sind so zugeschnitten, daß sie sich als Basislektüre für Vorlesungen, Seminare und andere Lehrveranstaltungen mit einführendem Charakter eignen.

Die Reihe "Grundlagentexte Soziologie" wird herausgegeben von Klaus Hurrelmann, der als Sozial- und Gesundheitswissenschaftler an der Universität Bielefeld tätig ist.

Eva Barlösius

Soziologie des Essens

Eine sozial- und kulturwissenschaftliche Einführung in die Ernährungsforschung

Juventa Verlag Weinheim und München 1999

Die Autorin

Eva Barlösius, Jg. 1959, Dr. phil., ist Privatdozentin für Soziologie an der Universität Hannover und Heisenberg-Stipendiatin am Wissenschaftszentrum Berlin für Sozialforschung. Ab WS 1998/99 hat sie eine Vertretungsprofessur für Allgemeine Soziologie an der Humboldt-Universität zu Berlin übernommen.

Ihre Hauptarbeitsgebiete sind Kultursoziologie, Allgemeine Soziologie, Ungleichheitsforschung und Agrarsoziologie.

Diese Veröffentlichung entstand während des Forschungsaufenthaltes in der Arbeitsgruppe Public Health des Wissenschaftszentrums Berlin für Sozialforschung (WZB).

Die Deutsche Bibliographie - CIP-Einheitsaufnahme

Barlösius, Eva:
Soziologie des Essens : eine sozial- und kulturwissenschaftliche
Einführung in die Ernährungsforschung / Eva Barlösius. - Weinheim ;
München : Juventa Verlag , 1999
(Grundlagentexte Soziologie)
ISBN 3-7799-1464-6

Umschlaggestaltung: Atelier Warminski, 63654 Büdingen
Umschlagabbildung: Niki de Saint Phalle
Printed in Germany

ISBN 3-7799-1464-6

Vorwort

„Aber wie lebst du?" „Von Essen und Trinken, wie alle Menschen." Eine so „alberne Frage" könne nur jemand stellen, der „in einem fremden Lande geboren" ist, spottet Papageno über Tamino in der „Zauberflöte". Wie ein Reisender in einem fernen, unbekannten Land kommt sich vor, wer soziologisch über das Essen forscht, obschon doch jeder Mensch bekanntlich sich ernähren muß, um leben zu können.

Dieses Buch will jenes „fremde Land" systematisch und umfassend aus soziologischer Perspektive erschließen. Eine solche Gesamtschau liegt für den deutschen Sprachraum, so meine ich, bislang noch nicht vor. Einschränkend sei freilich vorab hinzugefügt: Nicht jeder Aspekt konnte mit der vielleicht wünschenswerten Ausführlichkeit berücksichtigt werden. So werden die hochtechnologische Lebensmittelproduktion und die jüngste Entwicklung auf dem Lebensmittelmarkt nur angedeutet. Vor allem handelt das Buch nur vom Essen und nicht vom Trinken, wo doch schon die Rede vom „Essen und Trinken" weiß, wie sehr beides in der Lebenspraxis miteinander verflochten ist. Dennoch haben sich in der Forschung zwei getrennte Spezialdisziplinen herausgebildet; immerhin spricht für die Arbeitsteilung: Tischgesellschaften und Trinkgelage sind nicht dasselbe, Eßkulturen und Trinkkulturen besitzen ihre Eigenständigkeit. Diese kulturelle und soziale Eigenständigkeit steht hier im Mittelpunkt, und sie war der Grund, sich auf das Essen zu beschränken.

Eine Soziologie des Essens steht vor der Aufgabe, sowohl der Eigenart des Gegenstandes gerecht zu werden, ohne sich in Details zu verlieren, als auch zu zeigen, wie Essen in allgemeine soziale Strukturen und Prozesse eingebunden ist. Übersetzt in die soziologische Terminologie heißt dies: Eine Soziologie des Essens ist einerseits eine spezielle Soziologie, die für ihren Gegenstand angemessene spezifische Erklärungen und Systematisierungen zu entwickeln hat, und greift andererseits auf allgemeine soziologische Theorien zurück, um ihr Sujet in größere gesellschaftliche Zusammenhänge einzubetten. So stehen an manchen Stellen allgemeine soziale Phänomene wie Vergemeinschaftungs- oder Differenzierungsprozesse in ihrer jeweiligen Ausprägung auf dem Gebiet des Essens und deren theoretische Erklärung im Vordergrund. Andere Abschnitte sind dagegen stärker 'empirisch' angelegt und handeln von der Vielfalt der kulturellen und sozialen Gestaltung des Essens. Hier werden vorwiegend Systematisierungen entworfen, die nicht ohne weiteres auf andere Themenbereiche übertragbar sind.

Bei der Arbeit an diesem Buch haben mich viele Menschen unterstützt, mir hilfreiche Hinweise gegeben und manche meiner Launen mit großer Nachsicht ertragen. Bei allen bedanke ich mich herzlich. Um keinen zurückzusetzen, möchte ich hier namentlich nur zwei Personen hervorheben: Hasso Spode, der tagtäglich ein offenes Ohr für meine Fragen hatte und mir über viele Hürden geholfen hat, und Monika Neumetzler, bei der ich mich für die Durchsicht des Manuskriptes bedanke.

Berlin, im Oktober 1998
Eva Barlösius

Inhalt

1. Einleitung: Gesellschaften sind so, wie sie essen

Nahrung ist der Anfang von allem. Menschen müssen sich ernähren, und das Nahrungsbedürfnis haben Menschen vor allen anderen Nöten und Wünschen zu befriedigen. Es ist das erste, das nach der Geburt *gestillt* werden muß, und Füttern ist die erste soziale Situation, die ein Kind erlebt, das sich noch nicht selbst ernähren kann. Auch in der Geschichte der Menschheit war ausreichendes Essen das erste, wofür Menschen zu sorgen hatten. Der täglich wiederkehrende Zwang, sich um die Nahrung zu kümmern, ist der Anlaß stetigen Arbeitens und der Ursprung allen Wirtschaftens. „Aus dem Schoße der instinktgebundenen reaktiven Nahrungssuche“ stamme „die Entfaltung des rationalen Wirtschaftens“ und des rationalen Handelns überhaupt, war Max Weber überzeugt (Weber 1980, S. 35).

Leben, physisches wie gesellschaftliches, beginnt also mit dem Nahrungsbedürfnis. Die Art und Weise, wie es befriedigt wird, gibt Auskunft über grundlegende gesellschaftliche Strukturen. *Gesellschaften sind so, wie sie essen,* kann man in Abwandlung des bekannten Spruchs: „Der Mensch ist, was er ißt“, formulieren. In dieser These faßte Ludwig Feuerbach in der Mitte des 19. Jahrhunderts seine rein materialistische Betrachtung aller Lebensprozesse zusammen. Wird dieser Satz heute zitiert, dann selten, um Feuerbach darin zuzustimmen, daß der Mensch nur aus dem bestehe, was er über die Nahrung zu sich nimmt. Vielmehr wird er verwandt, um darauf aufmerksam zu machen, daß Nahrung in viele, ja die meisten Dimensionen menschlichen Lebens hineinwirkt: körperliche, psychische, soziale, wirtschaftliche und politische.

Der *Körper* läßt uns täglich spüren, daß er Nahrung braucht, und diese materialisiert sich in seiner Physis und bestimmt sein Aussehen. Auch für die *psychische* Befindlichkeit ist die Nahrung zentral, denn Lust- und Nahrungsbefriedigung sind eng miteinander verbunden, und das Verhältnis des Säulings zu der ihn versorgenden Person wird als besonders wichtig für die gesamte weitere psychische Entwicklung angesehen. Integrieren und differenzieren, diese beiden *sozialen* Grundtendenzen sind in der Tischgemeinschaft so zu einer Institution zusammengefaßt, daß darin ursprünglich die gesamte soziale Ordnung repräsentiert war. Eine ungenügende oder unsichere Nahrungsversorgung hemmt nicht nur die *wirtschaftliche* Entwicklung, sie setzt gesellschaftlichen Entwicklungsmöglichkeiten Grenzen. Bei der *Politik* steht wohl eher Macht und nicht Nahrung am Anfang, aber politische Systeme sind nur dann stabil, wenn die Bevölkerung mit ausreichender Nahrung versorgt ist. Nahrungssicherung ist zur politischen Machterhaltung unabdingbar. Sie ist eine der ältesten Legitimationsquellen von Herrschaft.

Exemplarisch an vier Aspekten soll einleitend die herausragende Bedeutung der Nahrung dargestellt werden: an dem Zusammenhang von Bevölkerungswachstum und Nahrung, dem Teilen der Nahrung als Ausdruck sozialer Ungleichheit, den Hungerunruhen, hinter denen sich häufig die Forderung nach sozialer Gerechtigkeit verbarg, und an der Utopie vom Schlaraffenland, die Befreiung von Arbeit und Not versprach.

Bevölkerungswachstum und Nahrung

Darüber, daß Nahrungsspielraum, Bevölkerungsgröße und gesellschaftliche Entwicklungschancen in der Geschichte der Menschheit lange Zeit - in Europa bis in die Mitte des 18. Jahrhunderts - aneinander gekoppelt waren, besteht im allgemeinen wissenschaftlicher Konsens. Er basiert im wesentlichen auf zwei theoretischen Annahmen, die im wissenschaftlichen Diskurs tief verankert sind und die häufig, ohne ihre Richtigkeit zu überprüfen, argumentativ verwendet werden.

Die erste Annahme geht auf Thomas Malthus zurück, der um 1800 ein Modell des Bevölkerungswachstums entwickelte, das sozial- und biowissenschaftliches Denken bis heute stark beeinflußt.[1] Malthus' These war, daß die Bevölkerung schneller wachse als das Nahrungsmittelangebot, weshalb das Mißverhältnis von Bevölkerung und Nahrungsspielraum innerhalb von wenigen Generationen zu verheerenden Hungerkrisen führe.[2] Bevölkerungsgröße und verfügbare Nahrungsmittel müßten sich stets in einem recht stabilen Verhältnis befinden. Die Gleichung zwischen Nahrungsspielraum und Bevölkerungsgröße war, als Malthus sie aufstellte, bereits überholt, da durch neue Anbau- und Düngemethoden die landwirtschaftliche Produktivität so gesteigert worden war, daß einfache mathematische Formeln nichts mehr erklärten. Möglicherweise traf sie, so schlicht wie Malthus sie berechnete, niemals zu.

Von der ersten Annahme der Verknüpfung von Bevölkerungsgröße und verfügbarer Nahrungsmenge kann die zweite abgeleitet werden. Sie unterstellt, daß

1 In seinem berühmten „Essay on the Principle of Population“ von 1798 kritisierte Malthus die britische Armengesetzgebung, mit der die staatliche Verantwortung für das Existenzminimum - also insbesondere für eine ausreichende Nahrung - tendenziell anerkannt wurde. Er wollte Hungerkrisen, obwohl sie ganz offensichtlich sozial verursacht waren, als nur biologisch verschuldet betrachten. Damit wäre der Staat auch von seiner Verantwortung für die Armenvorsorge entlastet. So stellte er fest: „Das Glück eines Landes hängt letztlich nicht von seiner Armut oder seinem Reichtum ab, ob es jung oder alt ist, von dem Umstand, ob es dünn oder dicht besiedelt ist, sondern von der Geschwindigkeit, mit der sich die jährliche Zunahme an Nahrungsmitteln der jährlichen Quote eines uneingeschränkten Bevölkerungswachstums nähert...“ (Malthus zitiert nach Ehlers 1983, S. 17).

2 Der Grund dafür sei, daß die Bevölkerung in geometrischer Progression wachse (1:2:4:8:16...); das Nahrungsangebot aber nur in arithmetrischer Reihenfolge (1:2:3:4...) (vgl. Ehlers 1983, S. 17).

sich die Menschen in ihrer Geschichte immer nur dann um eine effektivere Lebensmittelbeschaffung bemühten, wenn ein gestiegener Bevölkerungsdruck und ein dadurch verursachter Nahrungsmangel sie dazu zwangen. Und die Annahme behauptet weiterhin, daß gesellschaftlicher und kultureller Wandel bis in die frühe Neuzeit hauptsächlich von einer neuen Art der Lebensmittelbeschaffung angestoßen wurde und nur eine geringe Eigendynamik besaß.

Obwohl sich das Modell von Malthus bereits zu seiner Zeit als wenig geeignet erwies, gesellschaftliche Entwicklungspotentiale zu prognostizieren, und auch die zweite Annahme durch viele Studien als zu schlicht widerlegt wurde, wurden beide Feststellungen immer wieder und werden in ähnlicher Art noch heute in der wissenschaftlichen Argumentation eingesetzt - allerdings nun zumeist in einer umgekehrten Weise. Sie werden nicht mehr dazu genutzt, zukünftige Wachstumsgrenzen aufzustellen. Ihr primäres Anwendungsgebiet ist es, beispielsweise die Übergänge von einer Produktionstechnik zu einer anderen zu interpretieren oder den Zeitpunkt festzulegen, ab dem die gesellschaftliche Entwicklung nicht mehr oder zumindest nicht mehr grundlegend durch natürliche Zwänge und Begrenzungen - also den Nahrungsspielraum - gehemmt wurde und Geschichte deshalb unter dem Aspekt der Gesellschaftsgeschichte rekonstruiert werden kann.

So wird der Ursprung des Ackerbaus - also der Übergang vom Jagen, Sammeln und Fischen zur stetigen und geplanten Landbewirtschaftung - damit erklärt, daß in der Zeit von 9000 bis 2000 v. Ch. die Menschen bereits alle natürlich vorhandenen und geschmackvollen Nahrungsmittel nutzten.[3] Ein starker Bevölkerungsanstieg und eine zuvor noch nie erreichte Bevölkerungsdichte nötigte sie, sich weitere, nicht natürlich vorhandene Nahrungsquellen zu erschließen, da die durch Jagen, Sammeln und Fischen gewonnenen Nahrungskalorien nicht ausreichten, die Bevölkerung zu ernähren. Nur zu dem Zweck, sich zusätzliche Nahrungskalorien zu beschaffen, begannen die Menschen mit einer „künstlichen" Erzeugung von Lebensmitteln: dem Landbau. Der Ackerbau erleichterte keineswegs die Arbeit der Nahrungsversorgung. Durch Landbearbeitung wurden auch keine physiologisch günstigeren oder geschmackvolleren Lebensmittel produziert oder gar eine sichere, weil von den natürlichen Bedingungen, wie dem Klima, unabhängigere Nahrungsbeschaffung erzielt. Ihr einziger Vorteil war, mehr Kalorien pro Land und Zeit zu liefern, wodurch es möglich wurde, eine größere Bevölkerung zu ernähren. Mit dem Landbau wurde deshalb nur dort begonnen, wo der Bevölkerungsdruck dies erzwang (vgl. Cohen 1977, S. 15).

Zum Beleg dafür, daß die Loslösung der Bevölkerungsgröße vom Nahrungsspielraum wissenschaftlich genutzt wird, um den Zeitpunkt anzugeben, ab dem Nahrung - allgemeiner die Natur - nicht mehr die Gesellschaftsgeschichte hemmte, sollen einige prominente Beispiele zitiert werden. Max Weber hob

3 Neuerdings wird behauptet, daß der Übergang bereits 10 000 - 7 000 v. Chr. begann. Dies ändert nichts an der Argumentation.

hervor, daß „der Druck der Not bei zunehmender absoluter oder (regelmäßig) relativer Enge des Versorgungsspielraumes“ Rationalisierungsprozesse stets verhindert hat (Weber 1980, S. 35). Wenn man sich vergegenwärtigt, welche Bedeutung Max Weber Rationalisierungsprozessen für die Entfaltung der okzidentalen Kultur beimaß, dann wird deutlich, daß für ihn der enge Nahrungsspielraum gesellschaftliche Entwicklungen bremste. Auch Gustav Schmoller wies in seinem Buch „Die soziale Frage: Klassenbildung, Arbeiterfrage, Klassenkampf „ auf den Zusammenhang von Bevölkerungsgröße und einer ausreichenden Versorgung hin. „Die soziale Frage wuchs teilweise seit dem 16. Jahrhundert, mehr seit 1750. Sie war fast überall seither über ihren Nahrungsspielraum hinausgewachsen.“ (Schmoller 1918, S. 38) Erst nachdem Hunger nicht mehr als natürlich bedingt, sondern als sozial verursacht angesehen wurde, wurde er auch als „soziale Frage“ politisch skandalisiert und wissenschaftlich untersucht. Ein jüngeres Beispiel ist Hans-Ulrich Wehlers großes Werk „Deutsche Gesellschaftsgeschichte“ (Wehler 1987). Ab wann wird Geschichte zu einer im wesentlichen gesellschaftlich gemachten Geschichte? Als die Bevölkerung „in ihrer materiellen Existenz“ nicht mehr wie „seit alters her, erst recht, wenn sie plötzlich anwuchs, von der Qualität des Nahrungsspielraums ab(hing)“, lautet Wehlers indirekte Antwort (Wehler 1987, S. 8). Mit welcher Epoche beginnt er dementsprechend seine Gesellschaftsgeschichte? Mit der Mitte des 18. Jahrhunderts, als die „älteren generativen Strukturen, die auf einem soziokulturell ausbalancierten und herrschaftlich gesteuerten Verhältnis von Nahrungsspielraum und Bevölkerungsgröße beruht hatten, ... zunehmend in Frage gestellt, ja vielerorts bereits gesprengt worden“ waren (Wehler 1987, S. 8).

Ob und bis wann die relative Enge des Nahrungsspielraums tatsächlich gesellschaftliche Entwicklungsmöglichkeiten beeinträchtigte und so die „vie matérielle“ eine eigenständige, von der Natur emanzipierte Gesellschaftsgeschichte hemmte, kann hier nicht entschieden werden. Zu unterscheiden sind jedoch erstens langfristige Prozesse, wie der Übergang vom Jagen, Sammeln und Fischen zur Landbewirtschaftung, der offenbar durch einen Bevölkerungsanstieg motiviert war, zweitens kurzfristige, natürlich bedingte Hungerkrisen, ausgelöst z.B. durch Ernteausfälle, und drittens Hungersnöte, die ganz offensichtlich sozial zu verantworten sind. Vieles spricht außerdem dafür, daß auch viele kurzfristige Hungerkrisen, die augenscheinlich als natürlich bedingt aussehen, weniger durch Produktionsgrenzen als vielmehr in der großen Mehrzahl durch soziale und ökonomische Prozesse ausgelöst wurden.

Teilen der Nahrung und soziale Ungleichheit

An den ersten Aspekt, dem Zusammenhang von Nahrung und Bevölkerung, gedacht als natürliches Verhältnis, schließt sich der zweite an: das Teilen der Nahrung als Ausdruck sozialer Ungleichheit. Die Annahme eines naturbedingten Nahrungsspielraums läßt oftmals unberücksichtigt, daß die Zuteilung von Nahrung immer ein sozialer Akt ist. Es genügt deshalb nicht, um Not und Nahrungsmangel zu erklären, nur naturbedingte Kaloriendefizite in den Blick zu nehmen. Indem Wissenschaftler mehr mit Kategorien des „Vorhanden-Seins" als mit solchen des „Verfügen-Könnens" argumentieren, tendieren sie dazu, Hungersnöte nur als Laune der Natur und nicht in gleicher Weise als Symptom für soziale Ungleichheiten und politische Ungerechtigkeiten zu interpretieren (vgl. Sen 1982, S. 8). Für die meisten Hungersnöte galt, daß sie seltener durch eine insgesamt zu geringe Versorgung mit Nahrung ausgelöst wurden als vielmehr dadurch, daß die vorhandenen, oft für die gesamte Bevölkerung ausreichenden Lebensmittel sozial ungleich verteilt wurden. Dazu gehört auch eine herrschaftlich oder ökonomisch erzwungene Art der Landbewirtschaftung, die einer optimalen Versorgung der Bevölkerung zuwider lief und statt dessen an den Eßwünschen sozial Privilegierter orientiert war.[4] Überall läßt sich beobachten, daß selbst in größten Mangelsituationen sozial bevorzugte Gruppen sich ausreichend versorgen konnten, teilweise selbst ihre Vorlieben nicht aufgeben mußten. Versorgungsmängel und auch der sogenannte „Nahrungsspielraum" sind deshalb immer daraufhin zu untersuchen, inwieweit sie durch soziale Anspruchsrechte und Herrschaftsverhältnisse bedingt waren (Sen 1982).

Die Verfügung über Nahrung ist also nie nur ein natürlich bestimmtes Verhältnis, sondern immer auch ein soziales, und zwar nicht erst seit dem Übergang von der Jäger-Sammler-Fischer- zur Agrargesellschaft. Das Zerlegen und Teilen des erjagten Tieres ist geradezu das Sinnbild dafür, daß die Verfügung über Nahrung einem sozialen Verhältnis entspricht. Im Teilen des Fleisches verbinden sich zwei zentrale, sich tendenziell widersprechende gesellschaftliche Grundmechanismen: die Stärkung des Gruppenzusammenhalts und die Schaffung sozialer Differenzen. Die knappe, hochwertige Nahrung Fleisch wird an alle Mitglieder der Lebens- und Wirtschaftsgemeinschaft verteilt, wodurch die soziale Zusammengehörigkeit materiell und auch symbolisch gefestigt wird. Das Teilen des Fleisches erfolgt aber nach hierarchischen Regeln. Nicht alle Gruppenmitglieder erhalten ein gleich großes und gleichwertiges Stück, sondern entsprechend ihrer sozialen Position bekommen sie eine große oder kleine, eine wohlschmeckende oder weniger gut schmeckende Portion. Die sozialen Rangunterschiede innerhalb der zusammen lebenden und wirtschaftenden Gemeinschaft werden distributiv, durch die Art, wie die gemeinsam gewonnene Nahrung zugeteilt wird, abgebildet.

Die Regeln der Nahrungsverteilung einigen und trennen, integrieren und differenzieren die Gruppenmitglieder, und in ihnen ist das soziale Gefüge in der Gesamtheit repräsentiert. Institutionalisiert sind diese Differenzierungsregeln ebenso wie die, die vergemeinschaftend wirken, in der Tischgemeinschaft. In dieser sozialen Institution sind die beiden sozialen Mechanismen so eng mit-

4 Beispielsweise wurde Viehwirtschaft betrieben statt Getreide anzubauen, obwohl letzteres wesentlich mehr Kalorien lieferte. In ähnlicher Weise gilt dies heute für schwächere Ökonomien, die von stärkeren dazu gezwungen werden, Viehfutter anzubauen, um damit den hohen Fleischkonsum der reichen Länder zu fördern, statt Lebensmittel für den Eigenbedarf zu produzieren.

einander verbunden, daß ihre Widersprüchlichkeit kaum mehr bewußt wird. Baudy geht soweit anzunehmen, daß „die Tischordnung“ das „Urmodell der Kultur schlechthin“ ist und „das soziale Gefüge zusammen mit der Distribution der Nahrung entstanden“ ist (Baudy 1983, S. 134).

Die Nahrungsregeln verhindern, daß die Verteilung „mit roher Gewalt“ durchgesetzt wird und garantieren, daß auch Schwächere Nahrung erhalten. Diese Regeln enthalten moralische Vorstellungen vom „gerechten Tausch“ und beugen so Streit, Kampf und Anomie vor. Die Distributionsregeln wurden bereits in der griechischen Antike als die „entscheidende zivilisatorische Errungenschaft“ angesehen, die „den Menschen von den wilden Tieren unterscheidet“ (Baudy 1983, S. 133). Die Zivilisierung des Essens, die Überführung des natürlichen Nahrungsbedürfnisses in eine kulturelle und soziale Angelegenheit, wird oft als Beginn der menschlichen Zivilisierung insgesamt bewertet.

Die ungleiche Verteilung von Nahrung ist der Grund dafür, daß Lebensmittel zu unterschiedlichen Speisen verarbeitet werden, woraus die Vielfalt der Küchen resultiert. Auch hier spiegelt sich der hierarchische Aufbau der Gesellschaft wider. In Gesellschaften mit gering ausgeprägten sozialen Ungleichheiten gibt es zumeist nur wenige Küchen, deren Unterschiedlichkeit auf vertikalen sozialen Ungleichheiten basiert. In solchen Gesellschaften werden häufig nur Alltags- und Festtagsküchen, geschlechts- oder altersspezifische Koch- und Eßstile unterschieden. Daß alle im wesentlichen das Gleiche kochen, essen und mögen ist ein wichtiges Instrument, soziale Differenzierungsbestrebungen zu verhindern und sich gegenseitig soziale Gleichheit und Ebenbürtigkeit anzuerkennen (Goody 1982). Die Gleichheit der Küchen läßt sich nur noch für wenige Gesellschaften, meist Stammesgesellschaften, beobachten. Eine Stammesgesellschaft, für die dies heute noch zutrifft und eine enorm stabilisierende Wirkung auf die gesamte Lebens- und Wirtschaftsweise hat , ist die der Tuareg in Nordafrika. Sie bereiten tagtäglich einen Hirsebrei zu und sind sich einig, daß es eine wohlschmeckendere Speise nicht gibt. Speisenvielfalt, in sozial stark differenzierten Gesellschaften Ausdruck für gesteigerten Eßgenuß, beurteilen sie als mißglückte Suche nach der einzigen vollkommenen Speise (Spittler 1989). In ständisch gegliederten Gesellschaften oder in Klassen- und Schichtgesellschaften werden dagegen so viele Küchen zubereitet, wie Gruppen sozial differenziert werden; z.B. eine aristokratische, eine bürgerliche und eine bäuerliche Küche. Die einzelnen Zubereitungsweisen sind mit kulturellen Merkmalen assoziiert, die als typisch für einen Stand, eine Klasse oder eine Schicht gelten.

Sozialer Protest gegen die bestehende soziale Hierarchie wurde traditionell oftmals durch Weigerung, den sozial zugewiesenen Eßstil zu praktizieren, und durch die kulturelle Abwertung der herrschaftlichen Küche artikuliert. Ein Beispiel dafür waren die Pythagoreer, die das griechische Opfermahl ablehnten und sich statt dessen strikt vegetarisch ernährten. Damit stellten sie das „zentrale Symbol der Einheit der Polis“ und den davon hergeleiteten Gesellschaftsvertrag in Frage (Eder 1988, S. 204).

Hungerunruhen und soziale Gerechtigkeit

Das Recht auf Nahrung, die das Überleben sichert, scheint „ein nahezu universaler und selbstverständlicher Anspruch zu sein.“ (Gailus/Volkmann 1994, S. 14) Ist eine ausreichende Ernährung nicht mehr garantiert, dann verliert jede Art von Herrschaft ihre Legitimität und wird instabil. Aber auch andere, nichtherrschaftliche Beziehungen, solche, die vergemeinschaftend wirken, wie familiale, freundschaftliche oder genossenschaftliche, büßen ihre soziale Verbindlichkeit ein, wenn die Nahrung nicht mehr miteinander geteilt wird und der „copain“, „der, mit dem man sein Brot teilt“, dem Hunger überlassen wird.

Weil das Recht auf Nahrung (Right to Food)[5] ein selbstverständlicher Bestandteil aller sozialen Beziehungen ist, in die gegenseitige Verpflichtungen eingelassen sind, gilt es im allgemeinen als legitim, gegen eine ungenügende oder mangelhafte Versorgung zu protestieren. Dies gilt selbst für asymmetrische Machtbeziehungen. Die Pflicht zur Subsistenz und das Recht auf Widerstand, wenn diese Pflicht nicht erfüllt wird, gehören somit zusammen. Hungerrebellionen und -unruhen sind deshalb ein gesellschaftlich und politisch akzeptiertes Instrument, Widerstand und Druck auf die Obrigkeiten auszuüben, um von ihnen Nothilfemaßnahmen zu erzwingen. In diktatorischen Herrschaftsverhältnissen ist der Hungerprotest häufig das einzige Mittel zu widersprechen, ohne massive Sanktionen fürchten zu müssen.

Hinter dem Kampf um bessere Nahrung verbarg sich daher oftmals ein sozialer Protest, der über das bloße Subsistenzrecht hinausreichte und in dem allgemeinere Vorstellungen von Recht und Gerechtigkeit artikuliert wurden. Vielleicht kann man soweit gehen zu behaupten, daß in den Hungerunruhen häufig die Forderung nach sozialer Gerechtigkeit enthalten war, bevor diese abstrakt formuliert wurde. Der Konflikt um Nahrung ist aus diesem Grund ein „ungewöhnlich aussagekräftiger Kristallisierungspunkt im Beziehungsgefüge ökonomischer Prozesse, sozialer Zusammenhänge und politischer Machtverhältnisse.“ (Gailus/Volkmann 1994, S.10) Max Weber macht darauf aufmerksam, daß „der Kampf um Nahrungsmittel“, der in erster Linie der Brotversorgung und dem Brotpreis galt und von der Antike an das ganze Mittelalter hindurch andauerte, die Besitzlosen zusammen(scharte) und oft ein Motor war, Klassenhandeln zu erzeugen (vgl. Weber 1980, S. 534).

Wenn das fundamentale Recht auf Überleben und damit verknüpft das Recht auf Widerstand ein wichtiger Ausgangspunkt für die kollektive Selbstorganisation „von unten“ war und im Anschluß an diese Rechte unmittelbar lebenspraktische, nicht abstrakte Begriffe von sozialer Gerechtigkeit entwickelt wurden, dann ist es nicht verwunderlich, daß die Hauptphase der Hungerunruhen in

5 Das „Recht auf Nahrung“ ist in der „International Covenant on Economic, Social and Cultural Rights“ der Vereinten Nationen garantiert (United Nations 1976).

Deutschland die Zeitspanne von 1790 bis 1850 umfaßte. In dieser Periode war der „Nahrungsprotest die Hauptform des sozialen Protestes“ (Gailus/Volkmann 1994, S. 14). Es handelte sich um die Kernphase der Transformation von der ständischen zur bürgerlich-kapitalistischen Gesellschaft. Das alte Subsistenzrecht wurde obsolet, und auch die traditionell gegenseitigen moralischen Verpflichtungen des alten Obrigkeitssystems verloren ihren obligatorischen Charakter.

Beim Hungerstreik, der Verweigerung von Nahrung, wird die historisch gewachsene enge Verbindung des Rechts auf Nahrung mit dem Recht zum Protest in umgekehrter Weise eingesetzt. Mit der Weigerung, sich zu ernähren, wird meist gegen ein als übermächtig wahrgenommenes politisches System protestiert, dem grundsätzliche Ungerechtigkeit vorgeworfen wird. Gegen die staatliche Übermacht meinen sich die Hungerstreikenden nicht anders wehren zu können, als durch völlige Ablehnung des politischen Systems. Ihre Ablehnung ist so groß, daß sie bereit sind, ihr Leben zu gefährden, weil es ihnen unter den bestehenden Bedingungen als nicht mehr lebenswert erscheint. Mit dieser Geringschätzung ihres Lebens machen die Hungerstreikenden den Staat für ihr Weiterleben oder ihren Tod verantwortlich. Damit nehmen sie den Staat in die Pflicht, eine genügende Versorgung zu ermöglichen und das physische Überleben seiner Bürger zu garantieren. Dieser Verpflichtung kann der Staat aber nur durch Zwangsernährung, was als Potenzierung der ohnehin bestehenden Übermacht bewertet wird, oder durch Akzeptanz der Forderungen nachkommen - also durch Einlenken. Gibt er nicht nach und die Streikenden hungern sich zu Tode, dann reformulieren sie mit ihrem Tod ihre Kritik, bewahrheiten sie und werden bei ihren Anhängern zu Märtyrern. Ihr Hungertod ist der Beweis für die tatsächliche Ungerechtigkeit des Staates und die nochmalige Legitimierung ihres Hungerprotestes.[6] Hungerstreikende üben Macht aus, und zwar paradoxerweise, indem sie sich selbst körperlich schwächen und ihre Widerstandkräfte reduzieren. Aus der Fähigkeit, sich selbst als Opfer darzustellen, wächst ihnen die Macht zu, staatliches Handeln zu erzwingen und die Reaktionsweisen mitzubestimmen. Obwohl Unterversorgung in sogenannten Wohlfahrtsstaaten weitgehend abgeschafft ist, ist Hungern noch immer ein probates Instrument, politische Auseinandersetzungen zu führen und die eigenen Vorstellungen von Gerechtigkeit öffentlich bekannt zu machen.

Die Utopie vom Schlaraffenland

Die Wunschvorstellungen vom „Guten Leben“ wurden in Europa seit dem ausgehenden Mittelalter jahrhundertelang in der populären Utopie vom Schlaraffenland erzählt und besungen. Das Schlaraffenland, in dem es ganz anders als in der realen Welt zugeht, repräsentierte ein Gegenbild zu der sich seit der Neuzeit entwickelnden bürgerlichen Gesellschaft. In der verkehrten Welt des Schlaraffenlandes, dem Land des Überflusses und Wohlergehens, sollte auch derjenige, der nicht arbeitet, essen können, was sein Herz begehrt. Wer aber

6 S. die eindrucksvolle Darstellung des Hungerstreiks von Ellmann (1993).

nicht aufhört zu arbeiten, also die bürgerlichen Arbeitstugenden nicht ablegt, der gefährdet sein Recht, an diesem Reichtum teilzuhaben.

Dieser Wunschtraum hat eine lange Vorgeschichte. Er ist „vermutlich so alt wie die Menschen" (Richter 1989, S. 25). Dem Traum von vollkommener Glückseligkeit nachzuhängen, der in Kontrast zu den Leiden und Mühseligkeiten des alltäglichen Lebens steht, ist offenbar ein universales Phänomen. Beinahe alle Gesellschaften haben ähnliche Utopien von einem „Schlaraffenland" geschaffen. Welches Glück verspricht diese Phantasie? Im Schlaraffenland ist Versorgung mit Nahrung nicht mehr an die Notwendigkeit, arbeiten zu müssen, gekettet. Der biblische Fluch: „Im Schweiße seines Angesichts sein tägliches Brot" sich verdienen zu müssen, ist in diesem Arkadien aufgehoben. Selbst Faulenzer, Nichtstuer und Müßiggänger sind willkommen. Hier darf, ja soll man faul sein, denn wer trotzdem fleißig ist, dem droht Auspeitschung. Im Schlaraffenland, wo Milch und Honig fließen, gibt es keine Mühsal und Plagerei, da die Nahrung der Natur nicht abgerungen werden muß. Sie deckt den Menschen den Tisch mit allen Leckereien und Schlemmereien, nach denen er sich sehnt.

Aber nicht nur ein neues Naturverhältnis, auch eine neue Ökonomie und eine gerechtere Gesellschaft, die nicht mehr in Reiche und Hungerleider geteilt ist, verspricht das Schlaraffenland. Alle sollen gleichermaßen an Überfluß und Wohlergehen beteiligt sein. Die gesellschaftliche Spaltung in Privilegierte und Benachteiligte existiert in diesem Wunderland nicht. Insofern kritisiert dieses Märchen die bestehende soziale Ungleichheit. Aus diesem Grund war es zeitweise verboten, die Geschichte vom Schlaraffenland zu erzählen oder das gleichnamige Lied zu singen. Das Schlaraffenland war mehr als ein Fabelland, denn seine Forderung nach sozialer Gleichheit richtete sich an die reale Welt. Für seine Erzähler und Sänger bedeutete es deshalb mehr als das Nirgendwo einer Utopie.

Wie sieht die soziale Gleichheit unter den Schlaraffen aus? Sie schlemmen nicht nur, was der Speisezettel der ländlichen und städtischen Unterschichten an Festtagen bietet, sie genießen darüberhinaus die kulinarischen Herrlichkeiten der aristokratischen Küche. Im Schlaraffenland gibt es alle Speisen: diejenigen, die sonst nur auf den Tischen der Reichen stehen, und jene, die den Eßwünschen der Armen entsprechen. Alle Speisen sind in unbegrenzter Menge für alle gleichermaßen vorhanden. „Alle haben vom Besten. Die kulinarischen Privilegien der feinen Leute sind abgeschafft." (Richter 1989, S. 35) Damit hebelt es Ungleichheiten aus, weil die kulturelle Repräsentation sozialer Unterschiede, also: daß die Konsumwünsche einer bestimmten sozialen Position entsprechen, nicht mehr stattfindet: Alle Speisen sind gleichwertig; die kulinarische Stufenleiter ist egalisiert.

Im einem Land, wo einem die gebratenen Tauben in den Mund fliegen, sind soziale Hierarchien abgeschafft, und Gleichheit ist verwirklicht. Während der verlorene Garten Eden, das religiöse Paradies, im Leben nicht erreicht werden kann, sondern auf ein gerechtes Jenseits vertröstet, ist das Schlaraffenland eine irdische Lokalität: Es liegt hinter einem Berg, wer hinein will, kann sich durchbeißen. Wer auf dieses Wunderland vertraut, der muß nicht geduldig die Zeit des Paradieses abwarten, um Gleichheit zu erleben.

Nahrung meint mehr als die menschliche Reaktion auf ein physisches Bedürfnis. Dies zeigen die vier skizzierten Aspekte für jeweils unterschiedliche gesellschaftliche Ebenen: für die der Demographie; für die der sozialen Formen, wie Vergemeinschaftung und soziale Differenzierung; für die der Politik, wie der Forderung nach Gerechtigkeit; für die der Sozialutopien, wie der nach sozialer Gleichheit. Für Lévi-Strauss' zusammenfassenden Satz, daß mit der Nahrung die Gesamtheit der gesellschaftlichen Strukturen auf unbewußte Weise weitergegeben werden, scheint einiges zu sprechen (vgl. Lévi-Strauss 1964, S. 29). Er gilt allerdings nur für solche Gesellschaften, in denen die Nahrungsmenge begrenzt ist, entweder natürlicherweise oder sozial, weil sie ungleich verteilt und absichtlich verknappt ist. In solchen Gesellschaften bildet die Ernährung ein so zentrales Lebensgebiet, daß von ihm aus die Gesamtgesellschaft beschrieben werden kann. Für derartige Gesellschaften hat die Nahrung die Bedeutung eines Grenzwertes.

Not und Mangel und keineswegs Überfluß und Völlerei waren also die historisch prägenden Erfahrungen für die breite Mehrheit der Bevölkerung. Für die heutige Ernährungssituation, in der Dicksein allgemein verbreitet und kein Privileg der Reichen mehr ist und Übergewicht als Gesundheitsrisiko Nummer eins gilt, in der Lebensmittelüberproduktion und Vernichtung des Überangebotes typisch sind, ist das Erfahrungsspektrum genau umgekehrt: Genuß und Überfluß und nicht mehr Hunger und Krisen kennzeichnen den Alltag.

Trotzdem habe ich vier Aspekte skizziert, die Nahrung als begrenzenden oder begrenzten Faktor schildern. Ich habe sie so gewählt, weil bis vor wenigen Jahrzehnten die überwiegende Mehrheit der sozial- und kulturwissenschaftlichen Studien „Nahrung als Grenzwert" zum Ausgangspunkt ihrer Untersuchungen machte. Damit stand die physische Bedürfnisbefriedigung im Zentrum und nicht die Tatsache, daß Essen immer auch sozial und kulturell gestaltet ist. Eine theoretische Legitimierung fanden solche Arbeiten in dem Modell der Grundbedürfnisbefriedigung von A. H. Maslow, der die menschlichen Bedürfnisse in einer Pyramide anordnete. Erst wenn die „niedrigsten Bedürfnisse", wie Ernährung, Schlafen, Kleidung, befriedigt seien, würden „höhere Bedürfnisse", insbesondere kulturelle, überhaupt hervortreten. Dahinter stand ein schlichtes anthropologisches Konzept, das von einem Übergang des Menschen von einem Natur- zu einem Kulturwesen ausging.[7] Es ist auch in Bertholt

7 Von dem Moslowschen Modell, nach dem sich erst, wenn die Grundbedürfnisse befriedigt sind, die eigentlichen menschlichen Gestaltungsräume öffnen, wird in vielen Arbeiten zu den sogenannten niederen, leibgebundenen Lebensgebieten unhinterfragt, selten ausgewiesen, aber mit einem hohen Grad an Selbstverständlichkeit ausgegangen.

Brechts berühmtem Satz: „Erst kommt das Fressen dann die Moral“, provokant zusammengefaßt. Daß dies nicht stimmt, sondern, daß gerade das Essen von Anbeginn des Menschseins moralisch reglementiert ist, beweisen beispielsweise die Distributionsregeln bei der Mahlzeit, die als Ursprung der menschlichen Zivilisation überhaupt angesehen werden.[8]

Folge dieser verengten Perspektive war eine Vernachlässigung sozialer und kultureller Aspekte. An ihr kann man ablesen, wie tief die Assoziierung von Nahrungsspielraum und Bevölkerungsgröße und ähnliche Annahmen, die die Nahrungsgeschichte als primär natürlich bestimmt betrachteten, auch in der Forschung verankert waren. Es wurde hauptsächlich untersucht, ob und wie der Nahrungsspielraum gesellschaftliche Entwicklungsmöglichkeiten verzögerte oder gar verhinderte. Diese Forschungsperspektive bestimmte in ähnlicher Weise Untersuchungen, die sich für die Nahrung und das Essen selbst interessierten.[9] Nochmals wurde diese Blickrichtung in der von Fernand Braudel 1961 initiierten Enquête über „Vie matérielle et les comportements biologiques“ gebündelt, an der sich Nahrungshistoriker und Soziologen beteiligten (Braudel 1961). Die Befriedigung des Nahrungsbedürfnisses wurde als Brennpunkt der „vie matérielle“ betrachtet, die für eine „longue durée“ charakteristisch sei und die die Voraussetzungen für die Ereignisgeschichte, die eigentliche Geschichte, bilde.[10] Das sozial- und kulturwissenschaftliche Ringen um eine angemessene Forschungsperspektive wird nur von fachinternen Diskussionen geprägt.[11] Entscheidender und machtvoller - gerade bei diesem Thema, das sich auf der Grenzlinie zwischen Natur und Kultur befindet - ist die Abgrenzung des Kultur- und Sozialthemas Essen von dem Naturthema Enährung.

Denn unbestritten ist, daß die Natur- und Technikwissenschaften und die Physiologie die Forschung über Nahrung und Ernährung dominieren. Sie legen quasi indirekt den Rahmen für forschungsrelevante Fragen aus. Deshalb ist es nicht verwunderlich, daß die körperliche Reproduktion und die agrarische Lebensmittelproduktion die Angelpunkte auch der historischen und der kultur- und sozialwissenschaftlichen Studien bildeten. Im 19. Jahrhundert wurden die agrarischen Produktionsmethoden, die Lebensmittelverarbeitung und besonders die Physiologie der Ernährung vermehrt Gegenstand naturwissenschaftlicher Forschung. Im wesentlichen entwickelten sich drei wissenschaftliche Ernährungsdisziplinen: die Ernährungswissenschaft (Ökotrophologie), die Lebensmittelchemie und -technologie und die Lebensmitteltechnik. Die Ernährungswissenschaft untersucht die internen körperlichen Prozesse und beantwortet

8 In seinem Buch über die „Vergesellschaftung der Natur“ hat Eder gezeigt, daß gerade so alltägliche Dinge wie das Essen moralisch reglementiert sind. Er spricht von einer „kulinarischen Moral“, die der Moralentwicklung insgesamt vorgelagert ist (Eder 1988).

9 Beispiele dafür sind Abel (1937, 1974) und Schmoller (1871).

10 Eine Darstellung der franz. Nahrungsgeschichte, ins. der Arbeiten zur Enquête, s. Barlösius (1992a).

11 Für den deutschsprachigen Raum s. insbesondere die Sammelbände zum „Kulturthema Essen“ (Wierlacher u.a. 1993 u. Teuteberg u.a. 1997).

hauptsächlich die beiden Fragen, was der Körper notwendig zu seiner metabolischen Reproduktion braucht und wieviel Nahrungsenergie ihm zugeführt werden sollte. Lebensmittelchemie und -technologie erforschen die funktionellen Eigenschaften der Lebensmittelinhaltsstoffe und deren Reaktionen untereinander bei der Lebensmittelverarbeitung. Die Lebensmitteltechnik gehört zu den Ingenieurwissenschaften; ihre Aufgabe ist es, die Technik für die industrielle Lebensmittelverarbeitung zu liefern. Diese drei eigenständigen Wissenschaften untersuchen somit das Gesamtphänomen Ernährung fast ausschließlich natur- und technikwissenschaftlich. Die kulturellen und sozialen Qualitäten des Essens sind in diesen Forschungsperspektiven nicht enthalten. Sie wurden als tendenziell „irrational", weil nicht mit naturwissenschaftlichen Methoden erfaßbar, aus den „Wissenschaften über die Ernährung" ausgegrenzt.

Erst seit einigen Jahrzehnten werden die psychischen, kulturellen und sozialen Qualitäten untersucht, allerdings als Teilgebiete der bereits etablierten Kultur- und Sozialwissenschaften. Eine Kultur- oder Sozialwissenschaft des Essens, vergleichbar der Entwicklung spezialisierter natur- und technikwissenschaftlicher Disziplinen, wurde nicht gegründet. Auch ist es nur in wenigen Kultur- und Sozialwissenschaften gelungen, das Kultur- und Sozialthema Essen als eigenständiges Forschungsgebiet aufzubauen. Die Ernährungsgeschichte repräsentiert erst seit einigen Jahren einen anerkannten Forschungsgegenstand innerhalb der Geschichtswissenschaft.[12] Die Psychologie des Essens wurde als eine Spezialisierung der Psychologie aufgebaut, und in der Volkskunde und der Kulturanthropologie ist das Kulturthema Essen zu einem respektablen Forschungsgebiet entwickelt worden. In den meisten anderen Sozial- und Kulturwissenschaften repräsentiert es allerdings noch immer ein Randthema, das über keinerlei Forschungsprogrammatik verfügt. Dies gilt insbesondere für die Soziologie.

Die wissenschaftlichen Forschungen über Ernährung und Essen sind dadurch charakterisiert, daß in verschiedensten und zum Teil konkurrierenden Wissenschaften Einzelaspekte untersucht werden. Eine gemeinsame Forschungsperspektive oder ein Versuch, die einzelwissenschaftlichen Forschungsergebnisse zuammenzuführen, existieren nicht. Die wissenschaftlichen Untersuchungen insgesamt muten darum nicht nur wie ein Flickenteppich an, sondern entscheidender ist, daß vielfach widersprüchliche Ergebnisse produziert werden. Bei der Umsetzung der Forschungsergebnisse in Ernährungsempfehlungen wird diese Widersprüchlichkeit selten aufgelöst. Dies führt dazu, daß die alltägliche Frage, wie man sich ernähren sollte, nicht eindeutig wissenschaftlich beantwortet werden kann. Aus den sich widersprechenden Antworten, die in der wissenschaftlich gegeneinander ausdifferenzierten Bearbeitung begründet sind, resultiert oftmals mehr Konfusion als Klarheit. So werden beispielsweise in der Ernährungsberatung, die ein Zweig der naturwissenschaftlich fundierten Ernäh-

12 Der Sammelband „European Food History. A Research Review" belegt dies eindrucksvoll (Teuteberg 1992).

rungswissenschaft ist, psychologische Erklärungen über Ernährung entwickelt, die mit der Psychologie des Essens, die Teil der allgemeinen Psychologie ist, kaum in Einklang zu bringen sind und sich vielfach fundamental unterscheiden.

Für eine Soziologie der Essens, wie sie im folgenden konzipiert wird, ergeben sich daraus große Darstellungsschwierigkeiten, zumal die wissenschaftlich differenzierte Betrachtung kaum an die Perspektive des alltäglichen Erfahrens und Erlebens als Gesamtphänomen rückvermittelbar ist. Hungrig zu sein, sich zu ernähren, sein täglich Brot zu essen und zu teilen, sind im Menschen tief verwurzelte Tätigkeiten, weil sie die Vorausetzung für sein Überleben bilden. Ihre wissenschaftliche Betrachtung schafft Distanzierungen, die die körperliche, psychische und soziale Präsenz nur mangelhaft abbilden. Darum bestimmt das alltägliche Wissen, wie und was man ißt, und nicht das naturwissenschaftliche Wissen, wie man sich ernähren sollte, die Praxis.

Ein theoretisches Problem einer Soziologie des Essens ist die selten hinterfragte Zweiteilung des Themas: in natürliche und kulturelle Bereiche, in physisches Bedürfnis und sozio-kulturelle Befriedigung, in zweckgebundene körperliche Reproduktion und Sinn vermittelnde Gestaltung oder in Naturthema Ernährung und Kulturthema Essen. Diese Spaltung resultiert nicht aus dem Gegenstand selbst. Sie entspricht der wissenschaftlichen Arbeitsteilung, die so organisiert ist, daß Essen, das als Gesamtphänomen erlebt wird, analytisch derart zerlegt wird, daß eine Synthese, die der realen Erlebnisqualität entspricht, kaum mehr gelingt. Eine Intention dieses Buches ist es deshalb, den wissenschaftlichen Zergliederungsprozeß zu rekonstruieren, um darauf aufmerksam zu machen, welche Folgen dieser für das „tägliche Essen“ hat.

Eine Folge ist, daß die Unsicherheit darüber, ob die Nahrung zuträglich ist oder das Wohlbefinden gefährdet, steigt, obwohl Essen und Ernährung für die Menschen in den westlichen Industrieländern noch nie zuvor so gesichert war wie heute, beispielsweise bezüglich einer ausreichenden Versorgung aller sozialen Gruppen, der Qualität der Nahrung und des reichhaltigen Angebotes. Trotzdem ist Unsicherheit ist beim Essen zu einer „Basiserfahrung“ geworden (Bonß 1995, S. 25). Die wissenschaftliche Arbeitsteilung ist indirekt an der Verunsicherung beteiligt. Einmal dadurch, daß durch die Verwissenschaftlichung der Ernährung, die sich primär um die natürlich-physischen Anteile kümmert, der Eindruck entsteht, daß es im Gegensatz zu der beobachtbaren und erfahrbaren kulturellen Vielfalt des Essens nur eine „richtige“, den physischen Bedürfnissen entsprechende Ernährungsform gibt. Dieser medizinisch-naturwissenschaftliche Anspruch beinhaltet eine grundsätzliche „Entwertung“ des Alltagswissens und der tagtäglichen Routinen darüber, was gut und richtig ist und wie man etwas zu tun hat. An die Stelle dieser Orientierungen tritt nun zunehmend wissenschaftliches Wissen und eine daran bewußt ausgerichtete Ernährung.

Nun stellte sich allerdings das physiologische Wissen als vergänglich heraus: Zunächst galten Ballaststoffe als überflüssig, dann als essentieller Bestandteil der täglichen Kost; anfangs wurde Eiweiß als wertvollster Nährstoff bewertet, heute werden komplexe Kohlehydrate empfohlen; mal wurde Margarine, dann wieder Butter gepriesen; bald riet man zu einem normierten Idealgewicht, verordnete strenge Diät, bald bestärkte man jeden darin, sein persönliches Idealgewicht zu finden.

Jeder konnte die praktische Erfahrung machen, daß sich um so mehr Wissenslücken auftun, je mehr Wissen vorhanden ist. Diese können eine Quelle von Unsicherheit werden, weil sich dahinter möglicherweise nicht kalkulierbare Risiken verbergen. Je überlegter die tägliche Ernährung ausgerichtet wird und je mehr Faktoren dazu einbezogen werden - Gesundheit, Preis, Ökologie, Genuß - desto mehr Facetten geraten in den Blick, und Unwegsamkeiten tauchen auf. Es verwundert deshalb nicht, daß, obwohl für die Mehrzahl der Menschen in entwickelten modernen Gesellschaften Essen nicht mehr mit Not und Mangel verbunden ist, vielen der Appetit vergangen ist. Das Paradox, daß die historische Chance zum Eßgenuß in Verunsicherung, Appetitlosigkeit oder zwanghafte Ernährungsideologien umschlägt, war ein Motiv dafür, dieses Buch zu schreiben.

Die Brücken:
Von der Natur der Ernährung
zur Kultur des Essens

2. Naturgegeben oder kulturell gestaltet? Zur Anthropologie des Essens

Menschen müssen sich ernähren. Dies verbindet sie mit der Natur. Wie aber kann man die Vielgestaltigkeit der Küchen und Ernährungsweisen erklären? Erfüllen kulinarische Regeln, Tischmanieren und besonders Eßtabus ein „natürliches Programm“, das nur kulturell verdeckt ist? Oder sind sie eindrucksvoller Beweis dafür, daß Essen nicht nur eine biologische, sondern gleichermaßen eine kulturelle Angelegenheit ist? Solche Fragen lassen sich auf eine reduzieren: In welchem Verhältnis stehen Natur und Kultur beim Essen?[13]

Die Antwort ist keineswegs einfach und eindeutig; vielmehr gibt es extrem widersprüchliche Ansichten. Grob kann man zwei Pole unterscheiden: Die einen behaupten eine weitgehende Autonomie des Kulturellen vom Natürlichen, weshalb die Gestaltung des Essens kulturell zu erklären sei. Die natürlichen Anteile beschänkten sich darauf, den Menschen zu motivieren, sich Nahrung zu beschaffen. Sie legten aber in keiner Weise fest, was und wie sie essen. Auf der Gegenseite wird argumentiert, daß sich hinter den Eßgebräuchen die „Weisheit“ der Natur verberge. Denn die nur vermeintlich eigenständigen kulturellen Besonderheiten entsprächen körperlichen Bedürfnissen und erfüllten letztendlich, selbst wenn sie vordergründig kulturell bedeutungsvoll erscheinen, bloß biologische Zwecke.

In dieser Kontroverse geht es keineswegs nur um eine theoretische Frage. Es ist eine unmittelbar lebenspraktische, weil sie darauf antwortet, ob die Ernährung des Menschen natürlich determiniert ist, oder ob sie dem Bereich zugehört, den die Natur für den Menschen nicht geregelt und den er selbst zu gestalten hat - der also kulturell ist. Konkret: Gibt es eine dem Menschen naturgemäße Ernährungsweise, die nicht ignoriert werden kann, ohne daß körperliche Nachteile wie z. B. die sogenannten Zivilisationskrankheiten entstehen? Oder ist für die Ernährung charakteristisch, daß sie von natürlichen Zwängen weitgehend freigestellt ist?

Im folgenden werden drei Konzeptionen des Verhältnisses von Natur und Kultur beim Essen vorgestellt: die biokulturelle Erklärung, das strukturalistische Modell und die Annahme einer Paradoxie der doppelten Zugehörigkeit des Essens. Diese Konzeptionen, auch wenn sie, bis auf die strukturalistische, im wesentlichen spezifisch für die Ernährung entwickelt wurden, besitzen eine allge-

13 Kultur ist hier nicht im Sinne von kulturellen Ausdrucksformen gemeint, wie z.B. die Vielfalt der Küchen, sondern als Unterschied zur Natur.

meinere Bedeutung, da sie exemplarisch zeigen, wie unterschiedlich das Verhältnis von Natur und Kultur beim Menschen interpretiert wird.

Die biokulturellen Erklärungen
Sie meinen, eine enge Verzahnung von biologischer und kultureller Evolution nachweisen zu können. Die Ernährungsgebräuche sind ihnen „Sprachrohr“ der physischen Notwendigkeiten, die sich nicht unmittelbar körperlich ausdrücken und deshalb der kulturellen Vermittlung bedürfen, um ihre Ansprüche durchzusetzen. Die Kultur des Essens ist deshalb im wesentlichen nichts anderes als eine Überformung physischer Notwendigkeiten. Sie besitzt keine eigenständige Qualität, und ihre Funktion ist darauf beschränkt, die körperlichen Bedürfnisse in eine kulturelle Sprache zu übersetzen, um so deren Befriedigung sicherzustellen.

Anhand einzelner Kochtechniken und Rezepturen wird mit Unterstützung physiologischer und naturwissenschaftlicher Methoden aufgezeigt, daß die jeweilige Eigenart der Küchen keineswegs eine kulturelle Angelegenheit ist, wie üblicherweise angenommen wird, sondern daß die Art, wie Lebensmittel gekocht und zubereitet werden, körperlichen Bedürfnissen entspricht, also physiologisch zweckmäßig ist. Am Beispiel der Zubereitungsart von Tortillas in Mexiko will Solomon H. Katz demonstrieren, daß sich in den Kochpraktiken die „Weisheit des Körpers“ zeigt und diese nicht kulturell begründet sind. Die von ihm beobachteten Bevölkerungsgruppen geben zu dem Wasser, in dem sie den Mais kochen, Kohlblätter oder Asche von Eichenrinde. Den ursprünglichen Grund dafür können sie nicht mehr nennen und rechtfertigen ihre Rezeptur damit, daß „man dies so und nicht anders mache“. Sie argumentieren also kulturell. Die Zugabe von Kohl und Asche, so Katz, sei jedoch physiologisch verursacht. Sie bewirke, daß Lysin, eine essentielle Aminosäure, die im Mais enthalten ist und bei der häufig Unterversorgung besteht, durch diese besondere Kochtechnik erst assimilierbar wird und nur deshalb überhaupt vom Körper aufgenommen werden kann. Dies weist Katz lebensmitteltechnologisch und ernährungsphysiologisch nach (Katz 1979). Das Hinzufügen von Kohl oder Asche folge demnach keiner kulturellen Üblichkeit. Es sei „genetisch“ verursacht.

Zwar könne man weder die ganze Vielfalt der Küchen noch alle Einzelheiten der Kochtechniken physiologisch herleiten, aber grundsätzlich gelte, daß die verschiedenen Bevölkerungsgruppen an ihre Lebensumwelten genetisch angepaßt seien (vgl. Katz 1974). Und diese jeweilige Anpassung sei die Ursache dafür, daß es nicht nur eine menschliche Ernährungsweise gebe, wie bei den Tieren, sondern verschiedenste. Die Vielfalt der Küchen sei Resultat dieses natürlichen Anpassungsprozesses und nicht Ergebnis einer eigenständigen kulturellen Entwicklung. Die Übereinstimmung von Kulturtechniken mit physiologischen Forderungen veranschauliche, daß die „facteurs biologiques ... jouent un rôle dans le ‘savoir’ culturel portant sur differents procédés de préparation.“ (Katz 1979, S. 55) Sie habe sich im Prozeß der Adaption des Menschen an die natürlichen Umwelten herausgebildet, und diese genetische Anpassung sei stetig durch die kulturelle ergänzt worden.

Die biokulturellen Erklärungen neigen zu naturalistischen oder biologistischen Theorien über das Verhältnis von Natur und Kultur. Sie betrachten die kulturelle Gestaltung der physischen Notwendigkeit meist bloß als Überformung physischer Imperative, ohne ihr eigenständige Qualitäten einzuräumen. Damit werden kulturelle, aber auch soziale Aspekte des Essens weitgehend darauf reduziert, den durchgreifenden körperlichen Bedürfnissen Geltung zu verschaffen. Neben diesen körperlich determinierten Formen, in denen Ernährung weitgehend auf ein biologisch oder natürlich festgelegtes Verhaltensprogramm reduziert ist, fallen die Räume, in denen Essen eine eigenständige kulturelle Qualität besitzt, sehr klein aus. Sie werden als bedeutungslos dafür angesehen, die menschliche Ernährung zu charakterisieren und sie von der der Tiere zu unterscheiden (Katz 1974, 1979).

Das strukturalistische Modell

Strukturalistische und kulturalistische Theorien begreifen „Natur nicht als *objektiv Gegebenes*, sondern als *symbolisch Konstituiertes*“ (Eder 1988, S. 29). Natur wird kulturell erst erschaffen, um sie als ein Zeichensystem zu nutzen, mit dem „Unbekanntes und Unbegriffenes“ symbolisiert und kommunizierbar gemacht wird. Lévi-Strauss und Mary Douglas haben diese Perspektive ausführlich für die kulturelle Aneignung der Nahrung, die ja der Natur entnommen wird, angewandt.[14] Während die naturalistischen Erklärungen die Nährstoffe untersuchen und sich damit auf die Analyseebene der Ernährungsphysiologie begeben, untersuchen die strukturalistischen Modelle die Küchen, also eine wesentlich komplexere Einheit (vgl. Fischler 1992).

Die Küche stellt für Lévi-Strauss ein „organisches Modell der Kultur“ dar, das einen „natürlichen Vorgang“ aufschiebt, „nämlich den, der vom rohen zum verwesten Zustand führt“ (Lévi-Strauss 1973, S. 508). Sie besitzt dementsprechend die Funktion, zwischen Natur und Kultur, „dem Menschen und der Welt“ zu vermitteln (Lévi-Strauss 1973, S. 514). Darüber hinaus hat das kulturelle Modell Küche eine allgemeinere, eine mystische Bedeutung. Die Küche vermittelt zwischen den beiden Prinzipien Natur und Kultur, einer von Menschen konstruierten Unterscheidung. Veranschaulicht hat Lévi-Strauss die „vermittelnde Funktion“ der Küche in seiner populär gewordenen „triangle culinaire“ (Lévi-Strauss 1964). Darin stellt er die drei hauptsächlichen „natürlichen“ Zustände der Nahrung - „roh, gekocht oder verfault“ - den Zubereitungsweisen von Gebratenem, Geräuchertem, Gesottenem gegenüber. Die Küche interpretiert die drei „natürlichen Zustände“ unterschiedlich stark. Das Rohe bildet keinen ausgeprägten Pol, „während die beiden anderen stark ausgeprägt sind, je-

---

14 S. z.B. Douglas (1979, 1988). Das strukturalistische Erklärungsmodell wird ausführlicher am Beispiel der Art, wie damit Eßtabus erklärt werden können, dargestellt (S. Kap. 5.2). Hier soll nur skizziert werden, wie die beiden Begriffe Natur und Kultur strukturalistisch betrachtet werden.

doch in entgegengesetzten Richtungen: das Gekochte als kulturelle Verwandlung des Rohen, und das Verfaulte als dessen natürliche Umwandlung." (Lévi-Strauss 1973, S. 511) Dem kulinarischen Dreieck liegt somit ein doppelter Gegensatz zugrunde: der zwischen verarbeitet und unverarbeitet und der zwischen Natur und Kultur.

Die Kategorien des kulinarischen Dreiecks sind für Lévi-Strauss nur leere Formen. Denn was jeweils in den verschiedenen Küchen darunter verstanden wird, ist sehr unterschiedlich. Sie stecken bloß „ein semantisches Feld ab, aber nur von außen her" (Lévi-Strauss 1973, S. 512). In jeder Kultur werden sie verschieden definiert, und zwar in einer solchen Weise, daß sie „andere Gegensätze, kosmologischer oder soziologischer Art, zum Ausdruck" bringen (Lévi-Strauss 1973, S. 512). Die Küche einer Gesellschaft repräsentiert eine Sprache, „in der sie unbewußt ihre Struktur zum Ausdruck bringt, es sei denn, sie verschleiere, nicht minder unbewußt, ihre Widersprüche." (Lévi-Strauss 1973, S. 532).

Die strukturalistische Theorie interpretiert das Verhältnis von Natur und Kultur als eines, das außerhalb der menschlichen Wahrnehmung nicht existiert und deshalb in jeder Gesellschaft anders inhaltlich ausgestaltet wird. Gemeinsam und sozial strukturiert ist, wie am Beispiel der „triangle culinaire" dargestellt, das semantische Feld; unterschiedlich ist, wie diese Strukturen jeweils kulturell aufgefüllt, das heißt gedacht werden. Dies führt, und das ist die verbreitetste Kritik am Strukturalismus, zu einer Soziologisierung des menschlichen Naturverhältnisses. Die natürlichen Anteile der Ernährung und deren Gesetzmäßigkeiten werden nicht als naturgegeben beurteilt. Damit wird negiert, daß sie unabhängig von der Konstruktion des Sozialen einer eigenen „Gesetzmäßigkeit" folgen. Auch sie gelten als „symbolische Konstruktionen". Dieses Erklärungsmodell impliziert, kulturelle Regeln beim Essen nur in Relation zu solchen sozialen Phänomen zu beobachten, von denen angenommen wird, daß sie die Struktur einer Gesellschaft zum Ausdruck bringen. Es interessiert somit nur ihr Beitrag zu gesamtgesellschaftlich relevanten Strukturen. Wenn, wie dies für den Strukturalismus zutrifft, eine weitgehende, grundsätzliche Selbständigkeit des Kulturellen behauptet wird, dann ist die Strukturierung der Gesellschaft eine, die zunächst gedacht und erst danach Wirklichkeit wird. Dies macht verständlich, weshalb Lévi-Strauss eine „kognitive Ordnung des Sozialen" behauptet (vgl. Eder 1988).

Das Paradox der doppelten Zugehörigkeit

Eine dritte Richtung nimmt an, daß die doppelte Zugehörigkeit des Essens sowohl zur Natur als auch zur Kultur zu einer grundlegenden Widersprüchlichkeit führt. Der Omnivore-Charakter des Menschen gilt ihnen als Ausdruck dieses speziellen Verhältnisses von Natur und Kultur beim Menschen. Er bestimmt die anthropologischen Grundlagen des Essens. So ist er der Grund dafür, daß den Menschen im Gegensatz zu den Tieren keine Ernährungsweise natürlich vorbestimmt oder angeboren ist. Es ist ihnen sogar möglich, sich einseitig nur vegetarisch oder beinahe ausschließlich carnivor zu ernähren.

Daß sich Menschen omnivor ernähren können, ist beispielsweise für Claude Fischler das Kennzeichen menschlicher Ernährung überhaupt. Seine Soziologie der Ernährung hat er deshalb auch mit „L'Hommivore“ (1992) betitelt. Der Omnivore-Charakter ermöglicht den Menschen, so meint Fischler, in den verschiedensten Umwelten überleben zu können und nicht an eine gefesselt zu sein. Überall ist es ihnen möglich, ihre Ernährungsweise den äußeren Bedingungen anzupassen. Dieser Anpassungsprozeß ist allerdings für Fischler keiner, der genetisch vorformuliert ist und dann nur noch kulturell ausgedrückt wird, sondern einer, bei dem kulturelle Eigenbedeutungen entwickelt werden. Kultur und Natur repräsentieren für ihn zwei voneinander unabhängige Prinzipien, wobei Kultur emergente Qualitäten besitzt. Die Menschen bestimmen also selbst, wie sie sich ernähren, und dies ist eine kulturelle Entscheidung. Die Freiheit, entscheiden zu können, und die relative Unabhängigkeit von der Natur resultieren aus dem Omnivore-Charakter. Sie schlagen aber in Abhängigkeit um, weil der Mensch zwar kulturell wählen kann, aber gleichzeitig physiologisch gebunden ist. So kann er beispielsweise nicht nur von einer Nahrung leben, sondern muß eine Varietät von Lebensmitteln zu sich nehmen. Dazu ist er biologisch genötigt. Als spezialisierter Esser, wie beispielsweise der Pandabär, der nur Bambus frißt, könnte er nicht überleben.

Diese Widersprüchlichkeit zwischen Freiheit und Zwang bezeichnet Fischler mit dem Begriff „paradoxe de l'omnivore“ (Fischler 1992, S. 63). Dieses Paradox ist der Grund dafür, daß der Mensch seine „Gestaltungsfreiheit“ kaum genießt oder reichlich ausschöpft und statt dessen Vorsicht, Mißtrauen und Konservatismus verbreitet sind. Die Chance, seine Ernährungsweise selbst zu wählen, bereitet ihm mehr Leid als Freude. „Au paradoxe de l' omnivore s'attache une angoisse ou une anxiété.“ (Fischler 1992, S. 65) Denn diese Freiheit wird häufig „falsch“ genutzt, in einer Weise, die physiologische Notwendigkeiten nicht beachtet, wodurch u.a. Ernährungskrankheiten, Mangel- und Überernährung entstehen.

Um diesen Gefahren zu entgehen, schaffen sich die Menschen kulturelle und soziale Regeln dafür, wie man sich „richtig“ ernährt. Sie überlassen also die Küche keineswegs dem Zufall und tolerieren individuelle Vorlieben nur bis zu einem bestimmten Grad. Die Küche ist ein kulturelles Regelwerk, dessen Funktion darin besteht, das Paradox des Omnivore zu überwinden, indem sie eindeutige Vorschriften darüber enthält, was man zu essen hat und wie es zuzubereiten ist (vgl. Fischler 1980, 1988). Diese Regeln stehen aber permanent in der Gefahr, eine kulturelle Willkür (arbitaire culturel) zu entfalten, die den körperlichen Bedürfnissen zuwider läuft und diese nur knapp und mangelhaft befriedigt. „Gastro-nomie“ mutiere dann in „gastro-anomie“, formuliert Fischler dramatisch (Fischler 1979). Fischler nimmt somit eine den Gegensatz zwischen der biokulturellen Erklärung und dem strukturalistischen Modell überbrückende

Position ein, indem er die Suprematie der natürlichen gegenüber den kulturellen Ansprüchen von der biokulturellen Theorie übernimmt und von der strukturalistischen die Annahme einer Eigendynamik der kulturellen Qualitäten.[15]

Wird der Omnivore-Charakter als das Indiz der biologischen „Nichtfestgestelltheit" (Nietzsche) des Menschen auf dem Gebiet der Ernährung gewertet und gleichzeitig angenommen, daß die natürlichen und die kulturellen Eigenschaften jeweils einer eigenen Logik folgen, dann wird die doppelte Zugehörigkeit der Ernährung als eine latent widersprüchliche betrachtet. Dieses Paradox wird als gefährlich interpretiert, wenn die kulturellen Regeln sich nicht den natürlichen fügen, sondern eigene Zwecke verfolgen.[16] Diese können den natürlich-physischen Bedürfnissen soweit zuwiderlaufen, daß die Körperlichkeit - sogar das Überleben - nicht mehr gesichert ist. Das kulturelle Regelwerk Küche hat sich deshalb den körperlichen Forderungen zu unterwerfen. Diese Argumentation ist der von Arnold Gehlen ähnlich. „Weltoffenheit" halten Gehlen und Fischler „im exakt biologischen Sinn" für einen „Mangel", weil sie „Unangepaßtheiten" und „Unspezialisiertheiten" hervorruft, d.h. etwas „Unentwikkeltes" bezeichnet, „also wesentlich negativ" ist (Gehlen 1976, S. 33). Institutionen, soziale wie kulturelle, beispielsweise die Küche, erfüllen die Funktion des Organ- bzw. des Instinktersatzes: Sie haben „sich feststellende" Wirkung. Wenn sie zerfallen, kehrt damit „Unberechenbarkeit und Unsicherheit, eine Reizschutzlosigkeit des Verhaltens" wieder (Gehlen 1976, S. 79). Fischler hat für das gleiche Ergebnis den Begriff der „Anomie" verwandt. Sowohl für Gehlen als auch für Fischler ist die „Nichtfestgestelltheit" des Menschen die Ursache für Kultur, und für beide hat diese die Funktion der „Anpassungsleistung", wobei sie stets unter den Verdacht der tendenziellen Suspendierung körperlicher Notwendigkeiten gerät. Fischler verzichtet ganz darauf, seine von ihm selbst entworfene „Anthropologie des Essens" in einen theoretischen Rahmen zu stellen oder an anthropologische Konzeptionen heranzuführen.

Welche Schlüsse kann man für die Konzeption einer Soziologie des Essens aus der Skizze dieser drei Positionen ziehen? Zunächst ist „Essen", wie Klaus Eder in seinem Buch über die „Vergesellschaftung der Natur" postuliert hat, „eine elementare Form des Übergangs von der Natur zur Kultur", an der exemplarisch die natürliche und kulturelle Stellung des Menschen untersucht werden kann (Eder 1988, S. 12). Für eine Beschäftigung mit anthropologischen Grundproblemen ist das Thema Essen geradezu prädestiniert. Nur die strukturalistische Theorie würdigt diese herausgehobene Stellung, indem sie die Küche für vergleichbar fähig hält wie die Sprache, gesellschaftliche Strukturen auszudrücken. Die beiden anderen Theorien beschränken sich darauf, das Natur- und Kulturverhältnis beim Essen zu deuten, ohne dieses in ein anthropologisches Konzept einzubinden. Eine solche Einbettung soll im folgenden entwickelt

15 Igor de Garine entfaltet eine ähnliche Theorie (Garine 1979, 1984).

16 Abgesehen davon stellt sich die Frage, warum omnivore Tiere keine Regeln entwikkelt haben, die die natürliche Unentschiedenheit ihrer Ernährung in Eindeutigkeit überführen.

werden, weil es nur so möglich ist, die Soziologie des Essens an andere Themen, die ebenfalls auf der Grenzlinie zwischen Natur und Kultur plaziert sind, heranzuführen.[17] Soweit die theoretischen Überlegungen.

Welche inhaltlichen Schlüsse können gezogen werden? Für die Ernährung gilt offenbar, was für das Verhältnis von Natur und Kultur insgesamt zutrifft. Es läßt sich theoretisch so unterschiedlich fassen - als Naturalisierung der Kultur oder als Kulturalisierung der Natur, daß seine einzelnen Konzeptionen einander ausschließen: Fischlers Zwischenposition will beide Theorien integrieren, wobei jedoch letztendlich für Kultur doch nur eine naturergänzende Funktion übrigbleibt. Die Besonderheit des menschlichen Essens gegenüber der tierischen Ernährung besteht nicht darin, daß Menschen sich vielfältiger ernähren können als die Mehrzahl der Tiere, sondern darin, daß Menschen von ihrer Natur her dazu gezwungen sind, ihre *Eßweise selbst zu bestimmen* - also kulturell auszuwählen und zu bewerten. Diese Tatsache kann wahrscheinlich nur erfaßt werden, wenn einerseits die kulturelle Gestaltung nicht auf den Aspekt der Bedürfnisbefriedigung verengt wird und andererseits der charakteristische Unterschied zwischen beiden Prinzipien nicht dadurch verdeckt wird, daß die gleichen Theoriemuster benutzt werden, um die kulturellen und die natürlichen Anteile zu beschreiben.[18] Zwei Überlegungen lassen sich hiervon ableiten:

- Essen ist immer zugleich eine natürliche und eine kulturelle Angelegenheit. Es läßt sich deshalb weder nur auf organische Mechanismen noch auf kulturelle Eigenschaften reduzieren. Um diese anthropologische Eigenart zu erfassen, ist es notwendig, eine Theorie zu entwickeln, die das gleichzeitige Vorhandensein beider Prinzipien als eine spezifische Einheit begreift, ohne eine Einheitlichkeit zu unterstellen, die grundlegende Differenzen zwischen beiden verwischt.

- Eine Soziologie des Essens hat dieses Lebensgebiet nicht von seinen Verhaltensnotwendigkeiten, sondern von seinen Handlungsmöglichkeiten her zu verstehen. Sonst wird es ihr nicht gelingen, die kulturellen Motive und die sozialen Orientierungen, die der Gestaltung des Essens zugrundeliegen, zu rekonstruieren.

---

17 Ich greife hier zum Teil auf Überlegungen zurück, die bereits in Barlösius (1993) publiziert wurden.

18 Der „systemtheoretischen Anthropologie", z.B. Edgar Morin (1973), bis zu einer gewissen Grenze auch Luhmann, ist es gelungen, den Übergang von biologischer zu kultureller Evolution nicht exakt angeben zu müssen. Allerdings verschwimmen durch die sehr abstrakten und allgemeinen theoretischen Begriffe die charakteristischen Unterschiede zwischen natürlichen und kulturellen Eigenschaften. Weiterhin geben sie auf, eine privilegierte Stellung des Menschen in der Natur zu thematisieren. Eine herausgehobene Stellung, die z.B. Helmuth Plessner als „positionale Exzentrizität" bezeichnet hat, kann offenbar nur noch mit der „Philosophischen Anthropologie" erfaßt werden, die sich nicht in den Zwang gestellt sieht, sich die Einzigartigkeit des Menschen neurobiologisch bescheinigen zu lassen (vgl. Habermas 1988, S. 30).

2.1 Die „natürliche Künstlichkeit" des Menschen

Eine anthropologische Konzeption, die beide Voraussetzungen ermöglicht und explizit einbaut, ist die von Helmuth Plessner. Sicherlich sind auch andere Theorien geeignet, die anthropologische Eigenart des Essens zu beschreiben. Aber zwei Gründe sprechen besonders für die „Philosophische Anthropologie" von Helmuth Plessner. Zum einen bestimmt er das Doppelverhältnis von natürlicher und kultureller Zugehörigkeit als charakteristische Einheit des Menschen und verbindet beide Aspekte in dem Begriff der „natürlichen Künstlichkeit" des Menschen. Indem er diese Einheit als menschliche Chance bewertet, wendet er sich gegen anthropologische Konzeptionen, die in der „Weltoffenheit", der „Nichtfestgestelltheit" des Menschen nur Gründe für die „Verlorenheit und Unfertigkeit" des Menschen sehen - ihn also als „Mängelwesen" charakterisieren oder darin nur Gefährdungen wahrnehmen.[19] Plessners Interesse ist darauf gerichtet, „die biologischen und kulturellen Befunde auf einen gemeinsamen Grund" zu beziehen (Plessner 1981 Bd. IV, S. 22). Die Verbindung von biologischen und kulturellen Tatbeständen sei allerdings nicht nur positiv, sondern diese spezifische Einheit könne für den Menschen „ebenso beglückend wie leidbringend „ sein.

Der weitere Grund ist, daß Plessner als Soziologe seinen anthropologischen Entwurf für eine soziologische Analyse anschlußfähig macht. Er bezieht sich ausdrücklich auf den Weberschen Handlungsbegriff, führt damit seine theoretisch hergeleitete Anthropologie an die empirischen Sozialwissenschaften heran und macht sie für diese anwendbar. Explizit schreibt er, daß seine Untersuchungen darauf gerichtet seien, „die Motive des Handelns (den subjektiv gemeinten Sinn) zu verstehen, und dadurch das soziale Geschehen erklärbar zu machen" (Plessner 1981 Bd. IV, S. 24). Seine Anthropologie kann als Unterfütterung des Weberschen Handlungs- und Kulturbegriffs gelesen werden.[20]

Ich konzentriere mich auf hier auf die Teile der Plessnerschen Anthropologie, die zur Grundlegung einer Anthropologie des Essens notwendig sind. Andere vernachlässige ich. So vernachlässige ich hier das „Grundgesetz" der „vermittelten Unmittelbarkeit", und auch auf das Grundgesetz des „utopischen Standortes" gehe ich nicht ein, weil das erste zu Plessners Theorie der Geschichte und das zweite zu seiner Theorie der Gesellschaft überleitet.[21] Hier interessiert aber primär seine Theorie der Kultur, um das Verhältnis von Natur und Kultur beim Essen darzustellen.

---

19 Gemeint ist im wesentlichen Arnold Gehlen. Das „Omnivore paradoxe" von Fischler gehört in diese Tradition.

20 In seiner Selbstdarstellung hebt er die Bedeutung von Max Weber für seinen wissenschaftlichen Werdegang hervor: „Obwohl ich Zoologe und sogar Schüler des ominösen Diersch war, öffnete mir dessen Empfehlung den Zugang zu den sonntäglichen jour fixe im Weberschen Haus" (Plessner 1985 Bd. X, S. 305).

21 Siehe dazu die Darstellung von Wolfgang Eßbach (1994).

Der wichtigste Grundaspekt menschlicher Lebenserfahrung ist nach Plessner, daß der Mensch in seiner Existenz „naturgebunden und frei, gewachsen und gemacht, ursprünglich und künstlich" ist (Plessner 1981 Bd. IV, S. 70). Dieser Doppelaspekt menschlichen Daseins ist weder auflösbar noch in eine bestimmte Richtung überführbar, noch repräsentiert er eine eigenständige Sphäre. Allerdings ergibt sich für Plessner daraus eine eigenständige Qualität: die exzentrische Position des Menschen, die zwar den Doppelaspekt menschlichen Lebens überbrückt, aber nicht aufhebt. Die genuin menschliche Sphäre ist charakterisiert durch die exzentrische Position des Menschen. Plessner denkt sie als konstitutiv gebrochen, weshalb ihm die Vorstellung einer „Anschlußorganisation sozio-kultureller Lebensformen" (Dux) an die naturale Organisation des Menschen fremd ist.[22] Diese Gebrochenheit hat Plessner treffend mit dem Begriff der „natürlichen Künstlichkeit" des Menschen bezeichnet. „Natürliche Künstlichkeit" meint, daß der Mensch von Natur aus nicht mit solchen Mitteln ausgestattet ist, die sein Überleben garantieren, sondern daß er sich seine Mittel selber schaffen muß, um sein Leben zu führen. Er überlebt nur, wenn er seinem Leben eine selbstbestimmte Richtung gibt, denn von Natur aus ist ihm keine vorgegeben. Biologische Ursachen dafür sind seine relative Instinktschwäche und physische Unspezialisiertheit. Diese biologischen Nachteile werden ihm zum Vorteil, weil sie ihm ermöglichen, in verschiedensten Umwelten sein Leben zu führen. Der Mensch kann und muß selbst bestimmen, in welcher Weise er sich seiner Umwelt anpaßt und sie an sich anpaßt - also gestaltet.

Die Natürlichkeit anderer Lebewesen ist für ihn nicht erreichbar; denn selbst für die Befriedigung existentieller Grundbedürfnisse benötigt er „künstliche Dinge". „Es gibt nichts in seinem Leben, was der Mensch nicht machen müßte, wofür er nicht zu sorgen, was er nicht zu gestalten hätte. In diesem eigentümlichen Nichtfestsitzen des Menschen gründet seine eigentümliche Geistigkeit, Menschlichkeit, Freiheit." (Plessner 1983 Bd. VIII, S. 64) Diese typisch menschlichen Qualitäten entstehen also dadurch, daß der Mensch von „biologischer Eindeutigkeit eines Verhaltens, wie es die Tiere zeigen, zu biologischer Mehrdeutigkeit emanzipiert" ist (Plessner 1981 Bd. IV, S. 27). Daraus resultiert, daß der Mensch „ein Komplement nichtnatürlicher, nichtgewachsener Art" braucht, weshalb er von Natur aus *künstlich* lebt (Plessner 1981 Bd. IV, S. 385). „Künstlichkeit" ist der „wesensentsprechende Ausdruck seiner Natur".

Mit den Worten „natürlich-künstlich" und „natürliche Künstlichkeit" beschreibt Plessner den anthropologischen Status des Menschen. Es sind rein theoretische Begriffe, die die Möglichkeiten menschlicher Existenz angeben, die aber keine empirische Realität besitzen. Indem der Mensch sein Leben führt, wird seine

22 Dies meint, daß Plessner absichtlich keinen Übergang von der Natur- zur Kulturgeschichte des Menschen angibt, weil es damit notwendig würde, den Punkt zu bezeichnen, ab dem evolutionsgeschichtlich von menschlichen Lebensformen gesprochen werden kann. Werden diese auch noch, wie Günter Dux dies vorschlägt, am Bildungsprozeß des Geistes festgemacht, dann ist, wie Dux richtig fordert, eine genetische Begründung menschlichen Seins unumgänglich (Dux 1994).

Künstlichkeit in eine bestimmte Form gebracht - also empirisch ausgestaltet. Handeln, Denken oder Träumen sind innere Mittel; Werkzeuge, Schöpfungen und andere Dinge sind äußere Mittel, die der Mensch nutzt, um sein Leben zu führen, um seiner „natürlichen Künstlichkeit" eine konkrete, empirische Form zu verleihen, wodurch er sich seine Umwelt selber schafft.

Für diese Konkretion hat Plessner den Begriff „Kultur" reserviert. Sein Kulturbegriff ist also anthropologisch hergeleitet, aber bezogen auf die lebenspraktische Ausgestaltung der anthropologischen Möglichkeiten. Daß der Mensch Kultur hervorbringt, anthropologisch dazu gezwungen ist, liegt in seiner exzentrischen Position begründet. Konkret bedeutet dies, daß sein Lebens- und Interessenfeld nicht wie bei den Tieren mit eindeutigen Bedeutungen - „Tönungen" - ausgestattet ist, bzw. der Mensch sich von diesen distanzieren kann. Er kann ihnen gegenüber Distanz entwickeln und sie objektivieren, weshalb Objekte und Sachverhalte für ihn weitgehend „tonlos" und sinnfrei sind und ihm kein bestimmtes Verhalten aufnötigen. Nur dadurch, daß er den ihn umgebenden Ereignissen und Dingen Sinn verleiht, sie deutet, stellt er sich seine Umwelt als „eine Ordnung von Sinnbezügen" her: als Kultur (Plessner 1983 Bd. VIII, S. 83).[23] Kultur umfaßt die jeweiligen Sinnsetzungen, die sich in kulturellen Bedeutungen konkretisieren. Diese legen die Bahnen für das von ihm geschaffene Wissen, sein Handeln und seine Kreativität aus, und weiterhin sind sie der Fundus der von ihm kulturell geschaffenen Umwelt, bestehend aus Dingen, Werkzeugen, Schöpfungen und Kunstwerken.

Einen vorkulturellen Status des Menschen, in dem der Mensch ganz von seiner naturalen Organisation bestimmt ist, kennt Plessner nicht, da für ihn die Bedingungen des menschlichen Seins dadurch bestimmt sind, daß der Mensch zu seinem Überleben Kultur schaffen muß. Dies setzt er a priori. Würde Plessner dies nicht tun, müßte er einen Übergang von der bloß naturalen zu einer naturalen und gleichzeitig sozio-kulturellen Organisation menschlichen Lebens angeben: sowohl phylogentisch als auch ontogentisch. Da Plessner aber von den anthropologischen Möglichkeiten her argumentiert und nicht von den realisierten Lebensformen, braucht er keinen Übergang - die Brücke von Natur zu Kultur - anzugeben. Dies begründet auch, weshalb er phänomenologisch vorgeht. Der Begriff „natürliche Künstlichkeit" ist ein phänomenologischer Begriff, da es sich um eine „vormenschliche" und keine „geschichtlich fixierte Auslegung" handelt (Plessner 1983 Bd. VIII, S. 140). Plessner will mit seiner Anthropologie die menschlichen Möglichkeiten erfassen, und dies ist nur möglich, wenn er „das Phänomenhafte am Phänomen" erschließt, also nicht von historischen Ausprägungen auf anthropologische Qualitäten schließt (Plessner 1981 Bd. IV, S. 68).

---

23 „Kultur muß gemacht werden nach dem Gesetz der natürlichen Künstlichkeit. Kultur meint die Herstellung von Artefakten im weitesten Sinn, die dem Menschen seine Zivilisation zur Heimat machen." (Eßbach 1994, S. 32)

Mit Kultur meint Plessner immer historische Ausprägungen von Sinnsetzungen und kulturellen Bedeutungen. Dies wird daran deutlich, daß Sinnsetzungen und kulturelle Bedeutungen zu verleihen immer auch beinhaltet, andere mögliche Sinnsetzungen und kulturelle Deutungen, die nicht der jeweiligen Interessenlage entsprechen, auszuschließen. Plessner betont deshalb, daß jede Kultur eine Begrenzung anthropologischer Möglichkeiten vornimmt, da ihre Struktur selektiv, isoliert und interessengebunden ist. *Selektiv* ist sie, da nur bestimmte Merkmale und Eigenschaften kulturell bedeutungsvoll werden, *isoliert*, da andere mögliche Sinnbezüge und kulturelle Bedeutungen nicht wahrgenommen werden und *interessengebunden*, da solche Sinnbezüge und Bedeutungen selektiert und isoliert werden, die der jeweiligen Verwendung und Nutzung entsprechen.

Kultur ist somit „gewordene, errungene und traditionell bewahrte Einseitigkeit, der die Menschen verfallen, wenn sie sich der Begrenztheit ihrer Werte, Umgangsformen usw. nicht bewußt sind.“ (Plessner 1983 Bd. VIII, S. 186) Dies erklärt, weshalb die Genese der Kultur nicht mehr als Vereinseitigung durchschaut wird und zur zweiten Natur werden kann. Diese „relative Geschlossenheit“ von Kultur wird mit „jeder Stellungnahme zu Werken, mit jeder Haltung und Formgebung“ reproduziert und weiter verdichtet. Plessner spricht deshalb von einer „künstlichen Horizontverengung“. „Unter dem Zwang, sich der offenen Wirklichkeit zu stellen und ihrer Unvorhersehbarkeit Herr zu werden, ergibt sich überall eine künstliche Horizontverengung, die wie eine Umwelt das Ganze menschlichen Lebens einschließt, aber nicht gerade abschließt.“ (Plessner 1983 Bd. VIII, S. 189) Insofern ist Kultur Möglichkeitsbegrenzung - moderner ausgedrückt Kontingenzverdeckung -, die Plessner als „typisches Zurückbleiben hinter den Möglichkeiten“ kritisiert (Plessner 1983 Bd. VIII, S. 189).

Ein Argument für die Philosophische Anthropologie von Plessner ist sein Handlungsbegriff, der sich gravierend von dem Arnold Gehlens unterscheidet. Da die Rekonstruktion von Handlungsmotiven und -orientierungen gerade für die Soziologie zentral ist, möchte ich aufzeigen, welche herausragende Bedeutung die menschliche Fähigkeit und Notwendigkeit zu handeln für Plessner hat. Nur handelnd kann sich der Mensch seine Umwelt aneignen. Die Handlung „macht den Menschen zum Menschen“, und durch sie überführt der Mensch seine „natürliche Künstlichkeit“ in ein kulturelles Dasein (Plessner 1983 Bd. VIII, S. 63), wodurch natürliche und künstliche Zugehörigkeit miteinander verknüpft werden. Die „verhängnisvolle Aufspaltung menschlichen Seins in eine körperliche und eine nicht körperliche Region“ wird beim Handeln überbrückt und zu einer Einheit umgeschmolzen (Plessner 1981 Bd. IV, S. 23).

Die Chance, verschiedenste Motive und Orientierungen zu verwirklichen, bescheibt den zentralen Unterschied von menschlichem Handeln und tierischem

Verhalten.[24] Kulturelle Motive und Orientierungen können sich eng an die biologische Evolution und die natürlichen Prozesse anlehnen. Sie können den Menschen aber auch davon entfernen, indem durch sie eine kulturelle Umwelt geschaffen wird, die zur natürlichen auf Distanz geht. Dies wird insbesondere in Plessners Arbeiten über die Kunst deutlich. Künstlerische Gestaltung ist eine solche Handlungsweise, die Distanz zur natürlichen Umwelt voraussetzt und sie permanent vergrößert. Beim Kunst schaffen kommen mehr als in allen anderen Handlungsweisen die typisch menschlichen Eigenschaften zur Geltung, weil durch Kunst der kulturelle Horizont immer wieder geöffnet und geweitet wird. Durch Kunst nähert sich der Mensch somit seinen anthropologischen Möglichkeiten.

Aber auch eher gegenteilig gerichtete Prozesse, solche der Verfestigung sozialer Wirklichkeit in Institutionen interessieren ihn. Um sie zu analysieren, greift er auf „die Kategorie des sozialen Handelns" von Max Weber zurück, weil sie den Vorteil bietet, „die Verfestigung sozialer Wirklichkeit in Institutionen durch Rückgang auf die Motive des Handelns zu verstehen" (Plessner 1981 Bd. IV, S. 24). Handeln ist also bei Plessner ein zentraler Begriff, weil durch Handeln anthropologische Möglichkeiten in konkrete Wirklichkeit überführt werden. Wie dieser Prozeß verläuft, ist für ihn prinzipiell offen. In der sozialen Wirklichkeit legt jedoch die jeweilige Interessenlage, sowohl durch materielle als auch ideelle Interessen bestimmt, die Bahnen für das Handeln aus.

2.2 Das Doppelverhältnis von Natur und Kultur: Ernährungs- und Eßweise

Wie kann das Verhältnis von Natur und Kultur beim Essen anthropologisch beschrieben werden? Ernährung gehört nicht zu jenen Lebensgebieten, für die „Weltoffenheit" uneingeschränkt zutrifft. Sich zu ernähren ist naturgebunden wie auch naturentlassen und besitzt deshalb körperliche und kulturelle Dimensionen. Es ist eine Tätigkeit auf der Grenzlinie von Natur und Kultur und repräsentiert geradezu idealtypisch die doppelte Zugehörigkeit des Menschen. Natürlich bedingt ist, daß Menschen sich ernähren müssen und ihre Nahrung physiologischen Anforderungen genügen muß. Wie sie dieses Bedürfnis befriedigen, ist Gegenstand kultureller Gestaltung und sozialer Auseinandersetzung.

Welche körperlichen Kriterien die Ernährung erfüllen muß, teilt der Körper jedoch nicht unmittelbar und eindeutig mit. Die natürlichen Anteile verfügen über keine ihrer Eigengesetzlichkeit entsprechende Sprache.[25] Um sie interpretieren zu können, sind kulturelle Vermittlungen, beispielsweise Erfahrungen

24 Ich verwende das Wort „tierisch" als Gegensatz zu „menschlich", aber nicht in einem abwertenden Sinn. Vielleicht wäre es besser, von „tierlich" zu sprechen - allerdings ist dieses Wort noch sehr ungebräuchlich.

25 Die qualitativen Unterschiede zwischen den physischen, psychischen und sozialen Anteilen werden im folgenden Abschnitt charakterisiert.

und Wissen, notwendig. Dies ist auch der Grund dafür, daß das Wissen über eine naturgemäße Ernährung sich stetig wandelt, obwohl der Körper selbst gleichbleibt.[26] Was vor Jahrzehnten als körperlich überflüssig bewertet wurde, wie die „Ballaststoffe“, wird seit einigen Jahren als unbedingt erforderlich für eine körperlich angemessene Ernährung beurteilt. Was gestern als gesund galt, wird heute als ungesund verworfen. Warum? Richtig oder verkehrt, gesund oder ungesund, naturgemäß oder unnatürlich sind kulturelle Festlegungen, die den biologischen Anforderungen immer nur näherungsweise entsprechen, aber nie unmittelbar auf die Naturgebundenheit reagieren. Denn es gibt keine angeborenen Mechanismen, die dafür sorgen, daß Menschen sich gesund ernähren. Tun sie dies bewußt, soweit ihnen dies möglich ist, verlassen sie die natürliche Sphäre, und sie bewegen sich bereits in der kulturellen.

Der Wandel der Vorstellungen über eine natürliche Ernährung veranschaulicht, daß Essen beim Menschen die anthropologische Qualität der „natürlichen Künstlichkeit“ besitzt. Denn wie der Mensch sein biologisches Bedürfnis nach Nahrung befriedigt, ist nicht biologisch festgelegt, sondern ist sozio-kulturell geregelt - also natürlicherweise „kulturell“. Offenbar zeichnet sich der menschliche Körper durch ein so hohes Maß an Plastizität aus, daß verschiedenste sozio-kulturelle Regelungen ohne körperliche Beeinträchtigungen möglich sind. Menschen müssen und können ihre *Eßweise* selbst bestimmen und schaffen.[27]

Dies unterscheidet sie von den Tieren. Diese können sich artentsprechend nur von bestimmten Tieren und Pflanzen ernähren: ihnen ist ihre *Ernährungsweise* weitgehend angeboren - natürlich festgelegt. Zudem sind ihre Fähigkeiten, Techniken zu entwickeln, um sich Nahrung zu beschaffen, außerordentlich begrenzt. Der natürliche Nahrungsspielraum der meisten Tiere ist aus diesem Grund eng umgrenzt. Eingriffe in das natürliche Ökosystem, die die Nahrungsbasis verändern, können darum sehr schnell das Überleben von Tierarten gefährden. Beim Menschen hat es offenbar keine enge biologische Anpassung an die Außenwelt gegeben. Im Gegenteil, der menschliche Evolutionsprozeß verlief offenbar umgekehrt. Der Mensch kann in beinahe allen Umwelten überleben, da bei ihm nicht biologisch determiniert ist, welche Pflanzen und Tiere er braucht. Zudem ist er fähig, Techniken zu entwickeln, die ihn vom natürlichen Nahrungsangebot relativ unabhängig machen.

Der Unterschied zwischen menschlicher und tierischer Ernährung besteht also nicht in dem höheren Maß an Unspezifität und Beweglichkeit: dem Omnivore-Charakter, wie üblicherweise anthropologisch behauptet wird. Nicht diese größere Variationsmöglichkeit charakterisiert die menschliche Ernährung, sondern die Differenz besteht darin, daß die Menschen ihre Eßweise selbst finden müs-

26 Selbstverständlich unterliegt auch der Körper einem Evolutionsprozeß. Dieser verläuft jedoch derartig langsam, daß der Körper als gleichbleibend wahrgenommen wird.

27 Ich unterscheide folgende drei Begriffe: Eßweise - der anthropologische Status der Ernährung; Eßkultur - die Überführung in eine empirische Form; Eßstil - eine bewußte Ausrichtung des Essens entlang kultureller Vorstellungen.

sen und können. Erst dadurch, daß sie ihre Eßweise selbst bestimmen, wird die biologisch gegebene Chance zu einer mannigfaltigen und vielgestaltigen Nahrung überhaupt wirksam. Für die Anthropologie des Essens schlage ich deshalb vor, die aus der „offenen Pluralität" des natürlichen Daseins resultierende Notwendigkeit, Essen und Trinken kulturell zu gestalten, also die Eßweise selbst zu bestimmen, als das genuin Menschliche der Ernährung zu betrachten. Dies bedeutet, die Verbindung von natürlichen und sozio-kulturellen Elementen als konstitutiv anzunehmen und den evolutionären Übergang von einer rein natürlichen zu einer natürlichen und zugleich kulturellen Zugehörigkeit als Weg zu einer Anthropologie des Essens zu begreifen, ihn aber nicht geschichtlich oder evolutionär fixieren zu wollen. Wird der Doppelaspekt als Einheit begriffen, dann gelangt man zu dem Begriff der „natürlichen Künstlichkeit des Essens". Dieser Begriff beschreibt den anthropologischen Status der Ernährung. Er ist aber ein rein theoretischer Begriff, der die natürlich gegebene Möglichkeit und Notwendigkeit bezeichnet, die Eßweise selbst „künstlich" herstellen zu können und zu müssen. Selbstverständlich besitzt er keine eigenständige Realität, denn indem sich der Mensch ernährt, überführt er diesen anthropologischen Status in eine konkrete Form: Er schafft sich seine *Eßkultur*. Die Eßkultur deutet somit die „natürliche Künstlichkeit der Ernährung" aus und verleiht ihr Inhalte und Formen, in denen beide Dimensionen miteinander verbunden sind. Diese kulturelle Ausdeutung findet auf verschiedenen Ebenen statt; beispielsweise bei der kulturellen Bestimmung von Pflanzen und Tieren als Lebensmittel und der Zubereitung von Lebensmitteln zu Speisen.

Da dem Menschen nicht angeboren oder natürlich vorbestimmt ist, von welchen Pflanzen und Tieren er sich ernährt, muß und kann er selbst bestimmen, welche er als eß- und genießbar bewertet. Jene, die er nicht ißt, disqualifiziert er als weniger genußvoll oder nicht eßbar. Auf die nicht genußvollen greift er in Notzeiten zurück. Der Mensch bestimmt also über den Akt der *kulturellen Bewertung*, woraus seine Nahrung besteht, was ihm Lebensmittel sind. Bis auf einige physiologische Anzeichen für Eßbarkeit, wie Giftigkeit, Unverdaulichkeit und Sättigungsgrad, gibt es für ihn keine natürlichen Kriterien, seine Nahrung zu bewerten. Erst die kulturelle Bewertung differenziert die Fülle der Dinge, die man verspeisen könnte: Schnecken, Würmer, Wurzeln und Blüten. In der Vergangenheit war das natürliche Angebot und damit die Möglichkeit auszuwählen weitgehend von den biologischen, geographischen und klimatischen Gegebenheiten determiniert. Aber auch in solchen Gegenden, wo die Auswahl sehr eng war, wurde nicht alles gegessen, was physisch möglich gewesen wäre, und die Lebensmittel waren unterschiedlich beliebt. Die Präferenz für bestimmte Lebensmittel spiegelte sich in deren kulturellem Status wider. Ihre kulturelle Bewertung war meist mit einer Einordnung in eine soziale Hierarchie verbunden, die in keinem Kontext zu natürlichen Qualitäten stand.

Der wichtigste Bereich der Eßkultur ist die Küche. Hier entfalten sich die kulturellen Gestaltungschancen, denn natürliche Kriterien für die Speisenzubereitung existieren nur wenige, und die wenigen Anhaltspunkte werden häufig übergangen. So sind Fritieren, Grillen und Pökeln Kochtechniken, die den Geschmack der Speisen steigern, die aber nicht gerade die Verdaulichkeit oder physische Wertigkeit verbessern, eher im Gegenteil. Die Küche ist ein kulturelles Regelwerk, das sich an verschiedensten Zielen orientieren kann: an solchen, die körperlichen Zwecken fernstehen und statt dessen sozialen Absichten entsprechen, beispielsweise bei rituellen Mahlzeiten, an solchen, die auf Gesundheit hinzielen und diese Orientierung als natürlich ausgeben, an solchen der bewußten Lust- und Genußsteigerung. Letzteres ist ein bedeutungsvolles Motiv, die kulturellen Gestaltungsmöglichkeiten „auszureizen".

Hinsichtlich der körperlichen Möglichkeiten bedeutet jede Eßkultur, jeder Eßstil und jede Küche, die stets auch Bevorzugungen und Ablehnungen von Nahrungsmöglichkeiten implizieren, mit Plessner gesprochen, eine „künstliche Horizontverengung". Eßkultur nimmt ebenso wie jede andere Art von Kultur eine Begrenzung anthropologischer Möglichkeiten vor, weil sie selektiv, isoliert und interessengebunden ist. Selektiv ist jede Eßkultur, weil sie eine kulturelle Auswahl aus den natürlichen Möglichkeiten vornimmt. Beispielsweise könnten Menschen biologisch gesehen ihren Speisezettel um eine Vielzahl von Pflanzen und Tieren erweitern. Die kulturelle Bestimmung von eß- oder genießbar verengt ihre Lebensmittelauswahl „künstlich". Isoliert sind Eßkulturen, da sie immer nur in einem jeweils begrenzten - z.B. regionalen oder gesellschaftlichen - Umfeld praktiziert werden und die Genese der vereinseitigten Kultur nicht mehr durchschaut wird. Nur deshalb können heute bestimmte Eßstile als naturgemäße propagiert und fremde Küchen als ungenießbar und nicht eßbar abqualifiziert werden. Interessengebunden sind Eßkulturen, da kulturelle Differenzen unmittelbar mit sozialen Interessen verknüpft werden können. So spiegeln sich alle Formen sozialer Ungleichheit, geschlechts-, alters- und schichtspezifische etc. - in kulturell unterschiedlichen Eßstilen wieder. Auch die „Brüchigkeit" und „Künstlichkeit" von Kulturen läßt sich am Beispiel von Eßkulturen exzellent studieren. Auslöser sind beispielsweise Migrationsküchen, die Folgen der Industrialisierung der Lebensmittelproduktion, die sogenannte exotische Küche und die medizinische und gesundheitliche Abwertung „gewachsener, tradierter Küchen".

Ist es nun völlig kontingent, in welche kulturellen Formen das natürliche Bedürfnis gebracht wird? Oder gibt es Institutionen, in denen es üblicherweise kulturell geregelt wird? Plessner hat in Anlehnung an Weber von einer „Verfestigung sozialer Wirklichkeit in Institutionen" gesprochen. Gibt es eine Verfestigung der Eßkultur in bestimmten Institutionen? Diese Fragen sollen keineswegs den Eindruck hervorrufen, daß diese sozio-kulturellen Institutionen, die die weitgehende natürliche Offenheit des Ernährungsbedürfnisses in konkrete Formen lenken, aus der Art der biologischen Organisation des Menschen hergeleitet werden können. Solche Institutionen lassen sich nur phänomenologisch beschreiben, und sie sind selbstverständlich auch ganz anders vorstellbar. Bemerkenswert ist jedoch, daß sich drei „Institutionen des Essens" identifizieren lassen, die offenbar in den meisten Gesellschaften vorkommen. Es sind die kulturelle Bestimmung von eßbar und nicht eßbar (1), die Küche als kulturelles Regelwerk der Speisenzubereitung (2) und die Mahlzeit als soziale Situation des Essens (3).

1. Menschen essen nicht alles, wovon sie sich ernähren können. Sie wählen aus, welche Tiere und Pflanzen eßbar sind. Als eßbar angesehene Pflanzen und Tiere werden als Lebensmittel betrachtet. Die Auswahl der Lebensmittel folgt - außer bei Giftigkeit oder Unverdaulichkeit - kulturellen Kriterien. Die kulturelle Auswahl ist, wie wir heute ernährungswissenschaftlich beurteilen, bezüglich des natürlichen Zwecks der Ernährung, d.h. der körperlichen Reproduktion, selten optimal. Sie ist allerdings im sozio-kulturellen Kontext sinnvoll, insofern damit eine kulturelle Differenzierung in die Natur gebracht wird, die mit sozialen Differenzierungen verknüpft werden kann.

2. Überall haben Menschen Regeln dafür entwickelt, wie aus Lebensmitteln Speisen zubereitet werden. Teilweise ist die Zubereitung und Verarbeitung von Lebensmitteln physiologisch notwendig. Kartoffeln und Bohnen können nicht ohne körperliche Schädigungen roh gegessen werden. Diese physiologischen Bedingungen erklären aber nicht die Vielfalt der Zubereitungs- und Kochweisen. Genau sie sind das Charakteristische der Küchen. Küchen sind deshalb mehr sozio-kulturelle Phänomene denn bio-physisch veranlaßte Techniken.

3. Menschen essen gemeinsam. Die Mahlzeit symbolisiert, wie keine andere soziale Institution, Gemeinschaftlichkeit und soziale Zugehörigkeit. Dies gilt nicht nur für die Geschichte der Menschheit, auch in der Geschichte eines jeden Menschen ist das Essen von vornherein in eine soziale Situation eingebunden, denn Neugeborene können sich nicht alleine ernähren. Sie sind darauf angewiesen, versorgt zu werden.

In diesen drei sozio-kulturellen Formen sind jeweils natürliche und kulturelle Aspekte der Ernährung miteinander eng zu einer Einheit - einer Institution - verwoben. Für den ersten Aspekt der Lebensmittelauswahl und den zweiten der Speisenzubereitung ist dies leicht erkennbar. Beide wandeln natürliche Qualitäten in kulturelle um. Beim ersten beispielsweise durch die Verleihung kultureller Bedeutungen und beim zweiten durch die Anwendung von Kochtechniken, die ja Kulturtechniken sind. Auch bei der dritten Institution sind natürliche Bedingungen in die Institution der Mahlzeit eingelassen, am deutlichsten in der naturgegebenen Angewiesenheit des Säuglings und der Kinder darauf, daß sie von anderen ernährt werden. Erst durch den wissenschaftlichen Blick wird die Verwobenheit von Natur und Kultur in diesen drei Institutionen durchschaut und analytisch auflösbar. Im Alltag ist sie selten bewußt.

Diese sozio-kulturellen Institutionen besitzen, wie man meinen könnte, einen universellen Charakter dafür, wie die biologische Konstitution in kulturelle und gesellschaftliche Bahnen gelenkt wird. Allerdings, und dies ist wichtig, habe ich sie nicht historisch-evolutionär, sondern von der Tatsache der „natürlichen

Künstlichkeit der menschlichen Ernährung“ hergeleitet. Ob man bei einer historisch-evolutionären Rekonstruktion dieselben sozio-kulturellen Formen entdekken würde, erst dann wäre ihre universelle Qualität bestätigt, oder ob man andere Institutionen finden würde, ist eine offene Frage. Es ist jedoch nicht möglich, von der relativen biologischen Offenheit auf Institutionen zu schließen, da die Biologie keinerlei Anhaltspunkte für eine sozio-kulturelle Ausgestaltung der weitgehenden Naturentlassenheit der Ernährung liefert. Die biologischen Forderungen bedürfen einer kulturellen Übersetzung, um verstanden zu werden. Die Natur des Menschen bedarf offenbar der von ihm selbst geschaffenen Kultur, damit auf sie reagiert und sie respektiert werden kann.

2.3 Was ist am Essen natürlich, was psychisch und was gesellschaftlich?

Seine Schrift „Homo sociologicus“ begann Ralf Dahrendorf in den späten 50er Jahren mit dem Satz:

> „Gemeinhin sind wir wenig beunruhigt durch die Tatsache, daß der Tisch, der Braten, der Wein des Naturwissenschaftlers sich in paradoxer Weise vom Tisch, dem Braten und dem Wein unserer alltäglichen Erfahrung unterscheiden“. Im allgemeinen seien wir über diesen Widerspruch nicht sonderlich verunsichert, weil „wir das Paradoxon des wissenschaftlichen und des Alltagstisches“ „auf eine einfache Weise“ lösen: „Wir handeln so, als seien der Tisch des Naturwissenschaftlers und unser Tisch zwei verschiedene Dinge, die in keiner relevanten Beziehung zueinander stünden.“ (Dahrendorf 1958, zitiert nach 1974, S. 13)

Sicherlich würde Dahrendorf heute - vierzig Jahre später - ein anderes Beispiel wählen, um den Unterschied von „naivem und wissenschaftlichem Weltverständnis“ zu veranschaulichen. Denn die Ruhe bei Tisch ist vorbei. Gerade beim Essen wird die Widersprüchlichkeit von alltäglichem Erleben und wissenschaftlicher Beurteilung als bedrohlich wahrgenommen. Statt ruhig bei Tisch Braten und Wein zu verspeisen, sind die Esser verunsichert. Die Weintrinker möchten den Wein genießen, der für sie aus Farbe, Blume und Bukett besteht. Ihr Genuß wird jedoch durch den wissenschaftlichen Blick gestört. Mediziner und Ernährungswissenschaftler sehen den Wein anders. Sie betrachten ihn physiologisch. Für sie ist er aus Wasser, Äthanol, Aromen und Essenzen zusammengesetzt und nur seine gesundheitliche Bedenklichkeit relevant. Mit wiederum anderen Facetten des Weines beschäftigen sich beispielsweise Psychologen und Kultur- und Sozialwissenschaftler. Jede Disziplin hat ihren eigenen, besonderen Blick auf den Wein, hebt jeweils unterschiedliche Qualitäten hervor und beurteilt denselben Wein ganz verschieden, teilweise einander widersprechend. Die Verunsicherung bei Tisch beruht also nicht nur, wie man mit Dahrendorf meinen könnte, auf *einem* Paradox; es gibt ein zweites: Das erste besteht aus dem Paradoxon der alltäglichen, lebenspraktischen Wahrnehmung und der wissenschaftlichen Betrachtung, und das zweite resultiert daraus, daß die wissenschaftlichen Blicke zu keinem einheitlichen Ergebnis gelangen, sondern sich sogar häufig gegenseitig ausschließen.

Dahrendorfs Tischgenosse konnte seine Mahlzeit noch unbehelligt von der wissenschaftlichen Ojektivierung genießen und als Gesamtsituation erleben. Ende des 20. Jahrhunderts ist der Alltag seiner synthetisierenden Kraft beraubt und fragmentarisch geworden. Auch Alltagshandeln ist weitgehend wissenschaftlich und technisch rationalisiert, und die zweifache Widersprüchlichkeit kann kaum mehr verdrängt werden - sie ist stets präsent. Butter schmeckt besser als Margarine, aber was ist gesünder? Ein Ei gehört selbstverständlich zum „guten Frühstück", aber wie wirkt sich dies auf den Cholesteringehalt im Blut aus? Diese Fragen konfrontieren das alltägliche mit dem naturwissenschaftlichen Verständnis von Nahrung. Sind drei Mahlzeiten täglich physiologisch zweckmäßig oder sozial üblich? Signalisiert das Hungerempfinden einen eindeutigen physischen Bedarf oder ein Gefühl, das eher psychisch denn körperlich verursacht ist? Warum reagieren Gesellschaften so unterschiedlich auf Nahrungsmangel? Diese Fragen tangieren die wissenschaftliche Zuständigkeit für das Thema Essen. Trotz der Streitigkeiten um wissenschaftliche Zuständigkeiten besteht zumindest Konsens darüber, daß Essen physische, psychische und soziale Qualitäten besitzt und diese von drei voneinander getrennten Wissenschaften zu untersuchen sind: die physischen von der naturwissenschaftlich ausgerichteten Enährungswissenschaft, die psychischen von der Psychologie des Essens und die gesellschaftlichen von der Soziologie. Aber welche Aspekte des Essens sind naturwissenschaftlich-physiologisch, psychologisch oder soziologisch zu verstehen oder zu erklären? Was am Bratenverzehr und Weingenuß ist natürlich-physisch, was psychisch und was gesellschaftlich? Das ehemals friedfertige Tischgespräch wurde abgelöst vom Streit um wissenschaftliche Kompetenzen. Denn die einzelnen Disziplinen konzipieren ihren jeweiligen Forschungsgegenstand genau so, daß er in die Gebiete der anderen hineinreicht und sich ihre Ergebnisse gegenseitig relativieren.

Der Eröffnungssatz von Dahrendorf müßte deshalb Ende des 20. Jahrhunderts folgendermaßen relativiert werden:

> Gemeinhin sind wir sehr beunruhigt darüber, daß der Tisch, der Braten und der Wein der Wissenschaftler sich grundsätzlich unterscheiden vom Tisch, Braten und Wein unserer alltäglichen Erfahrung, und diese Verunsicherung wird dadurch gesteigert, daß die einzelnen Fachwissenschaften sich soweit voneinander entfernt haben, daß sie kein einheitliches Wissen produzieren, das der Gesamtsituation des alltäglichen Erlebens entspricht.

Die Frage, was am Essen natürlich, was psychisch und was gesellschaftlich ist, knüpft an zwei Ebenen an: an der realen Lebenspraxis und an der oben entwikkelten anthropologischen Fassung des Verhältnisses von Natur und Kultur beim Essen und verbindet sie miteinander. In der realen Lebenspraxis konkretisiert sich die anthropologische Eigenart des Essens immer in unterschiedlichen Verhaltens-, Erlebens- und Handlungsqualitäten: in physischen, psychischen und sozialen. Dabei zeigt sich, daß menschliches Leben in bereits vorhandenen sozialen und kulturellen Bahnen verläuft und in psychische Kontexte eingebettet ist.[28]

Im folgenden sollen die drei Qualitäten des Essens - die physischen, die psychischen und die sozialen - charakterisiert werden, um sie voneinander abzugrenzen. Ziel ist, eine Beschreibung zu entwickeln, die sich nicht an die dominante naturwissenschaftliche anlehnt und mit der es möglich wird, auch die physischen Aspekte sozialwissenschaftlich darzustellen. Diese blieben sonst für eine Soziologie des Essens in einer „black box".

Natürliches

In den physischen Qualitäten der Ernährung repräsentiert sich die Naturgebundenheit der Ernährung. Ihr Ort ist der Körper, dessen Nahrungsbedarf, seine Stoffwechselprozesse und sein Energiebedarf und -verbrauch. Die Körperlichkeit der Ernährung liegt außerhalb menschlicher Beeinflußungs- oder Gestaltungsmöglichkeiten. Die physischen Qualitäten folgen einer eigenen Dynamik, die dem Menschen natürlich gegeben ist und die er hinzunehmen hat. Der Mensch ist sein Körper, ganz wie andere animalische Organismen auch. Weder können wir die Verdauung anhalten noch beschließen, nicht zuzunehmen. Auf dieser Ebene sind alle Menschen weitgehend gleich. Zwar gibt es einige evolutionäre Besonderheiten, wie mangelnde Milchverträglichkeit bei einigen Asiaten, charakteristisch ist jedoch die lange Konstanz und Regelmäßigkeit körperlicher Prozesse. Von daher begründet sich die naturwissenschaftliche Erforschung der physischen Qualitäten.

Der Körper besitzt jedoch keine ihm eigenen Ausdrucksmittel, die seinen physischen Bedarf in Begriffen signalisieren, die der Eindeutigkeit seiner biologischen Struktur entsprechen. Was er uns mitteilen will, läßt er uns empfinden und fühlen, wie Schmerz, Hunger, Sattheit. Physische Bedürfnisse müssen in die Sprache der Empfindungen und Gefühle transformiert werden, damit sie begreifbar werden und auf sie reagiert werden kann. Diese Transformation in Gefühle und Empfindungen ist mehr als eine Kopie physischer Daten in eine andere Qualität. Sie bringt neue Eigenschaften hervor, indem sie die körperlich-eindimensionalen Fakten, Mangel und Überfluß, auf dem Hintergrund individueller Erfahrungen interpretiert. So fehlen Hunger- und Durstempfindungen die physiologischen Fakten wie Kalorien- und Flüssigkeitsmangel. Physiologisch bleiben die Gefühle und Empfindungen stumm, aber psychisch sind sie lebhaft, individuell gefärbt und mit persönlichen Eindrücken verwoben. Ein überzeugendes Beispiel dafür ist die Tatsache, daß das Hungergefühl nach ca. drei Tagen aufhört und häufig von einer Hochstimmung übertönt wird. Dies ist eine psychische Qualität, die über den realen körperlichen Zustand hinweg-

28 Die folgenden Ausführungen knüpfen an meine Vorarbeiten (Barlösius 1992 u. 1993a) an.

täuscht. Vermutlich war diese Überlagerung angesichts drohender Hungersnöte phylogentisch sinnvoll, da sie die Hungernden trotz völliger Erschöpfung motivierte, nicht zu resignieren, sondern sich weiter um Nahrung zu bemühen.

Die Anteile des Essens, die als physische gelten, werden mit naturwissenschaftlichen Methoden erforscht. Diese Zurechnung impliziert, daß sie als eindeutig geregelt wahrgenommen werden. Deutlich wird dies bei den beiden Kategorien Ernährungsmangel und -überfluß. Ein Gleichgewicht zwischen beiden wird als richtig für die körperliche Reproduktion angenommen. Der natürliche Zweck der Ernährung wird binär kodiert in Bedarf und Deckung. Andere Kriterien, wie Geschmack und Genuß, werden als unbedeutend gewertet. Der Zweck der Ernährung - die körperliche Reproduktion - wird identisch mit dem Sinn des Essens gesetzt.

Die Zuständigkeit der modernen Naturwissenschaften für diese Anteile des Essens hat Ergebnisse und Methoden hervorgebracht, die eine erhebliche Distanz zur eigenen Körperlichkeit voraussetzen und diese immer weiter vorantreiben. Am deutlichsten ist dies, wenn sie Begriffe und Meßgrößen verwenden, die sich auf einem Abstraktionsniveau befinden, das weder empfunden noch auf andere Art unmittelbar wahrgenommen werden kann, und deshalb die natürlichen Fakten, auf die sie sich beziehen, erst durch naturwissenschaftliche Methoden erkennbar gemacht werden müssen. Dies gilt für die meisten physikalischen und chemischen Begriffe, wie Kalorie, Vitamin, Cholesterin. Es sind Ausdrücke, mit denen die Prozesse der körperlichen Reproduktion beschrieben werden, denen aber in der Lebenspraxis kaum etwas zu entsprechen scheint.

Psychisches

Die psychischen Qualitäten des Essens zu beschreiben ist schwieriger als die physischen, weil sie komplexer sind, emergente Eigenschaften besitzen und sich deshalb nicht mit ähnlich eindeutigen Begriffen erfassen lassen wie die physischen. Sie beinhalten Empfindungen und Gefühle, die motivieren zu essen, und solche, die vom Essen und Trinken ausgelöst werden. Wichtige Empfindungs- und Gefühlsvariationen sind Hunger und Durst, Appetit und Sattheit, Genuß und Ekel sowie Widerwillen. Die Fähigkeit, diese Variationen zu fühlen und zu empfinden, scheint allen Menschen gemeinsam zu sein. Mit welchen Lebensmitteln oder Eßsituationen sie jeweils assoziiert sind, ist allerdings Produkt individueller Erfahrungen und darum höchst unterschiedlich. Vor welchen Speisen man sich ekelt, welche man genießt, ist darum weder körperlich vorbestimmt noch eine Eigenschaft der Lebensmittel, sondern die Assoziierung mit bestimmten Gefühlen ist eine individuelle, die meist sozialen Üblichkeiten oder Gebräuchen folgt.

So ist in Mitteleuropa die Chance, Liebhaber für Rattenfleisch zu finden, außerordentlich gering, und man wird auf den Konsens treffen, daß es ekelig ist, Rattenfleisch zu essen. Diese Ablehnung ist eine gesellschaftliche und deshalb nicht individuell zu erklären. Innerhalb der sozial ausgelegten Bahnen dessen, was eßbar und nicht eßbar ist, gibt es Raum für vielfältige Vorlieben und Ablehnungen. Sie zu entwickeln und auf ihnen zu beharren wird von den Mitgliedern einer Gesellschaft im Gegensatz zu denen, die sich außerhalb dieser Bahnen bewegen, nicht als komisch oder seltsam wahrgenommen, sondern als individuelle Eigenschaft betrachtet und deshalb auch gesellschaftlich akzeptiert. Somit bestimmen die sozialen Qualitäten den Raum für psychische Prägungen.

Die hartnäckige Präsenz, die es verhindert, Gefühle und Empfindungen einzuklammern, zu unterdrücken oder zu übergehen, ist ein charakteristisches Merkmal der psychischen Momente. Wer Ekel oder Widerwillen empfindet und trotzdem ißt, riskiert, sich zu übergeben. Auch wenn einige Empfindungen aufgeschoben, ihr appellativer Charakter nicht sofort beantwortet werden muß oder sie für gewisse Zeit ignoriert werden - man kann beispielsweise essen, selbst wenn man bereits satt ist -, so können sie jedoch nicht zur Disposition gestellt werden. Die Überdeutlichkeit der Gefühle und Empfindungen und ihre Farbigkeit resultiert daraus, daß wir uns Speisen einverleiben und der erste engere Kontakt mit der Umwelt nach der Geburt über Essen hergestellt wird.

Bei den meisten Gefühlen wie Genuß, Lust oder Ekel erstaunt deren psychische Prägung nicht, während bei Hunger und Sättigung häufig ein direkter Draht vom körperlichen Mangel zum imperativen Drang zu essen unterstellt wird. Oft wird vermutet, daß sich erst nach der Befriedigung der physischen Notwendigkeiten der Raum für psychische Motive und soziale Orientierungen öffne. Die außerordentlich unterschiedlichen Mahlzeitenrhythmen und die Fähigkeit, sich sehr schnell an andere Einteilungen anzupassen, verdeutlichen jedoch den hohen Grad psychischer Gewöhnung. Die Regelmäßigkeit, mit der wir hungrig aufwachen, mittags unruhig auf die Uhr schauen und gegen Abend einen leeren Magen spüren, ist eine psychische Ausprägung des physischen Drangs.

Gesellschaftliches

Die sozialen Qualitäten sind Ausdruck dafür, daß Essen viel mehr gesellschaftlich denn natürlich geregelt ist. Die biologische Konstitution zwingt den Menschen dazu, sich Nahrung zu suchen, zu produzieren und zuzubereiten. Sie vermittelt „ihm aber nicht", wie Berger und Luckmann anschaulich formulieren, „was er essen soll. Essen wird viel mehr gesellschaftlich als biologisch in feste Kanäle gedrängt." (Berger/Luckmann 1987, S. 193) Diese Kanäle sind gesellschaftlich geformt und deshalb außerordentlich wandelbar und vielfältig, wie die Geschichte des Essens und ethnologische Studien zeigen. Während die physischen Qualitäten naturgebunden sind, die psychischen durch ihre besondere Präsenz auffallen, heben sich die sozialen durch ihre erstaunliche Dehn- und Gestaltbarkeit ab. Trotzdem besitzen die jeweiligen „gesellschaftlichen Kanäle" eine gewisse Festigkeit, die dadurch entsteht, daß Essen zu jenen Lebensgebieten gehört, die stark sozial geregelt und institutionalisiert sind.

Die sozialen Regelungen des Essens normieren beispielsweise die Nahrungseinnahme, aber auch die Art und Weise, wie Lebensmittel zubereitet werden.

Da es sich beim Essen um ein Grundbedürfnis handelt, von dessen Befriedigung das Überleben abhängt, wurde es umfassender und verbindlicher normiert als andere Lebensgebiete, die nicht von so zentraler Bedeutung sind. Der herausragende Stellenwert des Essens erklärt auch, warum seine sozialen Regelungen gesamtgesellschaftliche Strukturen und Mechanismen reflektieren und zu deren Stabilisierung und Tradierung genutzt werden. Marcel Mauss bezeichnete deshalb die Nahrung als ein „gesellschaftliches Totalphänomen", in dem sich die gesellschaftliche Totalität „in klein" widerspiegele.[29] So wirkt die Mahlzeit, aber auch die Küche vergemeinschaftend und gleichzeitig sozial distanzierend. Damit erfüllen sie soziale Absichten, die über die Regelung des Essens selbst hinausgehen und gesamtgesellschaftliche Relevanz besitzen. Bemerkenswert ist, daß die sozialen Formen und Institutionen, in denen die wesentlichen mit dem Essen verbundenen Handlungen geregelt sind, beinahe universelle Qualität haben. So ist die Mahlzeit eine soziale Institution, die in allen Gesellschaften existiert und überall verbindlich vorschreibt, daß und wie die Nahrungsaufnahme als soziale Situation zu gestalten ist. Ähnliches gilt für die Küche. Die Zubereitung und Verarbeitung von Lebensmitteln zu Speisen und deren Zuordnung zu den Mahlzeiten sind überall Gegenstand sozialer Normierung und kultureller Übereinkünfte.

Die sozialen Formen, durch die Essen gesellschaftlich geregelt ist, sind somit weitgehend gleich. Wie sie in der jeweiligen Gesellschaft ausgestaltet werden, ist jedoch höchst unterschiedlich. Diese Verschiedenheit resultiert beispielsweise aus ethnischen, regionalen und sozialen Differenzen. So sind die Verhaltensstandards bei Tisch, die Art und Weise, wie Speisen und Getränke präsentiert, angeboten und serviert werden, sowohl Abbild ethnischer und regionaler Eigenarten als auch Ausdruck sozialer Unterschiede. Letztere basieren auf sozialen Ungleichheiten, die sozio-ökonomisch strukturiert sind, wie Schichten und Klassen, und solchen, die mit askriptiven Merkmalen verknüpft werden, wie Geschlecht und Alter. Die jeweils sozial unterschiedlichen Vorstellungen darüber, wie Essen zu gestalten ist, tragen mit dazu bei, soziale Ungleichheiten über den jeweils sozial gebräuchlichen Eßstil kulturell zu präsentieren. Geschlechtsspezifische Ungleichheiten, die über den Eßstil dargestellt werden, bestehen beispielsweise darin, daß es im allgemeinen dem Mann zugestanden wird, mehr und stärker Gewürztes zu essen, während sich Frauen zurückhalten sollen.

Die sozial variierten Eßstile korrespondieren zwar häufig mit sozialen Ungleichheiten, jedoch werden ihre Unterschiedlichkeit und die sozialen Distanzen, die sie beinhalten, nicht sozio-ökonomisch, sondern mit einer anderen Kategorie: dem Geschmack, begründet. Ebenfalls geschmacklich wird begründet, warum Speisen so und nicht anders zuzubereiten sind, welchem Eßstil man sich zugehörig fühlt und welcher einem fremd ist. Der Geschmack hat beim Essen

29 Das Festessen zählt Mauss zu dem „System der totalen Leistungen" (Mauss 1990, S. 22).

wie bei anderen Lebensgebieten die Funktion eines kulturellen und sozialen Distinktionsmittels. Das Besondere beim Essen ist jedoch, daß hier das elementare Schmecken von Zunge und Gaumen mit dem kulturellen und sozialen Geschmack verknüpft ist. Diese Verknüpfung erklärt, weshalb gerade Speisen häufig genutzt werden, um Gefühle sozialer Zugehörigkeit und Gemeinsamkeit hervorzurufen: also identitätsbildend zu wirken, und gleichzeitig, um soziale und kulturelle Differenzen zu artikulieren.

3. Ernährungswissen und Ernährungswissenschaft

Dann wird die Gerechtigkeit voll sein,
wenn die Gesundheit voll ist (Augustinus).

Zu allen Zeiten haben Menschen gewußt, daß zwischen dem, was man ißt und wie man sich fühlt, ein Zusammenhang besteht. Dieses Wissen nutzen sie dazu, Mißbehagen zu beenden und Wohlbefinden herzustellen. Wie sie sich den Wirkungszusammenhang erklären und wie sie diesen zu beeinflußen versuchen, hängt von ihrem Wissen über die Ernährung ab. Dieses bezieht sich jedoch nicht nur darauf, die persönliche Befindlichkeit positiv zu beeinflussen, es enthält auch Kriterien dafür, welche Eßkultur und welche Eßstile gesellschaftlich anzustreben sind, um öffentliches Wohlergehen zu ermöglichen. Die Verbindung zwischen dem individuellen und dem gesellschaftlichen „Wohlbefinden" erklärt, weshalb der Wandel des Ernährungswissens immer auch sozialen und politischen Motiven folgt. So beispielsweise bei der Entwicklung von Maßstäben, wie eine gerechte Verteilung der verfügbaren Nahrung zu erfolgen hat. Ernährungswissen greift somit über das Wohlsein des Einzelnen hinaus und engagiert sich auch für das gesellschaftliche Wohlergehen.

In diesem Kapitel sollen der Wandel des Ernährungswissens und die dahinter liegenden sozialen und politischen Motive und Folgen aufgezeigt werden. Dabei stehen zwei unterschiedliche Arten von Ernährungswissen im Vordergrund:

- Erstens das diätetische, das in der griechischen Antike zum ersten Mal systematisiert wurde und bis vor zweihundert Jahren die Empfehlungen darüber, was und wieviel man essen soll, prägte. Auf einen tendenziell ähnlichen Denkstil greifen heute die sogenannten alternativen Ernährungsformen wie Vollwert-Ernährung und Vegetarismus zurück.
- Zweitens das naturwissenschaftlich hergeleitete Ernährungswissen, das seit der Mitte des 19. Jahrhunderts immer einflußreicher wurde und von dem Richtwerte für eine genügende und gesunde Nahrung abgeleitet werden. Auf dieses Ernährungswissen bezieht sich auch die staatliche Ernährungspolitik.

Warum ist ein Kapitel über „Ernährungswissen und Ernährungswissenschaft" in einer Grundlegung der Soziologie des Essens wichtig? Zunächst ist die soziologische Betrachtung des Essens ein Nebenprodukt, wenn auch wahrscheinlich ein unbeabsichtigtes, der seit der Mitte des 19. Jahrhunderts beinahe ausschließlich naturwissenschaftlichen Erklärung des Zusammenhanges von Nahrung und Wohlbefinden. Die nur naturwissenschaftliche Betrachtung reduzierte die Frage, welche Nahrung empfehlenswert sei, auf die körperliche Dimension - also darauf, was der Körper zu seiner Wiederherstellung benötigt. Andere Aspekte des Wohlbefindens wie Genuß, Lust und Appetit blieben bei der naturwissenschaftlichen Betrachtung außen vor. Dieser „Rest“ des Gesamtphänomens Essen wurde als nicht objektivierbar, weil bloß subjektiv, beiseite gelassen. Erst später bemächtigten sich die Kultur- und Sozialwissenschaften dieser Aspekte, ohne jedoch die naturwissenschaftliche Vorrangstellung bei der Entwicklung von Ernährungswissen und -empfehlungen in Frage zu stellen. Dies bedeutet, daß die Gegenstandsbestimmung einer Soziologie des Essens indirekt von der dominanten naturwissenschaftlichen Betrachtung vorgegeben ist.

Eine spätere Folge war die „wissenschaftliche Zergliederung“ des Gesamtphänomens Essen in einzelne Teilgebiete, die mit jeweils unterschiedlichen Methoden, Begriffen und Theorien bearbeitet werden: entweder naturwissenschaftlich, psychologisch oder soziologisch. Diese „Zerlegung“ ist ein Grund dafür, daß kein einheitliches und in sich stimmiges Ernährungswissen mehr existiert, wie im vorangehenden Kapitel ausgeführt. Das wissenschaftliche Wissen über die Ernährung ist in sich widersprüchlich und zudem nur von kurzer Dauer - heute gilt Butter, morgen Margarine als gesünder. Diese Widersprüchlichkeit ist nicht geeignet, die Verunsicherung darüber, welcher Ernährungsstil Wohlbefinden garantiert, zu reduzieren.[30] Im Gegenteil, sie trägt eher dazu bei, die Verunsicherung noch zu verstärken. Im Gegensatz dazu beantworten die antike Diätetik und auch die neueren alternativen Ernährungsformen die Fragen, was und wieviel der Einzelne essen soll, eindeutig und geben konkrete lebenspraktische Anweisungen. Will man also verstehen, warum gerade heute angesichts von Lebensmittelüberfluß die Ernährung als risikoreich wahrgenommen und erlebt wird, kann man aus der Rekonstruktion des Ernährungswissens und der Ernährungswissenschaft einige Hinweise gewinnen.

Zunächst werde ich darstellen, wie in der antiken Diätetik der Zusammenhang von Wohlbefinden und Nahrung gedacht wurde (3.1.), um daraus einige allgemeine Kennzeichen von reglementierten Ernährungsstilen (Diäten) im einem weiten Sinne zu identifizieren und danach tendenzielle Ähnlichkeiten zu neueren „alternativen Ernährungsformen“ aufzuzeigen (3.2.). Im nächsten Abschnitt demonstriere ich am Beispiel der Frage nach der Quelle der Muskelkraft, daß

30 Im Gegensatz zu dem Begriff *Eßstil*, der eine bewußte Orientierung des Essens entlang kultureller Vorstellungen meint, und zwar primär solcher, die keinen unmittelbaren Bezug zu den natürlichen Aspekten des Essens herstellen, wird der Begriff *Ernährungsstil* für solche Formen des Essens verwendet, die sich in erster Linie entlang körperlicher, gesundheitlicher und natürlicher Dimensionen ausrichten, die mit „Richtigkeit“ und nicht mit „Überlegenheit“ argumentieren. Selbstverständlich reichen die Ernährungsstile in kulturelle und soziale Dimensionen hinein, weil die Verwendung der Begriffe „Gesundheit“ und „Natur“ hier stets kulturell und sozial konnotiert ist. *Ernährungsformen* sollen als eine Untergruppe von Ernährungsstilen verstanden werden. Das besondere an ihnen ist, daß sie sich zuvörderst auf naturwissenschaftliches Wissen beziehen.

die naturwissenschaftliche Fundierung des Ernährungswissens Essen auf die Aufgabe der körperlichen Reproduktion reduzierte, und untersuche, welchen sozialen und politischen Interessen diese Verengung entsprach (3.3). Am Schluß werden neuere wissenschaftliche Ernährungslehren vorgestellt (3.4).

3.1 Die antike Diätetik - ausgewogene Nahrung und gerechte Verteilung

In der Antike war alles bedeutungsvolle Ernährungswissen in der Diätetik - einer umfassenden Lehre über die Kunst des Lebens - theoretisch systematisiert und praxisorientiert zusammengefaßt. Den Mittelpunkt der Diätetik bildeten Regeln für Nahrung und Getränke. Aber auch der Einfluß anderer Lebensbereiche, insbesondere der von Kleidung, Sexualität, Reinigung, Wohnung, körperlicher Bewegung und Ausscheidungen auf das Wohlbefinden wurde behandelt. Die Diätetiken waren Lehren vom gelungenen und richtigen Leben und enthielten Anleitungen für die gesamte Lebensführung. Sie wurden hauptsächlich von Philosophen, wie Epikur und Pythagoras, und Medizinern wie Galen verfaßt.

Darüber, ob und wer nach den Regeln der Diätetik lebte, ist wenig bekannt. Überliefert sind nur die Schriften. Da ihre Verfasser zumeist Philosophen und Mediziner waren, kann man vermuten, daß sie nur in sehr kleinen Kreisen - also sozial sehr begrenzt - verbreitet waren. Vermutlich war der Adressatenkreis und der soziale Geltungsbereich auf einen kleinen exquisiten Personenkreis beschränkt. Primär wird sich die Diätetik an die Bürger gerichtet haben. Baudy (1981) und Eder (1988) machen in ihren Beiträgen über die Nahrung in der griechischen Antike auf die Analogie von Tischordnung und Staatsordnung aufmerksam und zeigen, daß die Diätetik ein Regelkanon war, der beide Ebenen - die individuelle und die gesellschaftliche - zueinander in Beziehung setzte.

Die Diätetik behauptete einen Parallelismus von Mikrokosmos und Makrokosmos: was für den Organismus gilt, trifft auch für die gesamte Natur und das soziale und politische Leben zu. Ernährung wirkt sich deshalb nicht nur körperlich aus. Sie beeinflußt das Temperament, die Stimmung, den Charakter, aber auch gesellschaftliche und politische Prozesse, und dementsprechend kann durch eine bestimmte Diät auf die Befindlichkeit und alle anderen Bereiche gezielt eingewirkt werden. Ein Beispiel für diesen Parallelismus: Während der Mediziner zuwenig oder zuviel vorhandene Stoffe im Organismus durch Nahrungszufuhr auszugleichen versuche, so bemühe sich in analoger Weise der Staatsmann darum, durch ein gerechtes Verteilen von Gütern und Funktionen politische Eintracht wiederherzustellen (Baudy 1981, S. 16). Bei diesem Denken in Parallelen und Analogien und der Annahme, daß nur das Gleichgewicht zwischen Verschiedenheiten Einheit und Ausgewogenheit sichern kann, überrascht es nicht, daß „der mit Nahrung gefüllte bzw. sich füllende Magen ... als das Urbild ... der Erfüllung eines sich vollendenden Lebens“ erschien (Baudy 1981, S. 8). Die Fülle und Leere des Magens - abstrahiert in dem Bild von der Homöostase - war in der griechischen Philosophie ein ethisches Ideal, das sich unmittelbar an das Beispiel der Nahrungsaufnahme anschloß.

Gleichgewicht zu halten oder zu erreichen war das Ziel der antiken Diätetik, die darin die Bedingung für ein gelungenes und lustvolles Leben sah. Das richtige Maß und die Ausgewogenheit der Elemente, Qualitäten und Säfte, die für den Organismus wie für die ganze Natur als grundlegend angesehen wurden, waren die Mittel, im Mikrokosmos wie im Makrokosmos Gleichgewicht herzustellen und zu garantieren. Danach galt: Die Ausgewogenheit der Kräfte - des Kalten und Warmen, des Feuchten und Trockenen, des Bitteren und des Süßen usw. - fördert Gesundheit; die Alleinherrschaft des einen oder anderen löst Krankheiten aus (vgl. Thomson 1974, S. 223). Krankheiten, seelisches Ungleichgewicht oder anderes Unbehagen sowie Leid werden durch eine „ungleiche Verteilung“ der im Organismus vereinigten Qualitätsgegensätze ausgelöst. Die antike Diätetik wandte sich also nicht nur an die bereits Erkrankten, sondern auch und primär an die Gesunden, um den Eintritt von Krankheiten zu verhindern. Sie war - modern gesprochen - präventiv.

Auf der individuellen Ebene empfahl die Diätetik somit eine ausgewogene Ernährung für den Gesunden und eine das gestörte Gleichgewicht ausgleichende für den Kranken. Was strebte sie auf gesellschaftlicher Ebene an? Welche Gleichgewichtszustände sollte dort die Diätetik garantieren? Auf dieser Ebene bediente sich die „medizinische Diätetik ... einer genuin ethischen Begrifflichkeit“ und bezog sich auf das soziale Grundproblem der „gerechten Verteilung“ der Nahrung (Baudy 1981, S. 17). Wieviel Nahrung steht dem Einzelnen zu? Richtwerte für die Nahrungszuteilung anzugeben, war die gesellschaftliche und politische Dimension der Diätetik. Damit sollte verhindert werden, daß Einzelne oder privilegierte Gruppen sich zuviel nahmen, was Unglück für alle gebracht hätte. Selbstverständlich meinte „gerechte Verteilung der Nahrung“ nicht gleichmäßige Nahrungszuteilung. Jeder sollte erhalten, was ihm entsprechend seiner sozialen Position zustand, damit sich die ungleiche Verteilung der Macht in der Verteilung der Nahrung und die individuelle Gesundheitsnorm als politisches Optimum widerspiegelte. Insofern rechtfertigte die Diätetik die Staatsordnung, die gesellschaftliche und politische Hierarchie. Genau dies war, wie bereits erwähnt, die Verbindung von Tisch- und Staatsordnung im antiken Ernährungswissen. „Das Wohlbefinden des menschlichen Körpers ist wie beim Staatskörper das Ergebnis der Lösung innerer Widersprüche.“ (Thomson 1974, S. 223).

Die antike Diätetik war somit eine Lehre, die weit über die gezielte Beeinflussung des persönlichen Wohlbefindens hinauszielte. Sie rechtfertigte soziale und politische Verhältnisse und gab Anleitungen, wie auf diese einzuwirken sei, um Gleichgewicht, sprich Eintracht, zu erhalten. Es war deshalb naheliegend, um politisch zu opponieren und das staatliche Gleichgewicht ins Wanken zu bringen, eine „alternative Diätetik“ zu fordern. Das berühmteste antike Beispiel für politische Opposition mit Hilfe einer neuen, als besser gepriesenen Diätetik - der reinen Pflanzenkost - waren die Pythagoreer. Ihr Verzicht auf Fleisch war nicht nur eine persönliche Entscheidung. Sie besaß politische Qualität, weil sie damit gegen die staatlichen Opfermahle protestierten, was bedeutete, daß sie den ihnen während dieser Zeremonie auferlegten sozialen Status nicht akzeptierten. Den Verzicht der Pythagoreer auf Fleischnahrung kann man somit als Widerspruch gegen die Übermacht einer sozialen Ordnung ansehen, die den eigenen Vorstellungen nicht entsprach. Diese wurde gerade während der Opferfeste, bei denen Tiere dargebracht wurden, zeremoniell in Szene gesetzt, um so stets wieder neu bestätigt zu werden (vgl. Baudy 1981, S. 23).[31]

Im Mittelalter wurden die antiken Diättraditionen fortgeführt; allerdings erhielten sie nun eine stärkere religiöse Fundierung. In der Renaissance und der Aufklärung wurde die Annahme, daß die einzelnen Bereiche menschlichen Lebens miteinander verbunden sind, sich gegenseitig beeinflussen und deshalb nur als Gesamtzusammenhang erklärt werden können, zunehmend von einer differenzierenden und analysierenden Betrachtungsweise abgelöst. Die Diätetik dieser Zeit zeichnete sich trotzdem im Vergleich zum heutigen naturwissenschaftlichen und medizinischen Ernährungswissen durch eine relativ ganzheitliche Betrachtung von Gesundheit und Wohlbefinden aus, aber sie beschränkte sich seitdem immer mehr auf körpergebundene Vorgänge. Im 19. Jahrhundert wurde Diätetik auf Diät, sprich Krankenkost, verkürzt, die man bei Störungen des körperlichen Wohlbefindens einhalten soll.

Bis ins 17. Jahrhundert wird in den Kochbüchern und den Rezeptsammlungen auf diätetisches Wissen hingewiesen, beispielsweise auf die vier Temperamente und wie sie durch Speisen beeinflußt werden können. Ob bis dahin, wie Flandrin und Montanari meinen, die sozialen Eliten ihre Ernährung diätetisch und medizinisch ausrichteten - also entlang des diätetischen und medizinischen Wissens Lebensmittel auswählten, die Zubereitung und Würzung der Speisen davon herleiteten - kann nicht aus den Kochbüchern oder den Enzyklopädien abgelesen werden (Flandrin/Montanari 1996, S. 564). Erstens, weil in diesen der angesehenste Kochstil idealisiert dargestellt wird, der aber in der Regel nicht gekocht wurde, und zweitens, weil nur wenige Rezepte gesundheitlich begründet, aber selbst diese nicht diätetisch hergeleitet wurden. Es handelte sich wohl eher um Reminiszenzen an die Diätetik und weniger um Kompendien, in denen dieses Ernährungswissen unmittelbar praktisch umgesetzt wurde.

Ab dem 17./18. Jahrhundert gab es in den Kochbüchern kaum mehr diätetische, statt dessen vermehrt Hinweise auf Geschmack, Kochkunst und Gourmandise. Die Tradition der Diätetik war damit aber nicht beendet. Seit dem Ende des 18. Jahrhunderts - quasi als Gegenreaktion auf die „zunehmende Verzärtelung der Gaumen“ - entstand eine Vielzahl neuer Ernährungslehren. Am bekanntesten wurde von Christoph Wilhelm Hufeland: „Makrobiotik oder die Kunst das

---

31 Ausführlicher Kap. 5.3.3.

menschliche Leben zu verlängern" (1796). Die Gastrosophie - eine Ernährungslehre, die medizinisches Wissen und Kochkunst zusammenbringen wollte - wurde Anfang des 19. Jahrhunderts entwickelt.[32] „Die Gastrosophie und die Feinschmecker-Philosophie im frühen 19. Jahrhundert waren durchaus noch der Antike verpflichtet" (Teuteberg 1996, S. 75). Enger mit den Wurzeln der antiken Diätetik verbunden, weil sie die Förderung und Aufrechterhaltung der Gesundheit ins Zentrum stellten, waren streng reglementierte Ernährungsstile, die eine Ernährungsreform forderten. Auch sie wurden im 19. Jahrhundert verstärkt popularisiert. Beispiele dafür sind der Vegetarismus und Bircher-Benners Rohkost. Diese Ernährungsstile sind mit vielen moralischen Vorstellungen verknüpft, weshalb dieses Ernährungswissen von den medizinischen und physiologischen Experten als „alternativ" und pseudowissenschaftlich bezeichnet wurde. Teilweise wurden die „Ernährungsreformer" vom etablierten Wissenschaftsbetrieb als „Propheten" oder „Heilkundige" abgestempelt. Ähnlich wie die antike Diätetik betrachteten die alternativen Ernährungsstile Nahrung und Wohlbefinden als Gesamtphänomen und zergliederten diese nicht in einzelne Aspekte. Welche weiteren Gemeinsamkeiten oder Ähnlichkeiten gibt es zwischen der traditionellen Diätetik und den neueren Ernährungsstilen?

3.2 Diät leben - als Instrument sozialer Distanzierung

Wenn man von der Vielzahl der sogenannten „Wunder- und Schlankheitsdiäten" absieht, weil sie nur kurzfristig praktiziert, relativ willkürlich erfunden werden und selten auf einem - wie auch immer - systematisierten Ernährungswissen basieren, können zwei große Gruppen von diätetisch motivierten Ernährungsstilen unterschieden werden:

- Erstens Diäten, die zur Therapie ernährungsabhängiger Krankheiten und zur Gewichtsreduktion von medizinisch ausgebildeten Experten, wie Ärzten, Ernährungswissenschaftlern und Diätassistenten, entwickelt und gelehrt werden.
- Zweitens streng reglementierte Ernährungsstile, die sich zwar selbst nicht als Diäten verstehen, aber trotzdem eine positive Beeinflussung des Befindens versprechen und dies mit Wissen, allerdings nicht nur wissenschaftlichem, begründen. Oft berufen sie sich zusätzlich oder ausschließlich auf ideelles, vielfach weltanschauliches Orientierungswissen, wie die Anthroposophie, von dem sie praktische Vorschriften für wesentliche Bereiche der Lebensführung ableiten. Weiterhin können dazu Ernährungsstile gezählt werden, die zwar medizinisches Wissen verwenden, dieses aber nicht nur auf die körperliche Befindlichkeit beziehen, sondern zu einem prägnanten Lebensstil bündeln, wie dem health-lifestyle. Ein solcher gesundheitlich begründe-

32 S. beispielsweise die Schriften von Antonius Anthus (1838), Karl Friedrich von Rumohr (1822), Eugen von Vaerst (1851).

ter Lebensstil reicht weit in soziale Dimensionen hinein, beispielsweise als Mittel zur sozialen Positionierung.

Bei der ersten Gruppe handelt es sich um medizinisch induzierte Diäten, die Krankheiten heilen oder zumindest Krankheitsfolgen mildern - also gezielt physisch wirken sollen. Sie enthalten ernährungsphysiologisch und gesundheitswissenschaftlich hergeleitete Vorschriften für die Ernährung. Welche Erkrankungen als diätetisch positiv beeinflußbar angesehen werden und welche diätetischen Regeln aufgestellt werden, hängt von ernährungsmedizinischen Erkenntnissen und Erfahrungen ab. Bis vor einigen Jahren wurden im wesentlichen solche Krankheiten diätetisch behandelt, bei denen die Ernährung als eine Krankheitsursache erkannt oder bei denen analytisch nachgewiesen war, daß durch eine nach physiologischen Kriterien zusammengesetzte Ernährung die Krankheitsfolgen positiv beeinflußt werden können. Diäten wurden somit von der Medizin quasi als Medikation betrachtet. Zu diesen Krankheiten zählten beispielsweise Diabetes, Adipositas, Gicht, Hypertonie, Arteriosklerose, Gastritis und Karies. Die meisten der medizinischen Diäten waren so konzipiert, daß diejenigen Lebensmittelinhaltsstoffe gemieden werden sollten, für die es physiologisch begründete Annahmen gab, daß sie den Heilungsprozeß hemmen oder verantwortlich für körperliche Beschwerden sind. Bei Diabetes und Karies Zucker, bei Hypertonie Salz, bei Arteriosklerose Fettbestandteile usw. Diese Diäten verboten also einzelne Nahrungsbestandteile oder empfahlen nach diätetischen Vorgaben speziell produzierte Lebensmittel. Es handelte sich bei diesen medizinischen Diäten um Krankheitsdiäten, die bei bereits eingetretener Erkrankung praktiziert werden sollten. Dies entsprach dem gängigen naturwissenschaftlichen Gesundheitsverständnis, daß Krankheit nur vorliegt, wenn physiologische Funktionsstörungen diagnostiziert werden und die Aufgabe der Medizin darin besteht, Krankheit zu heilen. Präventive Maßnahmen waren bis dahin innerhalb der Medizin wenig entwickelt.

Neue ernährungsphysiologische Erkenntnisse, epidemiologische Studien über den Erfolg von Schon- und Krankendiäten und ein verändertes medizinisches Gesundheitsverständnis haben dazu geführt, daß bei vielen Erkrankungen keine besondere Diät mehr medizinisch nahegelegt, sondern eine vollwertige Normalkost empfohlen wird. Zu einer vollwertigen Normalkost wird beispielsweise bei nicht insulinpflichtigem Diabetes, bei Cholesterin- und Fettstoffwechselproblemen und bei Übergewicht geraten. Statt verschiedener, für jede Stoffwechselstörung spezifizierter Diäten wird nun eine gesundheitsorientierte Ernährungsform medizinisch präferiert. Die vollwertige Normalkost soll, wie die Bezeichnung bereits andeutet, allgemein verbindlich für Gesunde wie für Kranke sein. Damit nähert sich das heutige medizinische Diätwissen wieder an die antike Diätetik an, weil Prävention in den Vordergrund gerückt ist und eine bestimmte Ernährungs- und Lebensform verbindlich gemacht wird. Die konzeptionelle Enge oder Weite von Diäten hängt somit vom medizinischen Gesundheitsverständnis ab und davon, ob die Aufgabe der Medizin nur darin gesehen wird, Krankheiten zu heilen, oder ob sie auch Gesundheit fördern soll.

Die zweite Gruppe - die reglementierten Ernährungsstile - plädieren offen oder verdeckt für ein holistisches Lebens- und Gesundheitskonzept, da sie davon ausgehen, daß körperlicher Status, psychische Befindlichkeit und soziale Qualitäten sich gegenseitig beeinflußen. Dementsprechend machen sie nicht nur Vorschriften für die Ernährung, sondern beinahe für die gesamte individuelle Lebensführung und solche Lebensbereiche, die nicht verbindlich gesellschaftlich normiert sind. Diese umfassende Perspektive deutet bereits darauf hin, daß diese Ernährungsstile Ähnlichkeiten mit der antiken Diätetik aufweisen: nicht inhaltlich, wie sie den Zusammenhang von Nahrung und Wohlbefinden erklären und darauf einwirken wollen, aber bezüglich der sozialen Wirkungsweise. Für die antike Diätetik wurde am Beispiel des Vegetarismus der Pythagoreer darauf hingewiesen, daß Ernährungswissen und -stile als Mittel eingesetzt werden können, soziale Distanzen hervorzuheben und herzustellen. Dies trifft ähnlich für die heutigen „Opponenten" gegen die etablierte Ernährungswissenschaft zu. Warum besitzen sie diese soziale Wirkung?

Im allgemeinen sind Essen und die alltägliche Lebensführung durch soziale und kulturelle Üblichkeiten und Alltagsroutinen geprägt, die gewohnheitsmäßig und eher unbewußt denn reflektiert oder rational begründet vollzogen werden. Reglementierte Ernährungsstile, auch medizinisch veranlaßte Diäten dagegen enthalten praktische Anleitungen für eine überlegte und prinzipienorientierte Gestaltung der Ernährung und Lebensführung. Mehrheitlich basieren sie auf Wissen oder Annahmen über körperliche Prozesse, psychische Befindlichkeiten und teilweise über soziale und kulturelle Zusammenhänge. Sie gründen beispielsweise auf naturwissenschaftlich fundierten medizinischen Erkenntnissen, homöopathischen Erfahrungen oder weltanschaulichem und religiösem Wissen. Dies bedeutet, daß sie an die Stelle von Alltagsorientierungen und Geschmacksvorlieben, die kulturelle Qualität besitzen, rationale, mit Wissen begründete Orientierungen setzen. Dadurch werden die Ernährung und teilweise auch die Lebensführung tendenziell rational ausgerichtet, da ihre Gestaltung an dem von dem Ernährungsstil oder der Diät angestrebten Ziel orientiert wird. Die planmäßige und bewußte Ausrichtung der Ernährung setzt somit eine Rationalisierung in Gang.

Diese hat soziale Folgen, die über die reglementierten Lebensgebiete hinausgreifen. Denn um einen bestimmten Ernährungsstil zu praktizieren, muß man sich von dem in seinem sozialen Umfeld üblichen distanzieren und sich anders ernähren als sozial erwartet. Die „gemeinsame Tafel wird verlassen" und eine Ernährung praktiziert, die sich von der gewohnheitsmäßigen abhebt und diese aus gesundheitlichen, ästhetischen, ethischen oder anderen Gründen verwirft. Gerade weil dadurch ein Lebensbereich umgestaltet wird, dessen jeweils spezifische kulturelle Gestaltung dazu genutzt wird, Gemeinschaftsbewußtsein herzustellen und soziale Zugehörigkeit auszudrücken, führen „alternative" Ernährungsstile und Diäten tendenziell aus dem angestammten sozialen Umfeld heraus. Die Intensität, mit der dies geschieht, sowie die Begründungen dafür sind unterschiedlich und die sozialen Konsequenzen dementsprechend ebenfalls.

Zwingen medizinische Notwendigkeiten dazu, Diät zu halten, resultiert daraus kaum eine soziale Distanz. Liegt jedoch eine persönliche Entscheidung für einen alternativen Ernährungsstil vor, kann dies eine große soziale Distanz demonstrieren und auch tatsächlich schaffen. Oft ist gerade die Herstellung sozialer Distanz ein Motiv, den bisherigen Eßstil aufzugegeben.

Neben sozialer Distanzierung besitzen Ernährungsstile weitere soziale Eigenschaften, die nicht unmittelbar aus der Umorientierung des Essens resultieren. Sie ergeben sich daraus, daß Ernährungsstile nicht nur praktische Anleitungen beinhalten, sondern daß diese Vorschriften mit Wissen begründet und häufig zusätzlich moralisch gerechtfertigt werden. Damit werten sie gleichzeitig die kulturell und sozial üblichen Eßpraktiken moralisch ab. Diesen werfen sie Maßlosigkeit, Unersättlichkeit und Grenzenlosigkeit vor. Die moralische Bedeutung der Mehrzahl der Ernährungsstile wird darin gesehen, daß sie gesellschaftlich positiv bewertete Verhaltensweisen, z.B. Mäßigung, Entbehrungsfähigkeit und Selbstkontrolle, fördern. Diese moralische Wertung strahlt auf Personen ab, die sie praktizieren. Denn mehrheitlich wird ein solcher Ernährungsstil als Indiz dafür angesehen, daß diese Personen ihre ganze Lebensführung systematisch und selbstbeherrscht gestalten und dies insbesondere für ihre Arbeits- und Leistungsbereitschaft zutrifft.

Einen reglementierten Ernährungsstil konsequent zu praktizieren kann deshalb auch als Mittel zur sozialen Positionierung genutzt werden, da damit einerseits soziale Zugehörigkeit zu einer bestimmten Art der Lebensführung angezeigt wird und andererseits soziale Abgrenzung betrieben werden kann. Medizinische Diäten eignen sich weniger zu einem solchen sozialen Gebrauch. Für alternative Ernährungsstile, die Durchführung eines konsequent gesundheitsorientierten Lebensstils lassen sich derartige soziale Gebrauchsweisen nachweisen. Am deutlichsten durch die Tatsache, daß es sich um ein schichten- und geschlechtsspezifisches Phänomen handelt, das vornehmlich bei Mittelschichtangehörigen und bei Frauen anzutreffen ist.

Diese sozialstrukturellen Differenzen können nicht unmittelbar von den Ernährungsstilen oder den Diäten hergeleitet werden, denn sie sind Ausdruck sozialer Ungleichheiten. Um sie zu verstehen, ist die Frage zu stellen, ob und wodurch systematisch-konsequente Ernährungs- und Lebensführungsstile soziale Ungleichheiten reproduzieren und vielleicht sogar produzieren. Dazu sind hier nur einige Anmerkungen möglich. Unter diesem Aspekt betrachtet transportieren Ernährungsstile kulturelles Wissen und kulturelle Techniken darüber, wie eine als sozial überlegen angesehene Lebensführung praktiziert werden kann. Im Sinne von Bourdieu können diese Qualitäten in kulturelles Kapital transformiert werden, das zur Produktion und Reproduktion sozialer Unterschiede dient (Bourdieu 1983; 1984). Dieses kulturelle Kapital ist dem typisch mittelschichtigen Lebensstil strukturell ähnlich, und gleichzeitig weist es eine möglichst große Distanz gegenüber dem als proletarisch und unterschichtig wahrgenommenen Lebensstil auf. Dies erklärt, weshalb soziale Aufsteiger, wie neue Mittelschichtsangehörige, signifikant häufiger einen reflektierten und bewußten Ernährungsstil übernehmen als andere soziale Gruppen. Mit dieser Übernahme wollen sie u.a ihren ökonomischen Aufstieg kulturell absichern. Und bezogen auf Frauen - sie stellen die soziale Gruppe dar, die Ende des 20. Jahrhunderts ihren sozialen Aufstieg gesellschaftlich durchzusetzen versucht - könnte man vermuten, daß neben einem anderen Körperbewußtsein, das zumeist genannt wird, um zu erklären, weshalb wesentlich mehr Frauen denn Männer einen konsequenten Ernährungsstil praktizieren, ein Grund die Suche nach einem eigenständigen, kulturell geachteten Lebensstil ist.

Ein zweiter Aspekt kommt jedoch bei der heutigen „Ernährungsopposition" hinzu. Der Anlaß, ausgerechnet seine Ernährung streng zu reglementieren, ist nicht oder nur selten eine Krankheit oder Unwohlsein. Meist ist ein anderes Motiv entscheidender. Ernährungsstile reduzieren die vielfältigen, teils widersprüchlichen Möglichkeiten und Aufforderungen, sich gesund zu ernähren. Im Vergleich zu den sich widersprechenden und stetig wechselnden ernährungswissenschaftlichen Empfehlungen stellen die alternativen Ernährungsstile eindeutige Regeln auf. Damit tragen sie dazu bei, Verunsicherungen und Risiken zu bewältigen.[33] Wer sich entschlossen hat, einen „alternativen Ernährungsstil" zu praktizieren, ist davon überzeugt, daß nur diese Ernährung die einzig „richtige" ist. Fragen danach, was man heute überhaupt noch essen kann, welche Lebensmittel gesund oder welche ökologisch vertretbar sind, sind beantwortet, und damit ist das Vertrauen in die alltägliche Ernährung wiederhergestellt. Wer also *seinen* Ernährungsstil gefunden hat, der ist nicht mehr verunsichert oder läßt sich nicht verunsichern; es sei denn, die Voraussetzungen für seine Entscheidung stellen sich als falsch heraus.

Ein Mittel, auf individueller Ebene Risiken und Verunsicherungen beim Essen zu reduzieren, ist somit, einen streng reglementierten Ernährungsstil anzunehmen. Diese Methode, Unsicherheit zu verringern und mit Risiken umzugehen, ist sozial unterschiedlich verteilt. Mittelschichten und Frauen, die häufiger als andere alternative Ernährungsstile übernehmen oder Diäten praktizieren, um ihre Gesundheit zu fördern, sind vermutlich eher als andere soziale Gruppen in der Lage, ihre Unsicherheiten auf dem Gebiet der Ernährung durch eine streng reglementierte Kost zu bewältigen. Dabei ist jedoch zu prüfen, ob diese besser ausgebildete Fähigkeit eine Reaktion auf eine größere Verunsicherung und ein höheres Maß an Risikowahrnehmung ist, oder ob die Unsicherheit über die „richtige" Ernährung sozial gleichermaßen verteilt ist, aber Mittelschichten aufgrund ihrer ausgeprägteren Wissensorientierung es leichter haben, auf personaler Ebene Strategien gegen diese Angst zu entwickeln.

---

33 Verunsicherungen resultieren aus Unsicherheiten. Diese bestehen, wenn Wahrscheinlichkeiten von Handlungsfolgen bekannt sind, diese aber nicht exakt prognostizierbar sind. Von Risiken wird gesprochen, wenn die Wahrscheinlichkeit von Folgen und Nebenfolgen mehr oder weniger genau kalkuliert werden können (vgl. Luhmann 1991). Näheres s. Kap. 9.3.

3.3 Die naturwissenschaftlich-physiologische Ernährungsforschung

Seit dem 19. Jahrhundert wird über Ernährung hauptsächlich naturwissenschaftlich geforscht. Zunächst sahen die sich als wissenschaftlich verstehenden Ernährungslehren in der Chemie die adäquate Betrachtung des Ernährungsprozesses. In der zweiten Hälfte des 19. Jahrhunderts wurde die Physik, insbesondere die Thermodynamik, zur wichtigen Bezugsdisziplin, weil nunmehr der Energiegehalt der Nahrung interessierte. Die naturwissenschaftliche Betrachtung erklärte Ernährung zu einem ausschließlich natürlich geregelten Prozeß, dessen entscheidende Vorgänge körperintern, sprich physiologisch ablaufen. Nicht mehr das diätetische Anliegen, wie das Wohlbefinden wiedergewonnen oder gesteigert werden kann, sondern die Frage, wieviel Nahrung nötig ist, um die körperlichen Prozesse in Gang zu halten, beschäftigte nun die Ernährungsexperten. In der Mehrzahl handelte es sich um Physiologen, Biologen und Mediziner - also um Naturwissenschaftler; Angehörige anderer wissenschaftlicher Disziplinen galten als wenig kompetent. Zum Ziel ihrer Forschung machten die „neuen Ernährungswissenschaftler", „wirkliche" und „eingebildete Ansprüche" voneinander zu scheiden und exakte, d.h. physiologisch hergeleitete Richtwerte für eine bedürfnisgerechte Nahrung anzugeben.

Dieser im Vergleich zu den früheren Ernährungslehren verkleinerte Anspruch entsprach dem neuen Denkstil innerhalb der aufsteigenden Naturwissenschaften. Allerdings resultierte die Verengung des Forschungsziels weniger aus der Umorientierung des Ernährungswissens als vielmehr aus sozialen und politischen Veränderungen, die die gesellschaftliche Verteilung der Nahrung zum politischen Gegenstand machten. Zwei Aspekte sind dabei besonders hervorzuheben:

1. Mit der Herausbildung von Nationalstaaten war die Subsistenzpflicht - die Vorsorgung mit genügender Nahrung in Notzeiten - von den feudalen Obrigkeiten auf den Staat übergegangen. Die Anerkennung des Nationalstaates, seine Legitimation, hing wesentlich davon ab, ob es ihm gelänge, dieser Pflicht nachzukommen. „Die Nahrungsfrage", so Virchow in seiner Schrift „Über Nahrungs- und Genußmittel" (1872), ist „die erste und wichtigste", weil die „durch sie hervorgerufene Arbeit die Grundlage für die Existenz von Staat und Gesellschaft darstellt" (Virchow 1872, S. 6). Die politische Umsturzgefahr steigt, wenn die Bevölkerung hungert, darauf machte Max Rubner in den Mangeljahren nach dem ersten Weltkrieg aufmerksam (Rubner 1922, S. 13). Im politischen Bewußtsein und auch in der naturwissenschaftlichen Nahrungsforschung war spätestens nach den Hungerunruhen Ende des 18. und Anfang des 19. Jahrhunderts stets präsent, daß die Subsistenzpflicht auf den Staat übergegangen war. Das staatliche Interesse an der

Nahrungsforschung war dementsprechend, den gesellschaftlichen Konflikt um ausreichende Nahrung zu entschärfen.[34]

2. Die staatliche Subsistenzpflicht bezog sich mehr oder weniger auf außergewöhnliche Nahrungskrisen, beispielsweise in Kriegszeiten. Tagtäglich stellte sich jedoch sehr konfliktreich die Frage, ob mit dem geringen Einkommen der Proletarier eine genügende Nahrungsversorgung überhaupt möglich sei. Die „Magenfrage" war Teil der übergeordneten „sozialen Frage". Die Ernährungsforschung sollte deshalb die Frage beantworten: Wieviel braucht ein Arbeiter, um sich und seine Familie zu ernähren? Diese Frage war von großer sozialpolitischer Relevanz, zumal sich die Überzeugung durchsetzte, daß eine ausreichend ernährte Arbeiterschaft produktiver sei als eine unterernährte und für revolutionäre Ziele weniger ansprechbar. Durch die Ermittlung von „Kostsätzen" - also präzisen Ernährungsempfehlungen -, die in Mindesteinkommen umgerechnet wurden, erhoffte man sich eine Entspannung des „Kampfes um die Nahrung".

Die im 19. Jahrhundert beginnende systematische naturwissenschaftliche Erforschung der Ernährung war somit darauf ausgerichtet, Ernährungsprobleme zu untersuchen, von denen ein großer Teil der Bevölkerung betroffen war, beispielsweise die Mangelernährung der Proletarier. Damit wurde im Vergleich zum diätetischen Ernährungswissen nicht mehr das Wohlbefinden und die Lebensführung des Einzelnen zum Ansatzpunkt der praktischen Umsetzung gemacht, sondern die gesellschaftliche Verteilung der Nahrung rückte ins Zentrum. Auch die antike Diätetik und die heutigen alternativen Ernährungsstile haben eine gesellschaftliche Perspektive; allerdings eine, die über das Individuum vermittelt ist. Diese besteht darin: Wenn jeder Einzelne seine Ernährung, seine Lebensführung an diätetischen Regeln orientiert, was seine persönliche Entscheidung voraussetzt, dann hätte dies positive gesellschaftliche Auswirkungen. Im Gegensatz dazu war das naturwissenschaftliche Ernährungswissen des 19. Jahrhunderts so zugeschnitten, daß es unmittelbar auf gesellschaftliche Veränderungen zielte. Am deutlichsten wird dies daran, daß es Grundlage speziellen politischen Handelns, der Ernährungspolitik, wurde.[35] Man kann deshalb von einer Vergesellschaftung der Ernährung sprechen. Diese Vergesellschaftung fand nicht entlang des umfassenden Begriffes Wohlbefinden statt, sondern orientierte sich an den Zwecken körperliche Reproduktion und Erhaltung der Arbeitskraft und war damit darauf reduziert, den zentralen Vergesellschaftungsmechanismus moderner kapitalistischer Gesellschaften: die Erwerbsarbeit, zu unterstützen.

34 Weitere staatlich-administrative Impulse, Ernährung wissenschaftlich zu erforschen, ergaben sich aus dem militärischen Ziel, die Lebensmittelversorgung der Soldaten bei Massenkriegen im Feindesland sicherzustellen. Dazu sollten neue Techniken, Lebensmittel zu produzieren, und eine nach wissenschaftlichen Prinzipien ausgerichtete Armeeversorgung entwickelt werden.

35 Ausführlich in Kap. 8.

3.3.1 Was ist die Quelle der Muskelkraft? Über die Entdeckung der Nahrungskalorie

Muskelkraft entsteht aus Nahrungskalorien. „Entdeckt" wurde dies in den 60er Jahren des 19. Jahrhunderts.[36] Dem ging ein langer wissenschaftsinterner Streit voraus, der hier kurz rekonstruiert wird, weil er exemplarisch zeigt, wie Enährungswissen zur Grundlage ernährungspolitischer Maßnahmen wurde. Weiterhin kann an diesem Beispiel der wissenschaftliche Denkstil der Ernährungsforschung deutlich werden.

Drehpunkt der Ernährungsforschung in der Mitte des 19. Jahrhunderts, auch auf dem Gebiet der Muskelkraftgewinnung, waren die Arbeiten von Justus Liebig. Liebig meinte, daß Kraftausübung Muskeleiweiß verbrauche und deshalb die „mechanische Apparatur der Krafterzeugung und Kraftäußerung" verringere (Liebig 1877, S. 251). Diese müsse durch die tägliche Zufuhr von Nahrungseiweiß, die nicht geringer sein dürfe als die durch Arbeit verbrauchte Menge, ersetzt werden. Die Erklärung entsprach der Theorie der Lebenskraft, der Liebig anhing. Diese Theorie behauptete, daß die Ursache aller vitalen Eigenschaften eine spezielle Lebenskraft ist, über die alle lebenden Organismen verfügen. Durch die Lebenskraft unterscheidet sich die belebte grundsätzlich von der unbelebten Natur, weshalb es keine Transformation von der einen in die andere gibt. Alle Prozesse, chemische ebenso wie physikalische, verlaufen bei Organismen anders als bei bloßer Materie. Die Physiologie - als Lehre vom Leben - müsse aus diesem Grund eine spezielle Physik und Chemie entwickeln.

Obwohl viele physiologische Experimente bewiesen, daß Liebigs Annahme über die Entstehung der Muskelkraft nicht dem tatsächlichen Geschehen entsprach - sie war schlicht falsch -, wurde an ihr zwanzig Jahre lang festgehalten. Erst als die Krafttheorie von Robert von Mayer rezipiert wurde, die dieser bereits 1842 in seiner Schrift „Bemerkungen über die belebten Kräfte" vorgelegt hatte - ungefähr zur gleichen Zeit wie Liebig seine Erklärung -, hatte man die Lösung des Problems gefunden, die noch heute als richtig gilt. [37] Mayer behauptete: Es gibt nur eine unzerstörbare und wandelbare Kraft, die im permanenten Austausch zwischen der toten und der lebendigen Natur zirkuliert. Zwischen unorganischen und organischen Kraftprozessen besteht deshalb keine Differenz. Kraft wird durch die Verbrennung von Kalorien gewonnen, gleichgültig, ob sie im Muskel entsteht oder unmittelbar aus Nahrungsmitteln gewonnen wird.[38] Nachdrücklich griff er Liebigs Lebenskraftbegriff an: „Bei Liebig

36 Eine Geschichte oder eine umfassende wissenschaftssoziologische Aufarbeitung der Ernährungsforschung gibt es nicht. Erschienen sind „Entdeckungsgeschichten" (McCollum 1957, Lieben 1935, Mani 1976), in denen jedoch der soziale Kontext nicht thematisiert und eine „wissenschaftliche Eigenlogik" unterstellt wird.

37 Heute wird allerdings diese Erklärung unter Anwendung des Energieerhaltungsgesetzes abstrakter formuliert.

38 Dies waren die wichtigsten Ideen des Energieerhaltungsgesetzes. Es löste in der Physik, aber auch in den angewandten Wissenschaften grundlegende Veränderungen des Denkstils aus. Th. Kuhn macht darauf aufmerksam, daß zwölf Wissenschaftler

findet man nichts als ein Hypothesenkonglomerat über die Lebenskraft, aus dem die Wissenschaft nichts machen kann.“ (Mayer 1889, S. 87)

Warum man so lange zögerte, die Krafttheorie bzw. das Energieerhaltungsgesetz anzuwenden, soll in diesem Zusammenhang nicht thematisiert werden, obwohl dies wissenschaftssoziologisch interessant wäre. Wahrscheinlich hing dies mit wissenschaftsinternen Interessen und der Dominanz Liebigs gegenüber jüngeren Wissenschaftlern zusammen. Entscheidend ist hier, daß damit der Ernährungs- ebenso wie der Arbeitsprozeß kalorisch berechnet und beide in eine bilanzierende Gleichung gesetzt wurden. Konkret bedeutete dies, daß Ernährung und menschliche Arbeit ausschließlich als physikalische Tatsachen betrachtet wurden.

Welche Folgen hatte die Anwendung des Energieerhaltungsgesetzes für die Gegenstandsbestimmung der Physiologie? Die Begriffe und Theorien wurden soweit abstrahiert und verallgemeinert, daß sie zur Erfassung der belebten und unbelebten Natur geeignet waren. Damit gab die Physiologie ihre ursprüngliche Zuständigkeit für ontologische Aspekte der Naturgebundenheit des Menschen auf und reduzierte ihr Interesse auf das empirische Sein natürlicher Phänomene. Die Folge war die „Entontologisierung“ der Physiologie, wie Schnädelbach herausgestellt hat. Diese „bedeutet einmal, daß sich die Physik strikt ans Gegebene hält, und gegeben sind Phänomene, die es zu beschreiben gilt. Entontologisierung bedeutet zum anderen, daß alle Wesens- und Substanzbegriffe, aber auch der Kraftbegriff aus der Wissenschaft eliminiert werden und nur noch solche Begriffe Verwendung finden, mit denen sich funktionale Zusammenhänge zwischen dem Gegebenen ausdrücken lassen.“ (Schnädelbach 1983, S. 112)

Es verwundert deshalb auch nicht, daß Mayer, aber nicht nur er, sondern eine Reihe seiner Kollegen, den Prozeß der menschlichen Kraftgewinnung in Analogie zur Dampfmaschine veranschaulichte: Der Muskel funktioniert wie eine Dampfmaschine; er wandelt Kraft um, bringt sie aber nicht selbst hervor (Mayer 1889, S. 73). Die Dampfmaschine, die zur damaligen Zeit rationellste Technik der Kraftgewinnung, diente als Modell dafür, den menschlichen Ernährungs- und Arbeitsprozeß zu optimieren - der Mensch wurde als „Kalorienverbrennungsmaschine“ (Teuteberg) betrachtet. Die Physikalisierung der Ernährung, die ihre Quantifizierung bedeutete, ermöglichte es, die zeitgenössische Ökonomisierung aller Tätigkeiten und Lebensäußerungen auch auf dieses Lebensgebiet zu übertragen. So behauptete beispielsweise Max Rubner, einer der wichtigsten Nahrungsforscher der damaligen Zeit, daß alle Organismen „nach dem Prinzip des ökonomischen Kraftverbrauchs verfahren“ würden (Rubner 1885, S. 251).

---

innerhalb einer kurzen Zeitspanne wesentliche Teile des Energieerhaltungsgesetzes formulierten (Kuhn 1988). Ich beziehe mich jedoch hier nur auf R. v. Mayer, da er sich ausdrücklich für den Ernährungsprozeß interessierte (1889).

Der Erfolg der Physiologie basierte darauf, daß diese sich auf die Frage beschränkte: „Was macht die Natur aus dem Menschen?“. Zu der Frage: „Was ist der Mensch?“ konnten die Naturwissenschaften jedenfalls nichts mehr sagen. Sie stellte sich wissenschaftlich nun völlig neu und wurde „von den Sozialwissenschaften monopolisiert“ (Schnädelbach 1983, S. 266). Einen Zusammenhang zwischen den einzelnen menschlichen Sphären herzustellen wurde auch hier nicht versucht, da die Basis der sozialwissenschaftlichen Zuständigkeit gerade dort griff, wo die anthropologische Frage so beantwortet wurde, daß von einer scharfen Abgrenzung und Differenzierung der einzelnen menschlichen Bereiche ausgegangen wurde. Auf das Auseinandertreten der beiden Bereiche zu reagieren und ein gemeinsames Fundament zu formulieren war das Anliegen der „Philosophische Anthropologie“. Als „neue Disziplin“ siedelte sie sich genau „im Überschneidungsbereich zweier herkömmlicher Wisssenschaften“ - den Natur- und philosophischen bzw. Sozialwissenschaften - an (Schnädelbach 1983, S. 269). Weil sie eine Brücke zwischen den beiden wissenschaftlich ausdifferenzierten Bereichen schlug, wurde sie im vorangegangenen Kapitel genutzt, um das Verhältnis von Natur und Kultur beim Essen zu bestimmen.

Das Energieerhaltungsgesetz löste aber nicht nur innerhalb der Naturwissenschaften eine grundlegende Umwälzung des Denkstils aus. Es schuf zudem die Voraussetzungen dafür, physiologische und ökonomische Phänomene mit denselben Methoden und Theorien zu erfaßen und dabei ihre spezifischen Eigenarten zu ignorieren. Die Rezeption des Energieerhaltungesetzes beschränkte sich aber nicht nur auf quantifizierbare Prozesse. Es wurde zu einer neuen Weltanschauung, wie Max Weber in seinem Aufsatz „‘Energetische’ Kulturtheorien“ spöttelte (1909, zitiert nach 1988a). Alle Denkobjekte, soziale ebenso wie kulturelle, wurden der vereinfachenden „Denkökonomie“ dieses naturwissenschaftlichen Erklärungsmodelles unterworfen. Dies führte zur „Umstülpung des ‘Weltbildes’ einer Disziplin in eine ‘Weltanschauung’“ (Weber 1988a, S. 401). Energetische Formeln und die naturwissenschaftlich üblichen Maßeinheiten wurden zu Instrumenten, um die „Ökonomisierung“ gesellschaftlicher Zusammenhänge durchzusetzen. Die „energetischen“ Kultur- und Gesellschaftstheorien gingen soweit, Werturteile in mathematische Gleichungen umzuformulieren, um sie damit als naturgesetzliche Tatsachen zu verbrämen. Dies traf selbstverständlich auch für die Ernährungsforschung zu, die Kalorienberechnungen in „Kostsätze“ - also Mindeststandards für die Ernährung - übertrug und damit soziale Standards setzte, diese aber als ausschließlich naturwissenschaftlich hergeleitet ausgab.

3.3.2 Was braucht ein „mittlerer Arbeiter“? Kostsätze und Mindesteinkommen

„Eine streng wissenschaftliche Diätetik ist bis jetzt noch unmöglich“, faßt Virchow 1872 die Ergebnisse der Nahrungsforschung zusammen. Dies hinderte jedoch seine Kollegen keineswegs, Kostsätze für die Mindestversorgung festzulegen. Bereits Carl Voit, ein Schüler von Liebig, rechnete dessen Eiweißthese in Kostsätze um, obwohl er wußte, daß die Theorie, auf die er sich berief, nicht stimmte. Am bekanntesten wurde Voits Kostsatz für den „mittleren Arbeiter", der pro Tag 144 g Eiweiß essen müsse. Dieser Wert wurde, wie die Überprüfung der öffentlichen Anstalten zeigte, selten erreicht (Voit 1876). Was erwartbar war, weil ein so hoher Wert nur durch Fleisch hätte gedeckt werden können.

Voits Kostsätze forderten für einen körperlich Arbeitenden einen wesentlich höheren Eiweißgehalt - sprich mehr Fleisch - als für die „freien Berufe", z.B. Ärzte und Rechtsanwälte. Diese physiologische Forderung widersprach jedoch der sozial differenzierten Verteilung von Nahrung, die sich gerade auf den Fleischkonsum auswirkte. Nur die höheren sozialen Klassen und Schichten konnten sich so viel Fleisch zubereiten, wie sie es wünschten. Kennzeichen der Küchen unterer sozialer Lagen war es, sich kein oder nur selten Fleisch leisten zu können. Voit verlangte somit, die ungleiche Verteilung der Nahrung - die kulinarische Hierarchie - genau umzudrehen. Eine solche Umkehr, die eine Loslösung der kulinarischen Stufenleiter von sozialer Ungleichheit bedeutet hätte, wäre historisch nicht ohne gesellschaftliche - und zwar revolutionäre - Folgen möglich gewesen. Es wundert deshalb nicht, daß Voits Kostsätze insgesamt ohne ernährungspolitischen Widerhall blieben.

Die kalorische Vermessung von Nahrung und Arbeit entsprach dagegen eher den staatlichen Interessen, weil es nun als wissenschaftlich bewiesen galt, daß sogar eine möglichst preiswerte Nahrung körperlich genügen konnte. Die kalorische Berechnung kalkulierte die Kostsätze einzig nach dem notwendigen Kaloriengehalt, spezifiziert nach der Arbeitsleistung und dem Preis. Zufrieden schrieb Max Rubner, der erfolgreich Kostsätze aufgestellt hatte:

> „Die Größe des Kraftwechsels ließ nunmehr eine Gliederung der Kostsätze nach verschiedenen Arbeitsleistungen zu" (Rubner 1914, S. 14).

Die Festlegung von Kostsätzen, die nur Arbeitskraft und Preis berücksichtigten, kann als Zweckrationalisierung begriffen werden, weil die sozialen, psychischen oder kulturellen Qualitäten als „überflüssig" oder irrational zurückgedrängt wurden. Kulturelle und soziale Speisenbewertungen wurden zu individuellen Vorlieben degradiert, die zwar Lust und Genuß vermitteln könnten, aber keineswegs physisch notwendig seien. Dies galt besonders für sozial umkämpfte Speisen wie Fleisch und die sogenannten Genußmittel. Weiterhin folgte aus der physiologischen Bestimmung des Nährstoffbedarfes, daß Hunger als bloß subjektives Gefühl bewertet wurde, welches eine individuelle Befindlichkeit abbildet, die keine physiologische Bedeutung hat und sich damit außerhalb wissenschaftlicher Zuständigkeit befindet. Der Hungrige hätte seine Empfindung zugunsten der Objektivität des Kalorienbedarfes zur Disposition zu stellen.[39] Die Physiologen förderten damit - vielleicht unbeabsichtigt - die Trennung in eine körperliche und in eine psycho-soziale Sphäre, indem sie behaupteten, daß das Hungergefühl körperlich trügerisch sei.

Das Interesse, eine „physikalisch-bilanzierende Ernährungsrationalität" zu etablieren, richtete sich gegen den sozialen Kampf nach einer besseren Ernährung, der als kalorisch unberechtigt abgeschmettert wurde. Diesem setzte man nun „wissenschaftlich abgesicherte" Kostsätze entgegen. Dies betraf insbesondere das teuerste und begehrteste Lebensmittel - das Fleisch -, das als physiologisch relativ bedeutungslos für körperliche Arbeit bewertet wurde. Mit den Kostsätzen gelang es den Nahrungsforschern, ihre Ergebnisse in die Sozialpolitik einzuführen und den Begriff einer „bedarfsgerechten Ernährung" zu etablieren, der die Grundlage staatlicher Maßnahmen zur Sicherung des Existenzminimums wurde. An vier Beispielen kann die Transformation naturwissenschaftlicher Fakten in soziale Standards veranschaulicht werden:

1. Es wurden Haushaltsbudgets insbesondere der Familien von Industriearbeitern empirisch untersucht, um zu kontrollieren, ob diese Haushalte ihr Geld „rationell" nach den Kriterien der Kostsätze ausgaben. Mit dieser Vorgehensweise verlagerte man die Gründe für die Mangelernährung und Armut der proletarischen Haushalte von ihren Ursachen, den schlechten Arbeitsbedingungen und der materiellen Not, auf die Konsumseite. Und man kam zu dem Schluß, die Haushalte würden falsch konsumieren. Würden sie die Ergebnisse der Nahrungsforschung auf ihre Lebenssituation übertragen, wären sie ausreichend ernährt. Wortwörtlich:

   „Der Arbeiter kann bei rationeller Wahl seiner Nahrungsmittel ganz erhebliche Ersparnisse machen, welche es ihm nicht nur ermöglichen, ohne fremde Hilfe auszukommen, sondern auch noch einen Notgroschen zurückzulegen." Die Arbeiterfamilien können sich nicht satt essen, weil sie „unrationell wirtschaften". Sie kaufen „unvorteilhafte Speisen", weil die dort enthaltenen Nährstoffe billiger zu haben sind. Lohnerhöhungen würden durch dieses unrationelle Wirtschaften sofort wieder verschlungen, ohne die Nährstoffversorgung zu verbessern (Rademann o.J., S. 5).

   Diese Argumentation entpolitisierte die sozialen Probleme und individualisierte die Verantwortung für Hunger- und Mangelernährung.

---

39 So schrieb Voit, „dass man sich in der Kost auch bei freier Wahl nicht allein dem Gefühl überlassen darf, und dass dabei viele grobe Fehler begangen werden" (Voit 1876, S. 3). Die Objektivierung dessen, was der Körper an Nahrung braucht, um seine Arbeitsfähigkeit zu reproduzieren, setzte voraus, daß zumindest im wissenschaftlichen Diskurs das Hungergefühl als Anzeiger für Nahrungsbedarf als unzulänglich disqualifiziert wurde. Damit entwand man den Nahrungsbedarf der psychischen Sphäre individueller Befindlichkeit und versuchte, allgemein verbindliche Normen (Kostsätze) zu etablieren, die auf dem Niveau sozialer Regelungen an den Esser zurückgegeben wurden.

2. Die Kostsätze bildeten, da sie Auskunft über die finanziell notwendigen Ausgaben für eine physisch genügende Nahrung gaben, die rechnerische Grundlage für die sozialpolitische Festlegung des Mindesteinkommens. Das Motto dabei war: „Wer ... sparsam und billig leben will, der darf sich nur solche Speisen aussuchen, welche für den billigsten Preis die meisten Nährstoffe enthalten und welche bei den gesteigerten Ansprüchen die äußerste Anspannung aller geistigen und körperlichen Kräfte gestatten.“ (Rademann o.J., S. 5)

3. Sie wurden weiterhin dazu verwandt, die Ernährung in öffentlichen (Zwangs)anstalten, z.B. Gefängnissen, Heimen und beim Militär, zu überprüfen und „rationelle“, d.h. möglichst preiswerte Speisepläne aufzustellen. Die Ernährungsforscher waren sich einig, daß es sich dabei um „die nationalökonomisch wichtigsten Fragen handelt“, es aber doch „aller Ausdauer und Energie“ bedürfe, um die „Aufmerksamkeit der Verwaltungen der Gefängnisse, der Versorgungsanstalten, des Militärs etc.“ darauf zu lenken (Bowie 1879, S. 483). Bei der Ernährung größerer Gruppen könne nur ein grober Mittelwert für die einzelnen Nährstoffe angegeben werden. Es war üblich, diesen so zu bestimmen, „dass robustere Menschen dabei eben noch zu bestehen vermögen; kleinere mögen dann einen geringen Ueberschuss verzehren oder das Plus unberührt lassen“ (Bowie 1879, S. 460).

4. Die Ausgabe von Lebensmittelkarten in Kriegs- und Notzeiten erfolgte auf der Basis dieses ernährungsphysiologischen Wissens - zum ersten Mal während des ersten Weltkrieges. Das Amt für Kriegsernährungswirtschaft setzte eine Zwangsbewirtschaftung durch, erklärte sich nach und nach für die gesamte Lebensmittelversorgung zuständig und gab Lebensmittelkarten aus, um die vorhandenen Vorräte „möglichst gerecht zu verteilen“. Durch die staatliche Reglementierung - so die Legitimation dieser Vorgehensweise - sollte der Nahrungsmangel von allen Teilen der Bevölkerung in gleichem Maße getragen werden. „Jeder Deutsche, ob arm oder reich, Arbeiter, Beamter oder Gewerbetreibender, hat nur Anspruch auf die ihm zugewiesene Menge dieser Hauptnahrungsmittel; niemand darf mehr erhalten als die festgesetzte Menge“, hieß es im Tätigkeitsbericht des Amtes für Kriegsernährungswirtschaft von 1917 (Kriegsernährungsamt 1917, S. 35). „Daß der Nahrungsmangel von allen Teilen der Bevölkerung in gleichem Maße getragen wurde, konnte zu keinem Zeitpunkt des Krieges erreicht werden“ (Roerkohl 1987, S. 370). Der Schwarzmarkt blühte, auf dem sich diejenigen, die über genügend Ressourcen verfügten, reichlich eindeckten.

Diese vier Beispiele der sozialen Standardisierung der Mindesternährung zeigen, daß die praktische Umsetzung des physiologischen Ernährungswissens in politische Dimensionen hineinreichte. Auch das diätetische Ernährungswissen besaß politische Qualitäten, indem es Richtwerte für eine gerechte Nahrungszuteilung angab. Beide Ernährungslehren setzten somit soziale Standards; jedoch waren ihre Kriterien sehr unterschiedlich. Beispielsweise die für eine gerechte Zuteilung von Nahrung: In der Diätetik wurde ein Parallelismus von natürlicher und sozialer Ordnung angenommen; die naturwissenschaftliche Ernährungslehre betrachtete beide Dimensionen strikt getrennt. Allerdings, und dies ist bemerkenswert, war die soziale Wirkungsweise bei beiden gleich. Sie garantierten Mindeststandards, und beide rechtfertigten die sozial ungleiche Verteilung von Nahrung: die Diätetik, weil nur dadurch die gesellschaftliche Harmonie gesichert werden könne, und das neuere Ernährungswissen, weil eine bessere und wohlschmeckendere Nahrung unnötig und überflüssig sei. Ein weiterer Unterschied ist, daß die Diätetik sich um die positive Wirkung auf das Wohlbefinden kümmerte, während die naturwissenschaftliche Ernährungsforschung sich nur für den Zusammenhang von Verdauung und körperlicher Reproduktion interessierte.[40]

3.4 Wissenschaftliche Lehren von der „gesunden Ernährung"

Welche wichtigen Veränderungen gab es im 20. Jahrhundert? Durch die „Entdeckung" der Vitamine zu Beginn des 20. Jahrhunderts wurde die physikalische Ernährungsphysiologie relativiert, weil die Vitaminforschung zeigte, daß die stoffliche Zusammensetzung der Nahrung keineswegs so beliebig ist, wie die Kalorienforschung erhofft hatte. Die intensivierte chemische Analyse des Ernährungsprozesses bewirkte, daß Nahrungsmittel nicht mehr nur als Energieträger betrachtet und verstärkt Kriterien für eine physiologische Bewertung der Nährstoffzusammensetzung entwickelt wurden. Ernährung wurde damit nicht mehr nur quantitativ, sondern nun vermehrt qualitativ untersucht.

Trotz dieser erweiterten naturwissenschaftlichen Perspektive sah die Nahrungsforschung noch immer die Verdauung als den zentralen Mechanismus des Ernährungsprozesses an. So wurden nicht die gegessenen Lebensmittel analysiert, um eine naturwissenschaftlich „richtige" Ernährungsweise zu identifizieren, sondern nur die verdauten, also vom Körper aufgenommenen Nahrungsbestandteile galten als essentiell und die ausgeschiedenen als überflüssig. Diese Qualifizierung entsprach der naturwissenschaftlichen Intention, den Ernährungsprozeß zu rationalisieren und zu effektivieren.

Seit der Mitte des 20. Jahrhunderts ist die Ernährungswissenschaft (Ökotrophologie) eine eigenständige wissenschaftliche Disziplin. Es wurden beispielsweise Studiengänge und Lehrstühle eingerichtet, wissenschaftliche Organisationen und Zeitschriften gegründet. Dies geschah unter völlig anderen Vorzeichen als zu Beginn der naturwissenschaftlichen Nahrungsforschung. Denn nicht mehr Mangelernährung und Untergewicht, sondern verstärkt Übergewicht und Nahrungsmittelüberfluß kennzeichneten die Ernährungssituation in den meisten industrialisierten Ländern nach dem zweiten Weltkrieg. Die Nahrungsforscher

40 „Nicht die Lebensmittel, die man ißt, sondern nur die man verdaut sind ernährungsphysiologisch bedeutungsvoll; alle anderen sind überflüssig." (Meinert 1880, S. 14)

wandten sich dementsprechend neuen Forschungsfragen zu. In den sogenannten „Überflußgesellschaften“ beschäftigten sie sich hauptsächlich mit dem Übergewicht, das sie als neues Ernährungsproblem von großer sozialer Relevanz beschrieben. Den erneuerten Anspruch, auf die Ernährung der Bevölkerung einzuwirken, begründeten sie damit, daß traditionelle Ernährungsgewohnheiten, die Übergewicht bedingen, gesundheitsschädigend seien und Krankheiten wie Karies und Diabetes beförderten. Damit dienten die Nahrungsforscher nicht mehr der sozialpolitischen Intention, eine ausreichende Ernährung zu sichern, sondern derjenigen, eine gesundheitsförderliche Ernährungsweise in allen Bevölkerungsgruppen zu verbreiten. Um dieses Ziel zu erreichen, strebte die Ernährungswissenschaft danach, traditionelle Ernährungsgewohnheiten durch eine physiologisch orientierte „Ernährungsrationalität“ zu ersetzen. In die Ernährungswissenschaft wurden deshalb, wenngleich auch nur zögerlich, verhaltenswissenschaftliche Inhalte integriert. Zwar blieb die Dominanz der Biochemie bestehen, aber die Verhaltensforschung konnte sich langsam etablieren. Das Ernährungsverhalten wurde jedoch zumeist als sozial überformtes, im übrigen aber funktional vom Hunger- und Sättigungsmechanismus reguliertes Verhalten definiert, wodurch auch in der Verhaltensforschung die naturwissenschaftliche Perspektive nicht verlassen, sondern nur relativiert wurde.[41]

Seit den 80er Jahren nähert sich die ehemals streng naturwissenschaftliche Ernährungswissenschaft wieder diätetischen Traditionen an. Sie empfiehlt nunmehr bestimmte Lebensmittel, Speisen und Zubereitungsweisen, um sich gesund zu ernähren, und nicht mehr nur Nährstoffe und Kalorien. Diese Umorientierung wurde zunächst von Nahrungsforschern betrieben, die sogenannte alternative Ernährungsformen, wie Vollwert-Ernährung und Vegetarismus, als körperlich optimale Ernährungsweise propagierten. Sie kritisierten das ausschließlich analytische Ernährungswissen und knüpften an die reformerischen Ernährungsstile an, die bereits Anfang des 20. Jahrhunderts populär waren. Kann diese veränderte ernährungswissenschaftliche Perspektive als „Rückkehr“ zu den Traditionen der Diätetik angesehen werden? Sicherlich nicht, da es sich nur um einen Schritt in diese Richtung handelt. Das analytische Ernährungswissen wird ergänzt um solches, das an das alltägliche Essen rückvermittelbar ist, weil nicht mehr überwiegend quantitative, sondern vermehrt qualitative Aspekte berücksichtigt werden. Die „optimale“ Ernährung wird immer weniger von der Mikrochemie ausgehend zusammengestellt und die Ernährungsempfehlungen sich statt dessen auf das beziehen, was Menschen tatsächlich essen: Lebensmittel und Speisen. Anstatt Kalorien, Nährstoffen und anderen chemisch bezeichneten Inhaltsstoffen geben die Vorschriften nun häufiger die Nährstoffdichte als Kriterium an, um die physische Qualität der Nahrung zu beurteilen. Praktisch heißt dies: Von hochverarbeiteten, meist industriell produzierten Nahrungsmitteln wird eher abgeraten, und weniger verarbeitete, teilweise ökologisch hergestellte Lebensmittel werden empfohlen. Allerdings werden diese Ernährungsregeln nur an den Einzelnen weitergereicht, und ihm wird die Ver-

41 S. beispielsweise die Arbeiten von Pudel/Westenhöfer (1997), Ellrott/Pudel (1997).

antwortung für eine nach heutigem Wissen „gesunde Ernährung" aufgebürdet. Denn die Ernährungspolitik beschränkt sich darauf, die Verbraucher zu beraten. Sie enthält sich jedoch weitgehend, diese Empfehlungen in der marktbezogenen Ernährungspolitik oder im Lebensmittelrecht institutionell zu verankern.[42]

Betrachtet man die Genese von Ernährungswissen, dann kann man grob zwei Herangehensweisen, die hier exemplarisch an der Tradition der Diätetik und der Entstehung der naturwissenschaftlichen Ernährungslehren vorgestellt wurden, unterscheiden:

1. Ernährungslehren, die Anleitungen dafür formulieren, wie sich der Einzelne ernähren sollte, um seine Gesundheit zu erhalten und zu fördern. Diese Anleitungen sind zu einem Ernährungsstil gebündelt, der nicht nur auf die Nahrungsaufnahme beschränkt ist, sondern auch Regeln für die Produktion, Verarbeitung und teilweise für die Verteilung der Nahrung enthält. Dahinter verbergen sich mehr oder weniger ausgearbeitete holistische Konzepte von Gesundheit und Wohlbefinden, die Ernährung als einen Prozeß begreifen, der in verschiedenste Lebensgebiete hineinreicht und der nicht auf lediglich körperliche Aspekte reduzierbar ist, sondern den Menschen in einer von ihnen unterstellten „Ganzheitlichkeit" erfaßt. Entsprechend werden Gesundheit und Wohlbefinden als komplexe Phänomene begriffen, die beinahe die gesamte Lebensführung betreffen. Bei der praktischen Umsetzung setzen sie beim Einzelnen an, der sich den empfohlenen Ernährungsstil aus Einsicht und Überzeugung aneignen soll. Die Vielheit der Einzelnen, die den angeratenen Ernährungsstil annehmen, bewirke durch ihre Masse gesellschaftliche Veränderungen, weshalb politische Steuerungen, die in Richtung der Empfehlungen zielen, überflüssig seien. Zumal diese den individuellen Handlungsspielraum, in diesem Fall die Chance, sich bewußt für einen Ernährungsstil entscheiden zu können, einschränkten. Zu dieser Art von Ernährungslehren können jene gezählt werden, die in der Tradition der Diätetik stehen, aber auch solche, die mit dem Adjektiv „alternativ" versehen sind.
2. Ernährungslehren, deren Ausgangspunkt die physiologisch erfaßten und beschreibbaren Prozesse sind und die von diesen Abläufen herleiten, wie die Ernährung zusammengesetzt sein muß, damit die körperliche Reproduktion nicht gestört oder gehemmt wird und im Idealfall optimal erfolgt. Im Zentrum dieser Lehren stehen somit die körperinternen Vorgänge, was sich auch in den verwendeten Gesundheits- und Krankheitsbegriffen widerspiegelt: Ernährungserkrankungen bestehen, wenn biologische Strukturdefekte oder physiologische Funktionsstörungen diagnostisch ermittelbar - also auf der Mikroebene analytisch nachweisbar - sind. Die Ernährungslehren enthalten für die jeweiligen körperlichen Anforderungen spezifizierte Richtwerte, die als gesellschaftliche Mindest- oder Idealstandards gemeint sind und die ernährungspolitisch garantiert werden sollen. Insofern zielt die praktische Umsetzung ebenfalls auf den Einzelnen, jedoch wird es als staatliche und gesell-

42 Zur Unterscheidung der verschiedenen ernährungspolitischen Felder s. Kap. 8.

schaftliche Aufgabe angesehen, es dem Einzelnen überhaupt zu ermöglichen, die Standards erreichen zu können. Die Kostsätze des 19. Jahrhunderts und die staatlich und international anerkannten Mindeststandards des 20. Jahrhunderts können beispielsweise zu dieser Gruppe von Ernährungsvorschriften gezählt werden.

Welche Ernährungslehren jeweils dominieren, hängt von zahlreichen politischen und sozialen Bedingungen ab. Einige sind in den Abschnitten über die antike Diätetik und die naturwissenschaftlich-physiologische Ernährungsforschung des 19. Jahrhunderts aufgezeigt worden. Dabei wurde deutlich, daß die Gültigkeit der Ernährungslehren und damit verbunden der Anspruch der Bevölkerung auf eine bestimmte Nahrungsversorgung nicht zu trennen ist von der sozialen Lage. So wurden die Vorschriften der antiken Diätetik wahrscheinlich nur für privilegierte Schichten als berechtigter und notwendiger Ernährungsstil anerkannt. Die Kostsätze des 19. Jahrhunderts dagegen zielten nicht auf die höheren sozialen Lagen, die überversorgt waren, sondern auf diejenigen, bei denen die Mindestversorgung nicht gesichert war. Die Empfehlungen, sich gesund und vollwertig zu ernähren, richten sich heute zwar offiziell an die gesamte Bevölkerung, tatsächlich ist aber bekannt, daß Menschen in Armut, z.B. Sozialhilfeempfänger und Asylbewerber, nicht genügend finanzielle Zuwendung erhalten, um sich dementsprechend zu versorgen (s. Barlösius u.a. 1995 u. Köhler u.a. 1997).

Dies leitet über zu einem anderen Kennzeichen der Ernährungslehren. Sie basieren auf unterschiedlichstem Ernährungswissen: lebenspraktisches, philosophisches, naturwissenschaftliches, weltanschauliches, um nur die wichtigsten Quellen aufzuzählen. Die im System der Wissenschaft institutionalisierte Ernährungswissenschaft beansprucht als einzige, Ernährungswissen zu schaffen, das den Kriterien der wissenschaftlichen Objektivität genügt. Alle anderen Ernährungslehren gelten ihr als pseudowissenschaftlich. Die Problematik von „Objektivierungprozessen“ soll hier nicht angesprochen werden, da das Charakteristische aller Ernährungslehren - gleichgültig, ob sie als wissenschaftlich anerkannt sind oder nicht - ist, daß jegliches Ernährungswissen ein „Theoretisieren mit praktischer Absicht“ beinhaltet (Stehr/Meja 1982, S. 902). Die Absicht ist, Anleitungen dafür zu liefern, wie die Ernährung verbessert werden kann. Das ist der Grund, weshalb ich von Ernährungslehren in Anlehnung an Sombarts Begriff der „Kunstlehre“ spreche. Damit ist gemeint, daß Ernährungswissen bis auf wenige Ausnahmen, beispielsweise physiologisches Grundwissen, anwendungsbezogen ist. Wobei die Ziele und Richtungen der Verbesserung sich unterscheiden, sich sogar teilweise gegenseitig ausschließen. Ernährung gehört offenbar zu jenen Denkgebieten, für die „standortfreies, unbezügliches Wissen gar nicht vorstellbar ist“ (Mannheim zitiert nach Stehr/Meja 1982, S. 900), weil hinter jeder Ernährungslehre eine bestimmte Vorstellung von individuellem Wohlsein und gesellschaftlichem Wohlergehen - also ein Gesellschaftsentwurf - steht.

4. Essen - eine Sache des Geschmacks

Essen bereitet Lust und Genuß. Warum gerade die Nahrungsaufnahme mehr als viele andere Tätigkeiten dazu prädestiniert ist, lust- und genußvolle Erlebnisse zu erzeugen, wird unterschiedlich erklärt.

- Psychoanalytische Erklärungen weisen darauf hin, daß in der ersten Lebensphase - der oralen - die Stillung des Nahrungsbedürfnisses eng mit der Befriedigung des Lustbedürfnisses vergesellschaftet ist. Auch in späteren Lebensphasen, wenn Sexualität und Nahrungsaufnahme sich von voneinander entfernen, bleiben sie so eng miteinander verklammert, daß Essen und Lust weiterhin zusammengehören (Rath 1984 u. 1993).
- Eine andere Erklärung liefern Sinnestheorien. Sie begründen die Verknüpfung von Essen mit Lust und Genuß mit der besonderen Qualität der sinnlichen Empfindungen, insbesondere den geruchlichen und geschmacklichen, die bei der Nahrungsaufnahme entstehen. Geruch und Geschmack sind niedere und leibnahe Sinne, die unmittelbar Gefühle und Stimmungen hervorrufen und deshalb eine große Nähe zu Lust und Genuß besitzen (Simmel 1968; Plessner 1980 Bd. III; Barlösius 1991).
- Die Soziologie leitet davon ab, daß Tätigkeiten, die primär geruchlich und geschmacklich erlebt werden, weder intellektuell noch ästhetisch ergiebig sind, da sie zu stark auf Körperlichkeit und die Befriedigung physischer Bedürfnisse gerichtet sind (vgl. Kamper/Wulf 1982 u. 1984). Es fehlt ihnen deshalb die reflektierende Distanz und die „Interesselosigkeit“, die notwendig ist, um sie zu einem „reinen Kunstgenuß“ zu steigern. Adorno hat beispielsweise in der „Ästhetischen Theorie“ apodiktisch formuliert: „Die Emanzipation der Kunst von den Erzeugnissen der Küche ... ist irrevokabel“, weil Kochen so eng mit dem genießenden Geschmack assoziiert ist, daß es keine künstlerischen Erfahrungen vermitteln kann (Adorno 1980, S. 26).
- Eine weitere soziologische Folgerung aus der Sinnestheorie ist, daß geruchliche und geschmackliche Wahrnehmungen im Gegensatz zu Sehen und Hören unsozial sind, weil sie keine mitteilbaren und auf andere bezogenen Stimmungen und Gefühle entstehen lassen und deshalb im Subjekt verfangen bleiben. Geruch und Geschmack sind deshalb „gesellschaftlich wenig nützlich“ (Corbin 1984, S. 15). So schreibt Simmel, daß beide Sinne sich durch eine „eigentümliche Dumpfheit und Unentwickelbarkeit“ auszeichnen. Dies zeigt sich darin, daß es „keine selbständigen, objektiv bezeichnenden Ausdrücke“ für Gerüche gibt, weshalb sie auch nicht auf die „Ebene der Abstraktion zu projizieren“ sind. Sie rufen nur „instinktmäßige Antipathien und

Sympathien“ hervor, die für eine Vergesellschaftung ungeeignet sind, weshalb die soziale Bedeutung der Nahsinne gering ist (Simmel 1968, S. 489).

Der Grund dafür, daß Essen und Lust und Genuß quasi eins sind, wird somit im allgemeinen mit dem anthropologischen Stellenwert und der spezifischen Sinnlichkeit, insbesondere dem angeblich geringen Differenzierungs- und Distanzierungsvermögen von Riechen und Schmecken, erklärt.

Geschmack meint aber nicht nur Sinnengeschmack, sondern auch die Fähigkeit, „in den gewöhnlichsten Entscheidungen des Alltags - dort, wo es um Küche, Kleidung oder Inneneinrichtung geht - ... die Prinzipien einer ‘reinen’ Ästhetik spielen zu lassen“. Und nichts hebt sozial mehr ab „als das Vermögen, beliebige oder gar ‘vulgäre’ Objekte zu ästhetisieren“ (Bourdieu 1984, S. 25), weil die daraus resultierenden Unterschiede des kulturellen Konsums in der gesellschaftlichen Auseinandersetzung um privilegierte soziale Positionen zum Argument kultureller Überlegenheit verwendet werden können. Der Geschmack ist, wie Bourdieu meint, ein „bevorzugtes Merkmal von ‘Klasse’“ (Bourdieu 1984, S. 18). Mit ihm werden soziale Unterschiede und Ungleichheiten begründet, aber auch soziale Distanzen und Grenzen gekennzeichnet.

Warum die Aneignung und Gestaltung von Kultur und Kunst ausgerechnet mit dem Wahrnehmungs- und Differenzierungsvermögen von Zunge und Gaumen, die ja als gering und grob angesehen werden, bezeichnet wird, ist eine bisher noch nicht ausreichend beantwortete Frage.[43] Einige Erklärungen und Vermutungen sollen in diesem Kapitel entwickelt werden, weil dem Essen dabei eine zentrale Rolle zukommt. Dazu ist es unerläßlich, zunächst über den sozialen Gebrauch der Sinne nachzudenken.

4.1 Die Hierarchisierung der Sinne

Üblicherweise werden die Sinne entlang ihres Beitrages zur intellektuellen Aneignung und Zivilisierung (Kultivierung) der menschlichen Umwelt systematisiert und hierarchisiert.[44] Dies geschieht in der naturwissenschaftlichen - kon-

---

43 Eine eher akzidentelle und damit für ihn unübliche Erklärung gibt Immanuel Kant. Er bemerkt dazu: „Wie mag es doch gekommen sein, daß .. das ästhetische Beurteilungsvermögen mit einem Ausdruck, der bloß auf ein gewisses Sinnenwerkzeug ... hinweiset, bezeichnet“ wird? „Es ist keine Lage, wo Sinnlichkeit und Verstand, in einem Genusse vereinigt, so lange fortgesetzt und so oft mit Wohlgefallen wiederholt werden können - als eine gute Mahlzeit in guter Gesellschaft.“ Der Wirt wählt die Speisen so aus, daß für jeden Geschmack etwas dabei ist und damit beweist er seine „Geschicklichkeit allgemeingültig zu wählen“ (Kant § 67). Die Geschicklichkeit, sich in den Geschmack der anderen hineinzudenken und eine ideale, nämlich eine sinnlich-allgemeingültige Wahl zu treffen, ist nach Kant der Grund dafür, daß der Sinnengeschmack zum ästhetischen Beurteilungsvermögen mit Allgemeingültigkeit wurde.

44 Selbstverständlich haben die Hierarchisierungen in der Geschichte häufig gewechselt. Gesichts- und Hörsinn wurden jedoch zumeist gemeinsam betrachtet, weil ihre Wahrnehmungsweise im Gegensatz zu den drei anderen Sinnen - Tast-, Geruchs-

kret sinnesphysiologischen - Forschung entlang der Rezeptoren, in der Philosophie, die zumeist die intellektuellen Fähigkeiten der Sinne hierarchisiert, und auch in der Philosophischen Anthropologie, die kulturelle und künstlerische Hervorbringungen wie Musik und Malerei zum Maßstab nimmt, um die sinnlichen Fähigkeiten zu bestimmen (z.B. Plessner). Die hierarchisierten Ordnungssysteme, die diese Disziplinen entwerfen, um das Leistungs- und Differenzierungsvermögen der fünf Sinne, die in unserem Kulturhorizont unterschieden werden, miteinander zu vergleichen, sind bemerkenswert ähnlich.

Riechen, Schmecken und Tasten gelten als niedere, leibnahe und gefühlsgebundene Sinne, weil ihre Empfindungen nicht differenziert versprachlicht oder durch wissenschaftlich anerkannte Methoden objektiviert werden können. Sehen und Hören werden als höhere und leibferne Sinne bezeichnet, weil sie sich durch eine größere Fähigkeit zur Intellektualisierung und objektivierenden Erkenntnis auszeichnen. Dieses Ordnungsschema hierarchisiert die Sinne entlang ihren natürlichen Eigenschaften. Die Leistungsfähigkeit und die Differenziertheit der einzelnen Sinne wird mit Hilfe naturwissenschaftlicher Verfahren analysiert und anhand technischer Instrumente gemessen. Einige der eingesetzten technischen Hilfsmittel sind eigens entwickelt worden, um Eigenschaften und Gegenstände, die die natürliche Sinnesapparatur nicht abbildet, sicht-, hör- und anders wahrnehmbar zu machen. Es ist deshalb nicht verwunderlich, daß diese Vorgehensweise zu dem Ergebnis kommt, daß unsere Sinne im Vergleich zu dem, was technisch meß- und differenzierbar ist, nur zur „Grobeinstellung" tauglich sind. Dieser Blick auf die Sinne betrachtet jedoch nur deren analytisches Vermögen.

Der Sinn der Sinne ist jedoch ein anderer als der, den die Naturwissenschaften erforschen, und er kann auch nicht von den Empfindungsqualitäten oder dem Aufbau der Sinnesrezeptoren abgeleitet werden. Zwar ist die „Sehfähigkeit" des Auges im Vergleich zum Fernglas und zum Mikroskop gering. Um aber herauszufinden, was sehen und gesehen werden meint, trägt diese Erkenntnis wenig bei. Die Aufgabe - der Sinn - der Sinne erschließt sich erst auf der Ebene der Wahrnehmung, wo Empfindung und sozialer Gebrauch der Sinne zusammenkommen. Erst auf dieser Ebene zeigt sich, was die Sinne leisten und wie sie

---

und Geschmackssinn - ohne unmittelbaren Kontakt mit dem Wahrzunehmenden funktioniert. Auch diese drei Sinne werden oftmals zusammen klassifiziert. Allerdings nimmt der Geruch manchmal eine Zwischenstellung ein. Wenn Geruch und Geschmack zusammengezogen werden zum Oralsinn, dann gerät der Tastsinn in eine Randstellung. Insofern gibt es zwar einen Wandel bezüglich der Bewertung der Wahrnehmungsfähigkeiten, gleich bleibt jedoch, daß die Sinne nach ihren intellektuellen und zivilisatorischen Fähigkeiten systematisiert werden. Dies gilt auch für Condillac, der im „Traité des sensations" von 1754 den Tastsinn an die Spitze setzt, weil er der konkreteste sei und als einziger ohne weitere Sinne die Außenwelt wahrnehmen könne. Auch wenn Condillac die gebräuchlichen Hierarchien der Sinne auf den Kopf stellte, so blieb er trotzdem in deren Tradition, weil auch er die Wahrnehmungsschärfe zum Differenzierungskriterium machte.

differenzieren. Ihre Aufgabe besteht nicht nur darin, die Umgebung zu vermessen und zu differenzieren - also beispielsweise exakte Fakten und Daten zu übermitteln. Diese *analytischen* Fähigkeiten, die auf die Ebene der sinnlichen *Empfindungen* gehören, verknüpfen sie mit Erfahrungen und Situationen und bilden so eine *Synthese*, sprich *Wahrnehmungen*.

Was heißt das für Geruch und Geschmack, die in bezug auf Essen besonders interessieren? Die sinnesphysiologischen und -theoretischen Modelle, mit denen Gerüche geordnet werden, führen Abstraktionen ein, die der alltagspraktischen Wahrnehmung von Gerüchen oft genau entgegengesetzt ist. Typisch für den Geruch ist, daß er nur wenige Abstufungen zwischen angenehm und stinkend macht. Aus diesem Grund gilt Riechen als eine sinnliche Empfindungsweise, die „radikal", „schonungslos", „instinktmäßig" und extrem gefühlsbetont ist. Dem Geruch wird nachgesagt, daß er eher Barrieren schaffe, als daß er zum Handeln über Grenzen und Differenzen hinweg motiviere.

Ziel der sinnesphysiologischen und -theoretischen Modelle ist es, diese „Defizite des Geruchs" im Vergleich zum Seh- und Hörsinn aufzuzeigen und diese Mängel durch eine systematische Versprachlichung von Geruchseindrücken oder eine exakte chemische Klassifikation wissenschaftlich zu beheben. Nun scheint aber der Sinn des Geruchs genau darauf gerichtet zu sein, Gegenstände und Verhältnisse *schonungslos*, *radikal* und *emotional* wahrzunehmen und zu bewerten. Gestank und Wohlgeruch sind Wahrnehmungen, die unmittelbar dazu auffordern, sich zu entfernen oder anzunähern, weshalb die Reaktionen auf Gerüche nicht intellektuell oder „objektiv" begründet werden müssen. Wer seine Handlungsweise mit einem unerträglichen Geruch begründet, entzieht sich mit diesem Argument der Kommunikation - der Versprachlichung - und damit auch einer Verständigung über die Richtigkeit und Angemessenheit seiner Empfindungen. Er will und braucht nicht sachlich zu argumentieren, denn Geruchsurteile sind als endgültig, eindeutig und gnadenlos akzeptiert. Genau diese Entschiedenheit auszudrücken ist die Aufgabe des Geruchs.[45] Die Differenzierungsschärfe in zwei radikale Pole: angenehm oder unerträglich, besitzt kein anderer Sinn, weshalb nur mit dem Geruch so radikal geurteilt werden kann. Die sinnestheoretischen und -physiologischen Anstrengungen tragen deshalb eher dazu bei, den sozialen Gebrauch des Geruchs mißzuverstehen denn ihn verständlich zu machen.

Ähnliches gilt für den Geschmack. Die Sinnesphysiologie beschreibt ihn als den Sinn mit dem geringsten Differenzierungsvermögen, dessen Empfindungen zusätzlich nur wenig abgestuft seien und der deshalb kaum ausgebildet oder verfeinert werden kann. Damit kontrastiert der gesellschaftliche Gebrauch des

---

45 Dies mag in der Geschichte der Menschheit funktional begründet gewesen sein, weil Gerüche Gefahren signalisierten. Der Geruch war somit ein Sinn, der warnte. Dies trifft jedoch nur noch selten zu, denn die großen Gefahren, die heute drohen, sind meist geruchlos, was sie besonders gefährlich macht. (Diesen Hinweis verdanke ich Lars Clausen).

Geschmacks. Gerade das Differenzierungs- und Verfeinerungsvermögen dieses *groben* und *unbeholfenen* Sinns wurde zum ästhetischen und genußvollen Beurteilungsvermögen verallgemeinert. „Geschmack haben" meint die Fähigkeit, sublime Unterschiede des kulturellen Konsums wahrzunehmen und zu differenzieren. Möglicherweise qualifiziert gerade der physiologisch einfache Aufbau und die Differenzierung in nur vier Grundgeschmacksrichtungen diesen Sinn dazu, feine kulturelle Unterschiede zu bewerten. Jedenfalls ist eine Beschreibung entlang der Papillen nicht geeignet, Vermutungen über den gesellschaftlichen Gebrauch des Geschmacks zu entwickeln.

Der Wahrnehmungsprozeß läßt sich, wie Geruch und Geschmack zeigen, nicht mit einem mehr oder weniger entwickelten Reiz-Reaktions-Schema oder anderen naturwissenschaftlichen und sinnestheoretischen Modellen erklären; gleichgültig, ob diese chemisch, physikalisch oder sprachlich fundiert sind. Sinnesphysiologische und -theoretische Hierarchisierungen der Leistungsfähigkeit und des intellektuellen Vermögens der Sinne sind keineswegs geeignet, den tatsächlichen Gebrauch und schon gar nicht den sozialen Gebrauch der Sinne zu begreifen. Helmuth Plessner hat deshalb in seiner „Anthropologie der Sinne" einen anderen Weg vorgeschlagen, um die Leistungen und Fähigkeiten der Sinne zu ermitteln.[46] Die Sinne sind „Modi der Verbindungen von Geist und Körper", die „eine über die einfachsten biologischen Bedürfnisse hinausreichende Bedeutung haben" (Plessner 1980 Bd. III, S. 30). Die Vielfalt der sinnlichen Wahrnehmungen erklärt sich nach Plessner nicht aus der Sinnesapparatur, die nur die biologische Möglichkeit dazu bietet, sondern aus der „Totalrelativität der Empfindungsqualitäten". Dies meint: Was die Sinne wahrnehmen hängt davon ab, mit welchen Reizen sie konfrontiert werden, und diese Reize sind, entsprechend Plessners Kulturbegriff, im wesentlichen kulturelle Hervorbringungen. Das Vermögen der Sinne erschließt sich also nicht aus der Isolierung der Empfindungsqualitäten, sondern es ist in der menschlichen Kultur, die aus den Sinnen „das nur irgend Verwertbare herauslockt", vergegenständlicht (Plessner 1980, Bd. III, S. 295).

Die Plessnersche Herangehensweise, aus den Dingen, den gestalteten Objekten und den Vergegenständlichungen die sinnlichen Qualitäten herauszulesen, blickt anders herum als die übliche. Durch diese umgekehrte Blickweise wird es möglich, den „physischen Determinismus", der vielen Studien über die Sinne eigen ist, aufzuzeigen und zu demonstrieren, daß jede Zeit, Kultur und Gesellschaft die Empfindungsqualitäten der einzelnen Sinne jeweils abhängig von

46 Ich gehe hier auf das anthropologische Grundkonzept von Plessner nicht ein, da ich dieses an anderer Stelle ausführlich dargestellt habe (s. Kapitel 2). Wie in seiner gesamten Anthropologie lehnt er es auch in seinen Arbeiten über die Sinne ab, einen Umschlagpunkt von den physischen Prozessen beim Empfinden in soziale und kulturelle Eigenschaften beim Wahrnehmungsprozeß anzugeben. Sinnliche Wahrnehmung wie menschliches Handeln insgesamt repräsentieren für ihn eine „spezifische Verhaltensform von Leib und Psyche bzw. Materialität und Singebung" (Plessner 1981 Bd. IV, S. 10).

ihrem Gebrauch unterschiedlich bewertet und hierarchisiert. Ein prominentes Beispiel dafür ist Kant, der in seiner Anthropologie den Tastsinn entsprechend seiner Zeit zu den objektiven Sinnen zählt, die zum Erkenntnisvermögen beitragen und über die „man sich mit anderen leicht einverständigen kann" (Kant § 16). Heute dagegen wird der Tastsinn zu den niederen Sinnen gezählt, die nur subjektive Eindrücke vermitteln und zur objektiven Erkenntnis der Umgebung wenig beitragen, weshalb sie gesellschaftlich wenig fruchtbar sind.

4.2 Die Sinne als soziale Brücken und Grenzen

Wenn das spezifische Vermögen der Sinne darin besteht, *Synthesen* zu bilden, Informationen miteinander in Beziehung zu setzen: was ist dann ihr *sozialer* Sinn? Welche Beziehungen stiften sie? Nur durch Sinneseindrücke vermittelt können Menschen Beziehungen zueinander aufbauen und in Wechselbeziehung miteinander treten. Dies gilt auch für die Mehrzahl sozialer Beziehungen, bei denen die sinnliche Vermittlung als Brücke oder als Grenze zwischen den Menschen fungiert.[47] Der soziale Sinn der Sinne besteht darin, Sozialität überhaupt zu ermöglichen, indem durch die Sinne soziale Beziehungen und Qualitäten, die häufig auf abstrakten Verhältnissen und Begriffen beruhen, sinnlich erfahrbar werden. Ihre Aufgabe ist es, abstrakten sozialen Kontexten einen sinnlichen Ausdruck zu geben - sie zu versinnlichen. Und umgekehrt werden Unterschiede nicht nur als solche sinnlich empfunden: gesehen, gehört, gerochen, geschmeckt und ertastet. Sie werden wahrgenommen, was heißt: Sie werden auf dem Hintergrund sozialer Erfahrungen bewertet und interpretiert. So können beispielsweise biologische Unterschiede und andere askriptive Merkmale so wahrgenommen und bewertet werden, daß sie als Begründung für soziale Unterschiede und Ungleichheiten herangezogen werden.

Bei den auf den Körper gerichteten Sinnestätigkeiten wird jeder Sinn spezifisch entsprechend seiner Physiologie eingesetzt, um Informationen über die Umgebung zu sammeln - so der Geruchssinn für Gerüche oder das Gehör für Geräusche. Bei der Wahrnehmung von Sozialverhältnissen werden dagegen die Sinneseindrücke darauf bezogen, soziale Nähe und Distanz zu bestimmen, und zwar so, daß beide *räumlich* erfahrbar werden. Abstrakte soziale Phänomene, insbesondere Grenzen, Strukturen und Ordnungen, werden dabei zu räumlichen Grenzen, Strukturen und Ordnungen. Sie sind nicht räumlich gegebene Tatsachen, die soziale Wirkungen besitzen, sondern umgekehrt soziale Beziehungen, die räumlich ausgedrückt und dann sinnlich als räumliche Verhältnisse wahrgenommen werden.

---

47 Selbstverständlich sind gerade in der Moderne viele face-to-face Beziehungen in lange Handlungsketten umgebaut, bei denen kein unmittelbarer sinnlicher Eindruck mehr entsteht, wie sich Elias ausdrücken würde. Trotzdem gilt, daß soziale Beziehungen ursprünglich auch sinnliche Beziehungen sind.

Die Transformation sozialer Verhältnisse in räumliche und andersherum die Wahrnehmung räumlicher Verhältnisse als soziale, dies kennzeichnet den sozialen Gebrauch der Sinne. Soziale Formen bestehen somit nicht, ohne daß der Raum seine Form dazu hergibt. Dies zeigt sich bei äußerlichen Verhältnissen, wie in der Stadt, wo soziale Grenzen in Gebäuden materialisiert und damit „objektiv", weil sinnlich erlebbar werden. Es trifft aber auch auf die Art, wie Menschen sich soziale Verhältnisse vergegenwärtigen und veranschaulichen, zu, denn die soziale Ordnung wird immer auch als räumliche gedacht. Sowohl die Alltags- als auch die Wissenschaftssprache verwendet Begriffe, die soziale Qualitäten als räumliche beschreiben. Am deutlichsten zeigt sich dies bei der Beschreibung und beim Erleben sozialer Ungleichheiten, die mit Worten wie *höher* oder *tiefer*, *oben* oder *unten*, *nah* oder *fern* veranschaulicht werden. In räumlichen Begriffen läßt sich nicht nur „gut denken und kommunizieren" (Kreckel 1992, S. 39); sie entsprechen vor allem der Art und Weise, wie soziale Beziehungen sinnlich erfahren werden.[48] Die sinnliche Wahrnehmung räumlicher Strukturen ist deshalb dem sozialen Gespür für Stellungen und Positionen ähnlich: beide entwickeln einen *Sinn* für Grenzen, Distanzen und Nähe.

Auch wenn die *soziale* Aufmerksamkeit aller *fünf Sinne* darauf konzentriert ist, Nähe und Distanz räumlich zu gewichten - also ihre physische Spezialisierung in den Hintergrund rückt -, so sind sie trotzdem nicht austauschbar. Im Gegenteil, es gibt offensichtlich genaue soziale Regeln dafür, mit welchem Sinn welche sozialen Beziehungen räumlich wahrgenommen werden. Die Spezialisierung der Sinne ist somit nicht eine, die sich aus der Physiologie ergibt, sondern eine, die entlang sozialer Eigenschaften erfolgt. Vielleicht kann man sogar von einer sozialen Arbeitsteilung der Sinne sprechen. Erkennbar sind diese sozialen Regeln, wenn die Sinne danach geordnet werden, welche Räumlichkeiten auf welche Weise durch sie gewahr werden.

Mit den Sinnen, die mittlere oder geringe räumliche Distanzen überbrücken wie Geruch und Geschmack, werden vornehmlich „nahe" soziale Verhältnisse charakterisiert. Nah sind diese sozialen Beziehungen, weil sie vorwiegend auf gemeinsam geteilten Gefühlen und Überzeugungen beruhen - also vergemeinschaftend wirken. Mit Norbert Elias kann man sie als höchst engagierte soziale Verflechtungen bezeichnen, denen gegenüber kaum Distanzierungspotentiale entwickelbar sind. Damit ähnelt die Art der sozialen Beziehungen der sinnlichen Wahrnehmung durch Geruch und Geschmack: beide sind extrem gefühlsbetont, gemütsintensiv und angeblich sehr persönlich.

Dem Geruch scheint in unserer Gesellschaft die Rolle zugewiesen zu sein, soziale Nähe abzuwehren, soziale Grenzen und Distanzen aufzubauen und sinnlich zu rechtfertigen. Während mit unangenehmen Gerüchen argumentiert wird, um soziale Gruppen zu trennen und auf Distanz zu halten, erfüllt der Ge-

48 Auch der abstrakte Begriff des „Sozialen Raumes" (Bourdieu) ist ein exzellentes Beispiel dafür, daß wir ohne räumliche Begriffe soziale Verhältnisse nicht veranschaulichen können.

schmack eher eine entgegengesetzte Aufgabe. Ein gemeinsamer Geschmack wirkt vergemeinschaftend und trägt damit dazu bei, soziale Einheiten zu schaffen, wie Lebensstile oder ständische Lagen.

Für die sogenannten Fernsinne ist es weitaus schwieriger herauszufinden, wie sie sozial eingesetzt werden. Der Grund dafür ist, daß eine Verständigung über die Sozialität der Sinne sich der Sinnlichkeit des Hörens und Sehens - beispielsweise in Form von Sprache, Schrift und Bildern - bedient und so die beiden Sinne Gegenstand und gleichzeitig Mittel der Erkenntnis sind. Dies gilt nicht nur für die Wissenschaft, es trifft auch für die alltägliche Kommunikation zu. Daraus ergibt sich geradezu zwangsläufig, daß die Wahrnehmungen des Sehens und des Hörens als objektiv bewertet werden. Physiologisch wird dies damit begründet, daß beide Sinne große räumliche Entfernungen überbrücken können.

Es ist somit naheliegend, daß sachlich-unpersönliche Beziehungen und Verhältnisse, die beispielsweise durch Interessenausgleich und -verbindung zustande kommen, mit den räumlichen Vorstellungen dargestellt werden, die der Wahrnehmungsweise von Sehen und Hören entsprechen. Nur fällt dies im Gegensatz zu den vielen alltagssprachlichen Beschreibungen von unangenehmen Gerüchen oder schauerlichen Geschmäckern kaum auf. Ähnlich zahlreiche Redewendungen für Sehen und Hören scheinen zu fehlen. Dieser Anschein trügt wahrscheinlich. Warum entsteht er trotzdem? Die sprachlichen Ausdrücke, die Qualitäten des Sehens und Gesehenwerdens und des Hörens und Gehörtwerdens erfassen, wirken aufgrund der gesellschaftlichen Übereinkunft, daß es sich um objektive Wahrnehmungsweisen handelt, so als sei jegliche Sinnlichkeit aus ihnen getilgt. (Sprachliche) Abstraktionen - die als Gegenteil von Sinnlichkeit gelten - sind somit primär für die Sinneseindrücke der beiden Distanzsinne entwickelt worden, weshalb sie nun so wirken, als seien sie nicht sinnlich vermittelt.

Diese kurzen Andeutungen über den jeweils spezifischen sozialen Gebrauch der Sinne geben nur einige Hinweise dafür, wie die Sinne soziologisch „geordnet" werden können. Dabei wird man von der These ausgehen können, daß jeder Sinn zur Versinnlichung, zur Vergegenwärtigung und zur Schaffung unterschiedlicher sozialer Nähe- und Distanzverhältnisse eingesetzt wird. Für welche sozialen Verhältnisse und Beziehungen ein Sinn quasi sozial zuständig ist, ist Ergebnis gesellschaftlicher Zuweisung. Dabei legt die Physiologie der Sinne, d.h. ihre jeweils unterschiedliche Fähigkeit, Entfernungen und Nähe räumlich zu gewichten, die Bahnen für den gesellschaftlichen Gebrauch aus. Aus diesem Grund ist der soziale Gebrauch der Sinne nicht völlig kontingent oder Objekt gesellschaftlicher Beliebigkeit. Er entspricht vielmehr immer auch der Empfindungsweise der Sinne, die jedoch gesellschaftlich unterschiedlich interpretiert wird. Dies belegt gerade die Geschichte des Geschmacks, der erst im 17. und 18. Jahrhundert zum gesellschaftlichen Differenzierungsinstrument wurde, mit dem die Aristokratie kulturelle Distanzen gegenüber dem aufsteigenden Bürgertum schuf.

4.3 Riechen und Schmecken

Die These, daß jeder Sinn in einer gesellschaftlich bestimmten Weise zur Wahrnehmung und Bewertung sozialer Verhältnisse eingesetzt wird, soll nun für die beiden Sinne, deren Empfindungen eng mit dem Essen verbunden sind: Geruch und Geschmack, ausgeführt werden. Dazu ist jedoch eine Vorbemerkung notwendig: Was alltagssprachlich mit Schmecken bezeichnet wird, setzt sich physiologisch betrachtet hauptsächlich aus Geruchseindrücken zusammen. Der Geschmack unterscheidet im wesentlichen nur die vier bekannten Richtungen: süß, sauer, salzig und bitter.[49] Alles andere, was wir zu schmecken meinen, riechen wir. Somit trägt der Geruch viel mehr zum Eßgenuß bei als der Geschmack. Da aber im Erleben sowie im Sprachgebrauch vom Geschmack und nicht vom Geruch des Essens gesprochen wird, soll hier an diesem weiten Geschmacksbegriff festgehalten werden, auch wenn das physiologisch nicht korrekt ist. Dies ist auch deshalb sinnvoll, weil der Geruch in seiner gesellschaftlichen Bedeutung meist in anderen Situationen verwendet wird.

4.3.1 Über den Geruch

Welche sozialen Verhältnisse und Beziehungen werden vornehmlich geruchlich charakterisiert? Bevor diese Frage beantwortet werden kann, ist es notwendig, nochmals auf die Physiologie des Geruchs einzugehen, soweit diese Einfluß auf den sozialen Gebrauch hat. Üblicherweise wird der Geruch zu den Nahsinnen gezählt. Dies ist jedoch zu grob, da genauer betrachtet der Geruch eine Zwischenstellung einnimmt zwischen Sehen und Hören, die große Entfernungen überbrücken können, und Tasten und Schmecken, die direkten körperlichen Kontakt voraussetzen. Riechen erfordert Annäherung, im Gegensatz zu Sehen und Hören, für die keine ausdrückliche Zuwendung notwendig ist. Bei körperlichem Kontakt - also großer Nähe - die Schmecken und Tasten voraussetzen, vermischen sich eigener und fremder Geruch, weshalb das geruchliche Differenzierungsvermögen versagen kann.

Die besondere Fähigkeit des Geruchs besteht also darin, Nähe- und Distanzverhältnisse sozialräumlich so zu gewichten, daß die Grenzlinie zwischen Nähe und Distanz deutlich wird. Die Differenzierung von nur zwei Eigenschaften: nah oder fern, entspricht der Empfindungsweise von Gerüchen, die ebenfalls primär nur zwei Qualitäten kennt: Wohlgeruch oder Gestank. Dazwischen gibt es nur solche Gerüche, die als geruchlos wahrgenommen werden, die sich also einer eindeutigen Bewertung entziehen und deshalb auch nicht räumlich beurteilt werden können. Bei Geruchlosigkeit versagt die Gewichtung von Nähe-

49 Es gibt Kulturen, in denen weitere Geschmacksrichtungen unterschieden werden, z.B. ein glutamattypischer Geschmack in vielen asiatischen Küchen.

und Distanzverhältnissen; Grenzen bleiben undefiniert, meist werden sie als neutral beurteilt.

Geruchlich begründet oder abgelehnt werden hauptsächlich solche sozialen Beziehungen, die die Möglichkeit des Beisammenseins beinhalten. Erst eine gewisse lokale Nähe, die eine sozialräumliche Gewichtung aufdrängt, führt offenbar dazu, daß, wenn Näheverhältnisse abgelehnt und auf sozialen Grenzen beharrt wird, der angeblich unerträgliche Gestank des Nachbarn überhaupt wahrgenommen wird. Dies setzt eine Begegnung auf dem gleichen Territorium voraus, denn nur dann kann der Geruch zum Argument werden. Ein solcher Kontakt impliziert ein direktes soziales Verhältnis, bei dem für die Zeit der Begegnung ähnliche Positionen im sozialen Raum eingenommen werden. Geruchlich werden somit solche sozialen Beziehungen charakterisiert, die räumliche Nähe beinhalten und deshalb nur eine geringe „Spannweite“ (Simmel) besitzen. Es handelt sich um Formen der Vergemeinschaftung, die Gefühle der Zusammengehörigkeit nur aufkommen lassen, wenn körperliche Nähe besteht - also Riechweite.

Diese Wahrnehmungsweise erklärt, weshalb Fremden auffällig oft ein abstoßender Geruch nachgesagt wird. Sie repräsentieren, wie Simmel herausgearbeitet hat, „eine Synthese von Nähe und Ferne“, weil sie räumlich nahe, aber aufgrund ihrer Herkunft kulturell und sozial fern sind (Simmel 1968). Diese Synthese ist dem geruchlichen Differenzierungsvermögen, das auf die Grenzziehung von Nähe und Ferne spezialisiert ist, genau entgegengesetzt. Fremde stellen damit gebräuchliche Unterscheidungen, soziale Klassifikationen, etablierte Grenzen in Frage und machen neue Gewichtungen erforderlich. Sie verbinden Nahes und Fernes auf ungewohnte Weise miteinander, während der Geruchssinn auf das Gegenteil gerichtet ist: Differenzen aufzuspüren, Räume zu trennen - also auf Dissoziationen.

Der Geruch des Fremden wird zum sozialen Merkmal, mit dem die Abdrängung in periphere soziale Lagen sinnlich legitimiert wird. An die soziale Peripherie gedrängt, womit immer auch räumliche Entfernung verbunden ist, malträtieren die „Stinkenden“ nicht mehr den sensibilisierten Geruch der „zentralen sozialen Lagen“. Gleichzeitig entwickeln sozial etablierte Gruppen, die ihre erreichte soziale Position gegenüber Fremden schließen wollen, „eine auf soziale und kulturelle Dissonanzen ausgerichtete Sensibilität ihres Geruchssinns“ (Guttantin 1994, S. 62). Mit der Nachrede eines üblen Geruchs versuchen sie, diejenigen, die ihrer angestammten Position im sozialen Raum zu nahe kommen, mit dem Argument: „die riechen“ zu verdrängen.

Nicht nur Fremde bringen etablierte Nähe- und Distanzverhältnisse durcheinander, auch neue oder engere soziale Verflechtungen tun dies. Auch ihre Ablehnung wird häufig mit dem Geruch begründet. Ein anschauliches Beispiel dafür sind die Prozesse der Industrialisierung und Verstädterung Ende des 19. Jahrhunderts. Sie bildeten den Anstoß für die Entwicklung neuer technischer und sozialhygienischer Methoden zur Geruchskontrolle, wie den Aufbau einer funktionierenden: sprich geruchlosen Kanalisation, von umfangreichen Programmen zur Sozialhygiene, architektonischen Maßnahmen, um die gegenseitige Belästigung mit Küchen- und Toilettengerüchen zu vermeiden oder die räumliche Abtrennung von stinkenden Orten. Die Maßnahmen der Geruchskontrolle galten dem Ziel, den öffentlichen Raum vom „Gestank der Armen" zu reinigen - klassen- und milieuspezifische Gerüche zu entfernen (vgl. Corbin 1984). Sie dienten also dem Zweck, durch technische Instrumente soziale Beziehungen zu manipulieren.

Seit Kant scheint sich der gesellschaftliche Gebrauch des Geruchs nicht wesentlich geändert zu haben. Er sei der „undankbarste" und „entbehrlichste" Sinn, den „zu kultivieren oder wohl gar zu verfeinern, um zu genießen" sich nicht lohne, da es „mehr Gegenstände des Ekels als der Annehmlichkeiten, die er verschaffen" kann, gibt (Kant § 20). So viele unangenehme Eindrücke erzeugt der Geruch aber nur, weil seine gesellschaftliche Wahrnehmungsweise primär darauf spezialisiert ist, als zu nah wahrgenommene Beziehungen affektiv und zwar unwiderruflich abzulehnen. Es liegt nicht am Geruchssinn, an seiner Physiologie, daß Wohlgerüche eine untergeordnete Rolle spielen und zudem beim Essen, wo sie ausgiebig vorkommen, meist fälschlich als guter Geschmack identifiziert werden. Der Grund dafür, daß Gerüche in der Mehrzahl negativ wahrgenommen werden, ist im sozialen Gebrauch des Geruchs zu suchen.

4.3.2 Über den Geschmack

Im Widerspruch zur physiologischen Ausstattung des Geschmacks mit nur wenigen Empfindungsvariationen und einem geringen Unterscheidungsvermögen ist das Spektrum der sozialen Differenzen und Ungleichheiten, die geschmacklich ausgedrückt werden, größer als bei jedem anderen Sinn. Und keinem anderen Sinn wird so viel verallgemeinerungsfähige Urteilskraft (sensus communis) zugetraut wie dem Geschmack.[50] Warum wurden diese sensiblen und herausragenden sozialen Aufgaben dem Geschmack übertragen, obwohl er im Vergleich zu den anderen Sinnen aus physiologischer Sicht eher „unterentwickelt" und damit wenig prädestiniert für eine so folgenreiche soziale Rolle zu sein scheint?

Die Physiologie des Geschmacks gibt einige Hinweise. Der Geschmacks- ebenso wie der Tastsinn ist ein Nahsinn. Beide vermitteln nur bei unmittelbarem körperlichen Kontakt sinnliche Erfahrungen. Während jedoch die Hand wieder weggenommen und so der Kontakt zeitlich begrenzt werden kann, muß man sich das, was man schmecken will, einverleiben. Und falls man es nicht wieder ausspuckt, dann bedeutet dies eine Verschmelzung mit dem Objekt. Der Geschmack erfordert eine bewußte Zuwendung, weshalb man im allgemeinen nur begehrenswerte Objekte in den Mund nimmt. Der Geschmack ist deshalb mehr

50 Insbesondere Immanuel Kant: „Kritik der Urteilskraft".

als die anderen Sinne darauf spezialisiert, innige und mit Affekten aufgeladene Verbindungen und intime Beziehungen zu knüpfen. Er bildet die letzte Instanz bei der Entscheidung, ob man sich das, was man gerne sieht, riecht und befühlt, was einem Wohlgefallen bereitet, tatsächlich aneignen möchte, es also assimilieren will.

Schmecken, im Gegensatz zu den anderen Sinnen, insbesondere Sehen und Hören, ist nicht darauf beschränkt, die Umgebung sinnlich erfahrbar zu machen. Die Physiologie des Geschmacks funktioniert erst, wenn man sich die Objekte auch aneignet, und zwar nicht nur sinnlich, sondern auch materiell, und damit mit ihnen eins wird.[51] Der Geschmack ist deshalb nicht nur ein Sinn, der Informationen über seine Umgebung sammelt, sondern er ist - und dies hebt ihn in eine herausragende Position - eine *Aneignungsweise* von Umwelt. Schmecken und Einverleiben sind üblicherweise nicht voneinander trennbar. Der Geschmack ist somit ein Instrument, sich die Umwelt anzuverwandeln. In der Mehrzahl der Fälle geschieht dies beim Essen - physiologisch ausgedrückt bei der Assimilation von Nährstoffen. Essen heißt schmecken und umgekehrt. Der Geschmack ist somit der Sinn des Essens: so muß jede Speise die Schranke des Geschmacks passieren, bevor sie heruntergeschluckt wird, und in den Mund gelangt nur, was der Geschmack begehrt und Genuß verspricht.

Essen und Schmecken, beides sind Tätigkeiten, die assimilieren, allerdings auf unterschiedliche Weise. Beim Essen geschieht dies, indem aus Nährstoffen körpereigene Substanzen synthetisiert werden. Dabei wird das Objekt - das Lebensmittel - dem Subjekt - dem Esser - angeglichen.[52] Beim Schmecken erfolgt dies durch die Art, wie Geschmäcke wahrgenommen werden. Die Geschmackswahrnehmung ist weniger als andere Sinne darauf gerichtet, über Eigenschaften abstrakt zu informieren, so wie das Auge über Farben und Formen. Vielmehr scheint der Geschmack darauf trainiert zu sein, Ähnlichkeiten und Unterschiede in kleinsten Nuancen zu ermitteln. Er prüft, ob der Geschmack dem Erwarteten und Gewohnten entspricht. Die Aufgabe des Geschmacks ist zu identifizieren, ob die Speise tatsächlich das ist, was sie vorgibt zu sein, wonach sie aussieht, ob der Inhalt hält, was die äußere Form verspricht. Der Geschmack nimmt somit eine Identitätsprüfung vor. Dazu braucht er immer ein Vergleichsobjekt, insbesondere deshalb, weil der Geschmack Unterschiede nicht quantitativ mißt, sondern qualitativ gewichtet: identisch oder nicht identisch. Dies zeigt sich auch in der Art, wie Geschmackseindrücke beschrieben werden: es schmeckt wie ... oder es schmeckt anders als sonst. Geschmack strebt somit weniger nach einer möglichst genauen Spezifizierung, sondern ist

51 Geschmack und Geruch zusammengenommen werden sinnesphysiologisch als chemischer Sinn klassifiziert. Dies ist aus soziologischer Sicht sehr ungenau, weil die Aneignungsweise eine ganz unterschiedliche ist.

52 Assimilation meint das Identischwerden des Essers mit dem Gegessenen. Dabei droht ihm permanent die Gefahr, sich in das zu verwandeln, was er sich durch Essen aneignet. Essen ist also eine „Form der Aneignung“, bei der das Angeeignete während des Stoffwechsels transformiert wird.

zunächst darauf konzentriert, wiederzuerkennen und Übereinstimmungen mit früheren Geschmackserlebnissen festzustellen.

Schmecken ist somit eine sinnliche Empfindungsweise, die Gleiches von Ungleichem trennt. Weil der Geschmack auf Verähnlichung und Angleichung drängt und darin sein besonderes Tätigkeitsfeld findet, kann er als „Assimilationsorgan“ bezeichnet werden. Und das Kochrezept ist das kulturelle Instrument um zu garantieren, daß die Speise immer wieder wie das erste Mal schmeckt, obwohl sie stets eine andere ist. Die ganze Küche strebt durch Geschmacksgleichheit nach Identität. Dinge, die gleich schmecken, als identisch zu setzen - diese Wahrnehmungsweise unterscheidet den Geschmack von anderen Sinnen.

Beim sozialen Gebrauch des Geschmacks läuft der Angleichungs- bzw. Assimilationsprozeß umgekehrt als beim Essen. Während beim Essen das Geschmackvolle Teil des Schmeckenden wird, wirkt bei sozialer Assimilierung der Geschmack als „praktischer Operator“ (Bourdieu), den Einzelne oder Gruppen einsetzen, um sich anderen anzugleichen, um so zu werden wie sie. Dabei arbeitet der Geschmack nach dem Prinzip „Gleiches zu Gleichem“ und bewertet nicht nur Nähe- und Distanzverhältnisse, wie der Geruchs- und der Tastsinn. Der Geschmack vermittelt sinnlich wahrnehmbar soziale Identität. Soziale Identität - eine ansonsten sehr abstrakte Eigenschaft - wird durch den Geschmack erfahrbar und mitteilbar. Indem Alltagspraktiken und kultureller Konsum - die gesamte Aneignungsweise der physischen Welt - zu Sachen des Geschmacks werden, gelten sie als Indizien, als distinkte Zeichen, wie Bourdieu sagt, in denen soziale Identität materiell verkörpert ist. Das Gleiche zu mögen und das von einem selbst Ungleiche gemeinsam abzulehnen, also denselben Geschmack zu haben, führt zu einer wechselseitigen Angleichung aller persönlichen Merkmalszüge, weshalb der Geschmack als Versinnbildlichung dessen gilt, wer und was man ist.

Der soziale Gebrauch des Geschmacks wirkt in zwei Richtungen: Einerseits ist er die Fähigkeit und Neigung, sich Gegenstände und Praktiken eines bestimmten Stils anzueigenen und damit seinen Geschmack zu zeigen, d.h. seine soziale Identität zu versinnbildlichen. Hier wirkt das Prinzip: Gleiches zu Gleichem. Andererseits ist der Geschmack das Vermögen, anhand von Alltagspraktiken und Habitus soziale Identitäten zu identifizieren. Hierbei ist die Aufgabe des Geschmacks, das Ungleiche im vermeintlich Gleichen aufzuspüren. Dieses Tätigkeitsfeld - soziale Identität sinnlich erfahrbar und wahrnehmbar zu machen - wurde dem Geschmack wahrscheinlich schon sehr früh übertragen. In modernen Gesellschaften mit einem hohen Grad an sozialer Differenzierung wurde er jedoch zusätzlich in den Dienst gestellt, soziale Ungleichheiten auszudrücken und in kulturelle Ausdrucksweisen zu überführen. Damit war verbunden, den abweichenden Geschmack als von geringerem Wert als den eigenen zu bewerten. Der Geschmack entwickelte sich dabei zu einem sozialen Gespür für Stellungen und Positionen und zu einem Instrument, mit dem man soziale Hierarchien auch geschmacklich begründen kann. Eine Folge dieses Prozesses war, daß der Geschmack in ein markantes Merkmal von Klasse, Schicht oder Milieu transformiert wurde.

Wann der Geschmack in den Prozeß sozialer Ungleichheiten eingebunden wurde, kann man am besten historisch rekonstruieren. Kaum jemand hat in den letzten Jahren so intensiv über die Geschichte des Geschmacks, insbesondere des Eßgeschmacks, geforscht wie Jean Louis Flandrin. Seine zentrale These lautet:

> „Es ist nicht anzunehmen, daß eine Gesellschaft ohne Verstand und Verständnis für die Feinheiten der Kochkunst und die Delikatesse der kulinarischen Wahrnehmung die Geschmacksmetaphorik ... hätte kultivieren können“ (Flandrin 1991, S. 301).

Nach Flandrin begann die soziale Geschichte des Geschmacks somit in der Küche, mit dem Eßgeschmack und Eßgenuß. Dazu sei es notwendig gewesen, die Küche von den die Entfaltung der Kochkunst hemmenden diätetischen Vorschriften, die Nahrung und Gesundheit fest aneinander banden, zu befreien. Von da an konnte der Kochstil am Geschmack der Speisen, und zwar ausschließlich am Wohlgeschmack, orientiert werden. Die Gourmandise emanzipierte sich, laut Flandrin, im 16. und am Anfang des 17. Jahrhunderts von der Vormachtstellung der medizinischen Kochregeln (vgl. Flandrin/Montanari 1996, S. 691).

Von dieser Zeit an sah sich die Küche nicht mehr in der primären Verantwortung, die Esser gesund zu halten. Beginnend mit dieser Epoche sollten die Esser in erster Linie an ihr Geschmack finden (vgl. Flandrin/Montanari 1996, S. 565). Die Gastronomie, die Feinschmeckerei, wurde die neue Lehre vom guten Essen und der „gute Geschmack“ ihr zentrales Anliegen. Wurden davor die Rezepturen und die Zubereitungsweisen mit dem Hinweis auf eine effektvolle Farbe oder diätetische Traditionen begründet, galt danach das ganze Streben und Bemühen der Köche dem Geschmack (vgl. Barlösius 1988). Damit war aber von Anfang an nicht nur der kulinarische Geschmack - die sinnesphysische Sensation - gemeint, sondern immer auch, wie Flandrin sich ausdrückt, ein „metaphorischer“ Geschmack, der einen „goût spirituel“ behauptete und der ursprünglich aus der Kunst stammte. Beide, der kulinarische und der ästhetische Geschmack, hätten sich gegenseitig beflügelt, und erst diese gegenseitige Befruchtung hätte die für diese Epoche einmalige Geschmackssteigerung ermöglicht; soweit der Nahrungshistoriker.

Als Franzose meint Flandrin, die Frage stellen zu müssen, warum in Frankreich der Geschmack mehr als im restlichen Europa verfeinert wurde:

> „N'est il pas curieux qu'... on n'en (le goût raffiné E.B.) découvre qu'en Europe et même plus spécialement en France? Non. Cela ne remet rien de question. Chacun sait, en effet, que les Français, après s'être mis à l'école des Italiens, ont le goût le plus raffiné du monde.“ (Flandrin/Montanari 1996, S. 703)

Diese Antwort kann selbstverständlich nicht genügen, um zu erklären, weshalb im 17. und 18. Jahrhundert die kulturelle Bedeutung des Geschmacks immer stärker im Prozeß der sozialen Differenzierung eingesetzt wurde. Will man diesen sozialen Gebrauch des Geschmacks verstehen, dann ist es notwendig, die soziale Dynamik dieser Epoche zu betrachten.

Der „gute Geschmack" war für den Adel, der zunehmend in die Bedrängnis geriet, seine privilegierte soziale Stellung zu rechtfertigen, eine ideale Waffe, seine Überlegenheit gegenüber dem sich ökonomisch emanzipierenden Bürgertum zu verteidigen. Die Sicherheit zu wissen, was geschmackvoll ist, bezogen nach Norbert Elias die am Hof versammelten Aristokraten aus der zivilisierteren Durchformung des alltäglichen Verhaltens, die ohne eine stärkere selbstgesteuerte Regelung und Umformung der Triebimpulse nicht möglich gewesen wäre (vgl. Elias 1976 Bd. 2, S. 410). Die Aristokratie setzte den „guten Geschmack" als „neues" Kriterium ein, um damit soziale Ungleichheiten, sprich Über- und Unterordnungsverhältnisse zu begründen. Das 17. Jahrhundert erfand nicht den guten Geschmack, wie Flandrin kühn behauptet (Flandrin 1991, S. 309). Neu war, daß der „gute Geschmack" in den Dienst gestellt wurde, soziale Ungleichheiten zu begründen.

Damit entstand neben der ökonomischen Vergesellschaftung ein weiteres Prinzip, soziale Hierarchien zu begründen, welches das ständische Geburtsprivileg immer mehr ablöste. Geschmack zu zeigen und Geschmack zu besitzen wurde zu einem bevorzugten Merkmal, um soziale Unterschiede zu demonstrieren und wahrzunehmen. Damit ließ sich die alte soziale Hierarchie neu begründen (Bahr 1996, S. 98). Sprache, Literatur, Musik, Malerei, Architektur, Gartenbau, Kochkunst, Kleidung, um nur einige Felder aufzuzählen, die ganze Kultur und Kunst wurden dem Geschmacksprinzip, das sich als ästhetisches Anliegen, frei von sozialen Bindungen gerierte, unterworfen. Dahinter verbarg sich jedoch von Anbeginn das Interesse, Kultur und Kunst in den Prozeß sozialer Auseinandersetzungen über Unter- und Überordnungsverhältnisse einzubeziehen. Der „gute Geschmack" konnte seine Überlegenheit nur daraus beziehen, daß er das Gegenbild des „schlechten Geschmacks" schuf. Es war also weder eine ästhetische noch eine Frage der Bequemlichkeit oder des Wohlbefindens, was der „gute Geschmack" sei, sondern es war die Frage, wer die Macht hat, den Geschmacksdiskurs zu dominieren. Zur sozialen Grenzziehung trug in dieser Zeit der „Reichtum als solcher weniger (bei) denn der Gebrauch, den man von ihm macht" - also welchen Geschmack man sich angeeignet hatte (Goblot 1994, S. 62).

Wie in unseren Gesellschaften der Geschmack als „praktischer Operator" tätig ist, um aus sozialen Klassen, Schichten und Milieus, die sich im wesentlichen aufgrund ihres „ökonomischen Kapitals" unterscheiden, soziale Gruppierungen zu erzeugen, die sich gegenseitig als solche von unterschiedlichem Geschmack wahrnehmen, hat Bourdieu in seiner umfangreichen Studie „Die feinen Unterschiede" theoretisch und empirisch untersucht. Darin zeigt er, daß der heutige soziale Gebrauch des Geschmacks sich nur innerhalb einer Theorie sozialer Ungleichheit rekonstruieren läßt. Dies führt vom Thema dieses Kapitels „Essen als Geschmackssache“ weg. Deshalb zurück zum Eßgeschmack.

4.4 Eßgeschmack und Eßgenuß

Was läßt sich abschließend über das Verhältnis von Geschmack, Genuß und Küche sagen? Welche Geschmäcke als genußvoll wahrgommen werden, ist bis auf wenige Ausnahmen keine natürliche Eigenschaft der Lebensmittel oder Speisen[53], sondern eine kulturelle Zuschreibung, an der sich die Esser orientieren und die sie weitgehend übernehmen.[54] Diese kulturellen Zuschreibungen sind so mächtig, daß schon der Gedanke an sie als Genußversprechen wahrgenommen wird. Bevor sie gekostet werden, sind die Sinne darauf eingerichtet, Genuß zu vermitteln. Der Geschmack prüft dann nicht mehr, ob die Speise eine genußvolle ist, sondern ob sie hält, was sie verspricht. [55] Dies entspricht der spezifischen Wahrnehmungsweise des Geschmacks: zu verifizieren, ob das Tatsächliche dem Erwarteten entspricht.

Geschmack, Genuß und Küche sind Produkt eines langen Abstimmungsprozesses, bei dem die Küche die Geschmacks- und Genußerwartungen jeweils praktisch umsetzt und die von ihr vermittelten sinnlichen Erlebnisse wiederum in die Rezepturen und das Kochen einfließen. Aus sinnlicher Sicht ist die Küche ein kulturelles Werk, um dem Geschmackssinn möglichst viel Genuß zu entlocken. Geschmack und Genuß repräsentieren keineswegs einen Nebenzweig der Küche; ganz im Gegenteil, sie zu erleben ist ein zentrales Motiv der Speisenherstellung. Deshalb erzielen viele Kochtechniken ernährungsphysiologisch betrachtet suboptimale Ergebnisse, aber vorzügliche hinsichtlich des gewünschten Geschmacks.

Geschmack, Genuß und Küche sind somit eng miteinander verbunden, weshalb die Küche als kulturelles Regelwerk definiert werden kann, das dazu anleitet, wohlschmeckende und genußvolle Speisen zuzubereiten. So ist keine Küche bekannt, in der Lebensmittel so gekocht werden, daß sie den Essern in dem sozialen und kulturellen Umfeld, wo sie gekocht werden, nicht schmecken. Was als wohlschmeckend und genußvoll wahrgenommen wird, ist von Küche zu

53 Von Säuglingen sagt man, daß ihnen eine Vorliebe für süß und ein Widerwillen gegen bitter angeboren sei. Diese Geschmacksdisposition, falls sie überhaupt besteht, kann nicht fest verankert sein, wie die Leidenschaft für bittere Lebensmittel, beispielsweise Kaffee, Oliven, Pampelmusen und Bier, beweist.

54 Daneben gibt es persönliche Vorlieben und Zurückweisungen, die aber speziell begründet werden und nicht zum kulturell Selbstverständlichen gehören (s. Kap. 2.3).

55 Vom Begriff des Eßgenusses kann man den der Eßlust unterscheiden. Darunter wird meist in Anlehnung an Freud oder an Elias Essen als Triebbefriedigung gesehen, die Lust bereitet. Gemeint ist damit sowohl ein körperliches als auch ein psychisches Phänomen. Rath (1984, 1993) und Mennell (1988) haben sich mit der Sublimierung und Zivilisierung von Eßlust befaßt. Ich spreche hier von Genuß, um die soziale Vermittlung von Wahrnehmungen beim Essen deutlich zu machen.

Küche regional und sozial unterschiedlich. Nur selten jedoch wird die Küche bewußt der ausschließlichen Absicht, Genuß zu erzeugen, unterstellt. Vielmehr gibt es eine Bandbreite an graduellen Abstufungen, welchen Stellenwert der Genußaspekt in der Küche einnimmt bzw. einnehmen soll. Sie reicht von dem Wunsch, daß das, was gekocht wird, auch schmecken soll, bis hin zu einer gesteigerten Ästhetisierung der Küche, die aber zweckgebunden bleibt, insofern sie eßbar sein und sättigen muß. In den Regional- und Alltagsküchen wird die Art des Kochens häufig mit Sitten und Bräuchen begründet. Die Koch- und Zubereitungsweise gründet somit auf Üblichkeiten, und es werden keine kulturellen Begründungen angegeben, warum etwas so und nicht anders zubereitet wird, außer denen, daß es so am besten schmecke. In Festtagsküchen und insbesondere in den kulturell dominanten Küchen werden dagegen die Rezepturen permanent mit dem Ziel der Genußsteigerung weiterentwickelt.

Eine nur ästhetisch gemeinte Küche, die reinen Kunstgenuß vermitteln sollte, war „La Cucina Futurista", von F. T. Marinetti und Fillia in den 30er Jahren dieses Jahrhunderts entwickelt. Diese Küche sollte die bisherige Kochkunst durch ganz neue Speisen revolutionieren und „endlich eine Übereinstimmung zwischen dem Gaumen der Menschen und ihrem Leben heute und morgen schaffen". Vom körperlichen Zweck, der die menschliche Ernährung an die „der Tiere kette und die Menschen dazu treibe, sich wie Ameisen, Mäuse, Katzen und Ochsen" zu ernähren, abstrahierte die futuristische Küche absichtlich. Sie stellte die Speisen nach rein ästhetischen Gesichtspunkten zusammengestellt, die die kulturellen Vorstellungen von „eßbar" häufig ignorierten. Das Ergebnis war eine „künstlerische Küche", die, obwohl Lebensmittel zubereitet wurden, nicht zum Essen gedacht war, die also ihren ureigensten Zweck - die körperliche Einverleibung - nicht erfüllte. Die Futuristen nannten sie wahrscheinlich genau deswegen „die erste menschliche Küche", weil Essen des natürlichen Zwecks enthoben und zur Kunst wurde (Marinetti 1983, Vorwort).

Eine Küche, die den Geist, das ästhetische Vermögen, aber nicht den Körper nährt, ist jedoch keine Küche mehr. Das meinte auch Adorno, als er kategorisch behauptete, daß Küche und Kunst sich ausschließen, was bedeutet, daß Kunst nicht dort sein kann, wo Lebensnotwendigkeiten bestehen (Adorno 1980, S. 26). Eßgenuß ist somit von Kunstgenuß zu trennen, beides ist unvereinbar, weil Essen stets eine körperliche Seite besitzt und damit zweck-, sprich naturgebunden ist. Trotzdem impliziert Essen aber immer auch die Chance, Genuß zu erleben, die durch die Sinne, speziell Geruch und Geschmack, vermittelt wird - auch wenn dieser Genuß den puristischen Maßstäben der Ästhetiker nicht genügt. Die sinnliche Vermittlung des Essens gehört zum anthropologischen Status dieses Lebensgebietes ebenso wie die Genußchance, die daraus erwächst. Die Küche kann als die „Kunst" angesehen werden, den Eßgenuß zu steigern, ohne dabei den körperlichen Notwendigkeiten zuwiderzulaufen.

Nur selten wird, wie gesagt, die Küche uneingeschränkt entlang der Genußchance ausgerichtet. Die Grande Cuisine Frankreichs gilt als ein Beispiel dafür, daß der sinnlich-ästhetische Geschmack zum dominanten gestaltenden Prinzip wurde. Dies war an etliche soziale Bedingungen geknüpft.[56] Die Orientierung der Küche an der Genußchance ist nicht nur ein kulturelles Ereignis - sie hat soziale Folgen. Die kulinarische Verfeinerung des Essens ist besonders geeignet, Geschmack zu zeigen und der Geschmack stellt als Beurteilungsvermögen ein bevorzugtes Mittel dar, um soziale Unterschiede zu bezeichnen. Die historisch geknüpfte Verbindung von Sinnen- und Klassengeschmack (Bourdieu) scheint unaufhebbar und populärer denn je zuvor, um soziale Distanzen zu behaupten.[57] Ob, wie Bourdieu meint, nur die Küche schmeckt, zu der der Einzelne „ohnehin verdammt", und zwar aufgrund seiner sozialen Position genötigt ist, oder ob der Sinnengeschmack beim Essen neben der sozialen Festlegung nicht auch einer eigenständigen Genußlogik folgt, ist eine offene Frage.

56 S. Kap. 6.4., dort werden die Voraussetzungen dargestellt.
57 Sie ist so erfolgreich geworden, daß die Soziologie in den zahlreichen Lebensstilstudien viel Aufmerksamkeit widmet.

Auf dem Ufer der Kultur: Wie Essen Nähe und Distanz schafft

5. Eßbar oder nicht eßbar? Die Nahrung als kulturelles und soziales Zeichen

Exaltiertes Schwein
Eine rohe, abgepellte Salami wird
direkt in einem Teller serviert, der sehr
heißen Espresso-Kaffee enthält,
gemischt mit viel Eau de Cologne.
(Marinetti)

Knusprig-gebratener Hund
Man brate zunächst Stücke von Welpenfleisch scharf an,
dann fritiere man sie in Öl mit typisch chinesischen
Zutaten: Ingwer, Knoblauch, Sojasauce, grünen Zwiebeln,
Tofu und getrockneten, gesalzenen Bohnen.
(Chinesisches Rezept)

Beide Gerichte kann man essen, körperlich jedenfalls spricht nichts dagegen. Trotzdem werden nur wenige sie auch für eßbar halten. Beim „exaltierten Schwein" stößt die Zusammenstellung von Wurst mit Kaffee und die Aromatisierung mit Eau de Cologne ab. Dies wirkt physiologisch ähnlich wie starker Schnaps, wird aber üblicherweise nicht als Lebensmittel angesehen. Diese Speisenkomposition ruft Widerwillen hervor, weil sie nicht dem gewohnten *Geschmack* entspricht. Beim zweiten Rezept wird ein junger Hund zubereitet, ein Tier, das in einigen asiatischen und afrikanischen Regionen als eßbar, sogar als Hochgenuß gilt, aber im Rest der Welt tabu ist. Dieses Rezept durchbricht eine strenge Eßregel und wird deshalb aus anderen Gründen abgelehnt als die bizarre Mischung von Salami, Kaffee und Parfüm. Während beim „exaltierten Schwein" nur der fremde Geschmack stört, wird das gebratene Hundefleisch sicherlich mehr aus moralischen denn aus geschmacklichen Gründen zurückgewiesen. Die erste Speise überschreitet Geschmacksgrenzen, die zweite stößt an moralische Grenzen. Zwei Begründungsweisen dafür, daß eine Pflanze oder ein Tier nicht eßbar ist, lassen sich bereits jetzt angeben: eine moralische und eine kulinarische. Bevor das Verhältnis beider zueinander genauer beschrieben werden kann, sind einige grundsätzlichere Aspekte der Differenzierung in *eßbar* und *nicht eßbar* anzusprechen.

Eßbar oder nicht eßbar ist bis auf wenige Ausnahmen eine nicht natürlich festgelegte, sondern kulturell erzeugte Differenz - also eine von Menschen geschaffene. Zu den Ausnahmen gehören die Zellulose, die in größeren Mengen nicht verdaut werden kann, sowie einige giftige Stoffe und mikrobiell verdorbene Pflanzen und Tiere. Ansonsten existieren für den „Allesesser" Mensch nur wenige weitere natürliche Beschränkungen. Alle anderen Eßverbote oder Meidungen von Speisen sind kulturell bedingt, so daß ohne weiteres gesagt werden kann, daß der Mensch selbst bestimmt, was für ihn gut zu essen ist. Die kulturellen Festlegungen sind mehr oder weniger systematisch in Eßregeln zusammengefaßt.

Obwohl die natürlichen Aspekte gegenüber den kulturellen eher unbedeutend sind, ist es üblich, Eßregeln, die physiologisch, ökologisch, biologisch - also natürlich im weitesten Sinn - verursacht sind und solche, die kulturell begründet sind, strikt voneinander zu trennen und wissenschaftlich arbeitsteilig zu behandeln. Die ersten werden naturwissenschaftlich analysiert und die zweiten kulturwissenschaftlich. Mit diesem Wissenschaftsprogramm kann es gelingen, die Genese der Eßregeln zu rekonstruieren, aber nicht ihre kulturelle und soziale Wirkungsweise. Im Alltag und in der Lebenspraxis spielt diese Differenz keine Rolle, da die aus dem Alltagswissen stammenden Begründungen dafür, ob etwas gut oder schlecht zu essen ist, unabhängig davon, ob es sich um natürliche Sachzusammenhänge oder um kulturelle Bedeutungen handelt, gleich aufgebaut sind und auch ihre soziale Wirkungsweise keine andere ist. Es differieren zwar die Ausgangssituationen, aber die Argumente, mit denen sich Gesellschaften über Verbote und Tabus verständigen, heben sich nicht unbedingt voneinander ab. Im Gegenteil, hinter den häufigsten Erklärungen rein/unrein und heilig/unheilig verbergen sich sowohl natürliche Anlässe als auch kulturelle Übereinkünfte. Erst wenn an die Stelle der bisherigen Erklärungen naturwissenschaftliches Zusammenhangswissen tritt, wird überhaupt deutlich, daß zwei Arten von Verboten vorliegen können.

Dazu ein Beispiel: Viele Asiaten und Südamerikaner haben einen ausgeprägten Widerwillen gegen Milch. Während man früher dafür kulturelle Argumente anführte, überwiegen heute Erklärungen, die eine zu geringe Laktasebildung dafür verantwortlich machen. Somit könnte man argumentieren, daß ein natürlicher Grund vorliegt. Dieser kann allerdings als kulturell verursacht angesehen werden, weil die niedrige Laktosetoleranz daher rührt, daß Erwachsene Milch als Kindernahrung verschmähen. Diese kulturelle Bewertung ruft wiederum ein Faktum hervor, das als natürliche Beschränkung beschrieben werden kann: In diesen Regionen werden kaum Milchtiere gehalten. Häufig erweist es sich, wie dieses Beispiel demonstriert, als wenig erfolgreich, natur- und kulturwissenschaftliche Erklärungen einander strikt entgegenzusetzen. Meist wird dabei eine nachträgliche Kontrastierung vorgenommen, durch welche die Genese von Eßregeln nicht verstanden werden kann.

Weiterhin werden, insbesondere seit dem Erstarken der Naturwissenschaften, „natürliche" Argumente kreiert, wie z. B.: Fleischessen ist ungesund; es stört das ökologische Gleichgewicht und widerspricht zudem dem menschlichen Verdauungsapparat. Dabei werden häufig naturwissenschaftliche Erkenntnisse aus ihrem Geltungszusammenhang herausgelöst und verabsolutiert, um sich mit Bezug auf wissenschaftliches Wissen, das allen anderen Wissensarten gegenüber als überlegen gilt, unangreifbar zu machen. Wie Eßregeln begründet werden, auf welches Wissen zurückgegriffen wird, auf religiöses oder auf wissenschaftliches, hängt weniger von dem tatsächlichen Anlaß ab als davon, welchem Wissen jeweils der größte Erklärungswert beigemessen und die größte Überzeugungskraft zugetraut wird.

Natürliche Ursachen sind, bezogen auf das Gesamtspektrum dessen, was Menschen nicht essen, marginal. Bemerkenswerter ist, daß nicht alles, was sich zur Ernährung anbietet, gegessen wird, sondern lediglich einige ausgewählte Tiere und Pflanzen.[58] Maßstab für diese Auswahl ist die kulturelle Bestimmung: *eßbar* oder *nicht eßbar*. Als eßbar bewertete Pflanzen und Tiere erhalten den Status eines Lebensmittels. Eine ähnlich abstrakte Definition für Lebensmittel wendet das Lebensmittelgesetz an. Dort heißt es in §1: „Lebensmittel sind ... Stoffe, die dazu *bestimmt* sind, in verändertem, zubereitetem oder verarbeitetem Zustand von Menschen verzehrt zu werden.“ (LMBG §1) Auch die rechtliche Definition gibt keine inhaltlichen oder qualitativen Merkmale für Lebensmittel an, sondern rückt ebenfalls den Akt der Bestimmung ins Zentrum. Was ein Lebensmittel ist und was nicht, wird somit von Menschen kulturell festgelegt. Wenn in eine Konservendose, die laut Etikett Erbsengemüse enthält, aus Versehen eine Maus gelangt ist, dann handelt es sich bei der Maus um eine Verunreinigung und nicht um ein Lebensmittel. Wäre jedoch die Maus nicht zufällig, sondern absichtlich in die Dose geraten, um als Fleischeinlage verspeist zu werden, dann wandelte sich dieselbe Maus in ein Lebensmittel, weil sie dazu *bestimmt* ist, gegessen zu werden.

Die Klassifikation eßbar oder nicht eßbar bringt somit auf kulturelle Weise Ordnung in das natürliche Nahrungsangebot. Allerdings ist diese abstrakte Klassifikation eine theoretisch entworfene. Empirisch zeigt sich, daß Pflanzen und Tieren kulturelle Bedeutungen zugewiesen werden, die qualitative Eigenschaften und Merkmale hervorheben oder zuschreiben. Vielleicht kann man dies als Bestimmung des Gebrauchs bezeichnen. Die meisten dieser kulturellen Bedeutungen enthalten Hinweise für die Verwendung der Lebensmittel in der Küche. Es gibt aber auch kulturelle Bedeutungen, die nicht dem Bereich der Küche zugehören und keinen unmittelbaren Bezug zum Essen haben, sondern aus anderen Bereichen stammen, beispielsweise religiöse oder politische Bedeutungen.[59] Sie bilden Brücken zwischen dem Essen und den Bereichen, aus

58 Auch Claude Fischler hält dies für den zentralen Punkt: „Il faut donc poser la question de savoir pourquoi nous ne mangeons pas certaines substances, pourquoi nous ne consommons pas tout ce qui est biologiquement comestible“ (Fischler 1992, S. 27). Seine Antwort lautet, daß wir sie nicht essen, weil sie kulturell als nicht eßbar gedeutet werden.

59 Religion ist hier und im folgenden in einem sehr weiten Sinn gemeint: als Glauben an „charismatische Kräfte und Mächte“, die sich hinter der sichtbaren Welt verbergen und schicksalshafte Bedeutung haben. Zwischen Hochreligionen und Volksglauben oder Aberglauben wird nicht unterschieden.

denen die Bedeutungen stammen. So deuten beispielsweise Brot und Wein auf das Christentum hin und konstruieren so eine Brücke zwischen Nahrung und Religion. Beefsteak und Pommes Frites weisen nach Roland Barthes auf die französische Nation, weil sie patriotische Speisen repräsentieren und als „Nahrungszeichen des 'Franzosentums'" entziffert werden können (Barthes 1982, S. 38). Speisen sind nach Barthes Träger bedeutungsvoller Zeichen, die gelesen und entziffert werden. Und insofern sind Pommes Frites mehr als in Öl ausgebackene Kartoffelstäbchen, mehr als ihre Materie.

5.1 Zum Zeichencharakter der Nahrung

Barthes „Wissenschaft von den Zeichen", die Semiologie, kann helfen, den Prozeß der Bedeutungsverleihung zu verstehen. Barthes unterscheidet drei Termini: das Bedeutende, das Bedeutete und das Zeichen. Das Bedeutende besteht aus der Materie, also dem Objekt. Das Bedeutete ist die Botschaft, die vorhanden ist, bevor sie mit dem Bedeutenden verbunden wird. Aus der Verbindung von Bedeutendem und Bedeutetem geht das Zeichen hervor. Es verleiht dem Bedeutenden Sinn.

<table>
<tr><td>1. Bedeutendes</td><td>2. Bedeutetes</td><td rowspan="2">}Sprache</td></tr>
<tr><td colspan="2">3. Zeichen</td></tr>
</table>

nach: Barthes 1982, S. 93

Da es sich, wie Barthes zugesteht, bei der Unterscheidung in die drei Begriffe um eine rein analytische handelt, die so in der Wirklichkeit nicht existiert, soll sie sogleich beispielhaft erläutert werden. Man stelle sich einen Teller mit Austern vor: er bedeutet Erotik. Die Austern repräsentieren das Bedeutende, das „leer", weil ohne eigenständige Bedeutung ist. Das Bedeutete ist die Erotik. Tatsächlich differenzieren wir jedoch nicht zwischen beiden, sondern nehmen nur das Zeichen „erotisierte Austern" wahr. Ein weiteres, vielleicht eindeutigeres Beispiel: der Grünkernbratling. Die gebratene Grünkernmasse stellt das Bedeutende dar, mit ihr sind die Bedeutungen Vegetarismus, Tierschutz, Gesundheit assoziiert. Sie übernehmen die Rolle des Bedeuteten. Eingebunden in diesen Bedeutungskontext wird der Grünkernbratling zu einem Zeichen. Noch ein Beispiel, das zeigt, daß ein Lebensmittel je nach Kontext und Situation Zeichen für Verschiedenes sein kann. Man denke an ein Glas Champagner. Während eines intimen Rendezvous bezeichnet es das erotische Verhältnis zweier Menschen, zum Abschluß von Vertragsverhandlungen meint es Einverständnis, nach einer gelungenen Prüfung Freude und Ausgelassenheit, und während eines Festes wird es zum Zeichen von Feierlichkeit.

Diese Zeichen verbinden mit der Nahrung bereits Bedeutungen, die nicht aus dem Umgang mit den Lebensmitteln - also der sinnlichen Wahrnehmung der Speisen - resultieren, sondern diese bereits in bestimmte kulturelle und soziale Kontexte stellen. Die einfachsten Zeichen sind aber solche, die die Sinnlichkeit

- im wesentlichen den Geschmack - der Speisen ausdrücken. Aus ihnen entsteht „ein kohärentes Ensemble von Nahrungsmerkmalen“ (Barthes 1982a, S. 69). Auch hierbei gehen sinnlicher Geschmack und urteilender Geschmack eine enge Bindung ein. Barthes sieht diese als Verbindung von Substanz und Geschmack. Beispiele sind das Zarte, das in eine „signifikante Opposition“ zum Bitteren tritt, oder das Trockene, das Cremige und das Wäßrige, die sich ebenfalls gegenübergestellt sind. Aus diesen sinnlichen Zeichen baut sich nach Barthes ein „Regelwerk von Geschmacksrichtungen und Geschmacksgewohnheiten“ auf, das die Bahnen für die Kommunikation über Nahrung und für ihren kulturellen und sozialen Gebrauch auslegt (Barthes 1982a, S. 69).

Barthes begnügt sich nicht mit „einfachen“ Zeichen. Um komplexere Prozesse zu verdeutlichen, führt er eine zweite Ebene des Bedeutens ein: den Mythos. Dieser entwickelt sich aus einem bereits vorhandenen Zeichen, mit dem eine neue Bedeutung verbunden wird, wodurch ein neues Zeichen auf einem höheren Niveau entsteht. Die erste Ebene, die Zeichenebene, bildet dabei den Ausgangsterminus für die Substanz, für den Mythos. Das Zeichen wird, obwohl ihm bereits durch die Verknüpfung von Bedeutendem und Bedeutetem Sinn verliehen wurde, wieder auf ein bedeutungsleeres Ausgangsmaterial herabgesetzt. Barthes nennt ein solches reduziertes Zeichen, das in den Mythos eingeht, *Form*. Mit dieser Form wird bei der Schaffung eines Mythos ein Bedeutetes verbunden. Für dieses führt Barthes den Terminus *Begriff* ein. Form und Begriff bilden zusammen ein neues Zeichen, den Mythos. Diesen bezeichnet Barthes auch als *Bedeutung*. Dazu ein veranschaulichendes Schema.

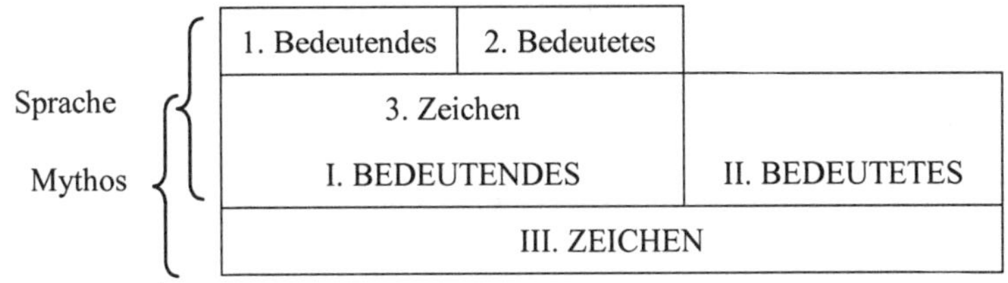

Schema aus: Barthes 1982, S. 93

Der Mythos bemächtigt sich des Sinns, der mit dem ursprünglichen Zeichen verbunden war, und macht aus ihm eine „leere Form“. „Doch der entscheidende Punkt ... ist, daß die Form den Sinn nicht aufhebt; sie verarmt, sie entfernt ihn nur, sie hält ihn zur Verfügung.“ (Barthes 1982, S. 97) Das neu hinzugekommene Bedeutete - der Begriff also - saugt die Geschichte, den Sinn auf und haucht der Form einen neuen Sinn ein. „Durch den Begriff wird eine neue Geschichte in den Mythos gepflanzt.“ (Barthes 1982, S. 98) Barthes bewertet diesen Prozeß als Deformierung, weil der ursprüngliche Sinn durch den Begriff an den Rand gedrängt wird. Er wird zu einer „ganz und gar verfügbaren Aussage im Dienste des Begriffs“ (Barthes 1982, S. 103).

Während sich für die erste Ebene, die der Zeichen, viele Beispiele aus dem Bereich der Nahrung finden lassen, weil die meisten Speisen neben ihrer Substanz immer auch ein Zeichen repräsentieren, ist es weitaus schwieriger, Beispiele für einen „Nahrungsmythos“ im Sinne von Barthes anzuführen. Dies hat verschiedene Gründe. Einer ist, daß sein System komplex ist und gleichzeitig stark vereinfacht. So entfaltet er eine Zeichentheorie, bei der die sozialen Situationen, in denen die Zeichen entstehen, im Hintergrund bleiben.[60] Ein Zeichen bildet sich aber nur beim Gebrauch der Dinge heraus, und erst in diesem Kontext wird ihm überhaupt ein Sinn zugewiesen. So können Madeleines, die kleinen schmackhaften Küchlein, alles mögliche bedeuten. Meist handelt es sich um einfache Bedeutungen. Eine Madeleine, in Lindenblütentee eingetaucht, kann allerdings auch die Erinnerung an ein ganzes Leben wachrufen. Noch verstrickter wird die Angelegenheit, wenn man Zeichen - kultureller Sinn - und Mythos - soziale Inanspruchnahme dieses Sinns - eindeutig voneinander trennen möchte. Ein Beispiel: Während des christlichen Abendmahls werden Brot und Wein an die Gläubigen verteilt. In der Bibel heißt es dazu:

„Da sie aber aßen, nahm Jesus das Brot, dankte und brach's und gab's den Jüngern und sprach: Nehmet, esset, das ist mein Leib. Und er nahm den Kelch und dankte, gab ihnen den und sprach: Trinket alle daraus; das ist mein Blut.“

Handelt es sich hierbei nach Barthes um ein Zeichen oder um einen Mythos? Diese Frage läßt sich kaum eindeutig beantworten. Brot und Wein existieren als Zeichen auch außerhalb des Abendmahls. Während dieser Zeremonie werden ihnen neue, religiöse Inhalte verliehen, von deren Charisma auch von dem ursprünglichen Zeichencharakter profitiert. Insofern könnte man von einem Mythos sprechen. Man kann aber das Abendmahl selbst als Zeichen interpretieren, bei dem das Teilen von Brot und Wein das Bedeutende ist und der christliche Glaube das Bedeutete darstellt. Dieses Beispiel verdeutlicht, daß die Interpretation, ob etwas als Zeichen oder Mythos wirkt, davon abhängen kann, an welcher Stelle der semiotische Entzifferungsprozeß ansetzt.

Ein weiterer Grund dafür, daß die Ebene des Mythos schwer zu handhaben ist, besteht darin, daß Barthes den Mythos primär unter dem Aspekt der Deformierung betrachtet und ihn als „gestohlene Sprache“ begreift. Das Beispiel des Abendmahls zeigt aber, daß es Umdeutungen des ursprünglichen Sinns oder Hinzufügungen anderer Bedeutungen gibt, die nicht als Deformierung verstanden werden können. Daß ein Zeichen zu einer ganz und gar verfügbaren Aussage im Dienste eines anderen Begriffs wird, beschreibt einen Mechanismus, den man besser als „Dienstbarmachung“ oder „Funktionalisierung“ begreifen kann.[61] Dabei lassen sich zwei Arten unterscheiden:

Erstens werden die kulturellen Zeichen, die Lebensmittel und Speisen repräsentieren, im strukturierten sozialen Raum verankert, also mit bestimmten sozialen Gruppen verbunden. Die Lebensmittel und Speisen werden damit zu ei-

60 Bourdieu, der sich stark vom Strukturalismus anregen ließ, hat dieses durch seinen Habitusbegriff behoben. In den Wahrnehmungsschemata ist stets der soziale Kontext schon enthalten.

61 In Kap. 7 werden diese beiden Begriffe nochmals erläutert.

nem Zeichen von Schicht, Klasse, Geschlecht, Alter - je nachdem, welche Differenzierungsformen in einer Gesellschaft existieren. In diese Richtung entkräftigt Barthes in seinem Aufsatz „Für eine Psycho-Soziologie der zeitgenössischen Ernährung" selbst den Begriff des Mythos. [62] An seine Stelle setzt er den Begriff der Situation, worunter er versteht, daß Nahrung „nicht nur als Zeichen für bestimmte Motive, sondern auch für Situationen (dient), kurz für einen Lebensstil, den sie eher zur Schau stellt denn ausdrückt. Sich ernähren ist ein Verhalten, das sich jenseits des eigentlichen Zieles entfaltet" (Barthes 1982a, S. 72).

Zweitens können die kulturellen Bedeutungen, die aus dem Bereich des Essens stammen, gegen solche eingetauscht werden, die zu anderen Lebensgebieten und Wertsphären gehören. Besonders deutlich ist dies bei religiösen Bedeutungen. Die Speisen werden aus der Alltagsküche entfernt und Teil des religiösen Geschehens. Beim Tieropfer findet die Übertragung von „Essen" in eine andere Sphäre ihren stärksten Ausdruck.

Die Dienstbarmachung oder Inanspruchnahme von Nahrungszeichen läßt sich weiter nach ihrer sozialen Qualität differenzieren. Diese kann durch Lebensgebiete und Sphären erfolgen, die eher auf Vergemeinschaftung ausgerichtet sind und dementsprechend den Zeichencharakter der Lebensmittel mit ihren kulturellen Ideen und Überzeugungen überformen. Dann werden z.B. religiöse, nationale oder ethnische Bedeutungen verankert. Sie kann aber auch im wesentlichen durch Interessen motiviert sein, wenn z.B. der Zeichencharakter der Lebensmittel sozialstratifizierend gedeutet wird. In beiden Fällen werden die Bedeutungen systematisch zueinander in Relation gesetzt.[63] Grundlage dafür sind häufig binär kodierte Bedeutungen, beispielsweise rein/unrein, gesund/ungesund, fein/grob. Das relationale Verhältnis der klassifizierten Lebensmittel und Speisen kann räumlich veranschaulicht werden, indem man diese Bedeutungen auf Achsen abträgt, wie dies beispielsweise Bourdieu und Grignon getan haben.[64]

Worauf verweisen die alimentären Bedeutungen? Welche Lebensbereiche werden mit dem Essen verbunden? Im folgenden sollen zwei Bedeutungsfelder vorgestellt werden:

1. R*eligiöse Bedeutungen* im weitesten Sinn, die Lebensmittel sakral deuten und diese mehr oder weniger aus dem Alltag in den Außeralltag überführen. Die beiden zentralen klassifizierenden Zeichen sind hier rein/unrein und heilig/unheilig. Als unrein und als unheilig bezeichnete Speisen werden aus dem religiösen Geschehen herausgenommen, teilweise sogar tabuisiert. Als

62 Der Aufsatz erschien zunächst als Beitrag zur Enquête über die „Vie matérielle" in den Annales ESC (1961).

63 Ich werde im weiteren sowohl den Begriff Bedeutung als auch Zeichen gebrauchen. Entscheidend ist, daß beide in ihrem sozialen Verwendungszusammenhang zu sehen sind.

64 Siehe weiter unten Abschnitt 5.3.

heilig oder rein wahrgenommenen Speisen schreibt man dagegen oft „charismatische“ Kräfte und Wirkungen zu (Weber 1980, S. 245).

2. *Sozial differenzierende Bedeutungen*, bei denen der Zeichencharakter der Lebensmittel einer Position im sozialen Raum zugewiesen wird, um so soziale Unterschiede und Ungleichheiten kulturell zu repräsentieren. In stratifizierten Gesellschaften sind die verfügbaren Nahrungsmittel nicht nur quantitativ unterschiedlich, sondern auch qualitativ abgestuft den einzelnen Gruppen zugänglich. Die mit den Lebensmitteln verbundenen Qualitäten sind in den kulturellen Bedeutungen enthalten. Die drei wichtigsten Achsen, entlang denen Qualitäten kulturell bedeutungsvoll werden, sind gesund/ungesund, fein/grob und genußvoll/sättigend. Die beiden letzten werden häufig synonym benutzt.

5.2 Heilige Kühe, unreine Schweine - über religiöse Bedeutungen

Die Frage nach der Genese kultureller Zeichen wurde im ersten Abschnitt vernachlässigt bzw. wurde nur die Sichtweise der Semiologie rezipiert. Dies soll nun nachgeholt werden. Am Beispiel der Eßtabus werden verschiedene Theorien gegenübergestellt. Hauptsächlich drei Erklärungen - die rationalistische, die funktionalistische und die strukturalistische - werden diskutiert. Neben diesen bekannteren Theorien wird eine vierte vorgestellt: die kommunikationstheoretische, die Klaus Eder in seinem Buch „Die Vergesellschaftung der Natur“ entwickelt hat.[65] Die vier Erklärungen werden am Beispiel des mosaischen Schweinefleischtabus durchdekliniert, weil es sich um ein sehr markantes Tabu handelt und die Unterschiede der Theorien gut erkennbar sind.

„Erst kommt das Fressen, dann“ - vom Nutzen der Eßtabus

Die rationalistischen Erklärungen vermuten hinter allen Eßtabus materielle Ursachen. Die Funktion der Eßtabus ist, dafür zu sorgen, daß der begrenzte Nahrungsspielraum optimal ausgenutzt und eine genügende Nahrungsversorgung garantiert wird. Eine optimale Ausnutzung ist dann gegeben, wenn das Prinzip des „ökonomischen Verbrauchs“ überall durchgesetzt ist. Genau dieses Prinzip zu erfüllen ist die Aufgabe, die Eßtabus und -gewohnheiten leisten. Ökonomie, Ökologie und Physiologie wird dabei jeweils die gleiche Rationalität, eine Zweck-Mittel-Rationalität unterstellt. Dem Prinzip des ökonomischen Verbrauchs liegt somit nicht mehr als eine schlichte Kosten-Nutzen-Bilanz zugrunde.

Marvin Harris, der bekannteste Vertreter dieser Erklärungsweise von Eßtabus, erläutert diese Bilanz folgendermaßen: „Bei Nahrungsmitteln, die man bevorzugt, ist die Bilanz zwischen dem praktischen Nutzen und den Kosten günstiger

65 Ich greife hier auf die sehr übersichtliche Darstellung von Eder (1988) zurück. Das Buch von Setzwein (1997) untersucht ebenfalls Eßtabus, aber weniger stringent.

als bei solchen, um die man einen Bogen macht (die schlecht zu essen sind).“ (Harris 1988, S. 9) Die Nützlichkeit der Lebensmittel errechnet sich aus den in den Lebensmitteln enthaltenen Nährstoffen auf der einen Seite und der zur Beschaffung investierten Arbeit auf der anderen Seite. Aber auch ökologische Kriterien gehen in diese Bilanz ein. Die Maximierung von Kosten und Nutzen bedeutet keine physiologisch bestmögliche Ernährung, sondern nur eine optimierte Nahrungsbeschaffung. Nutzen und Kosten werden sozial ungleich zugewiesen. So waren von jeher Frauen und Kinder gegenüber erwachsenen Männern benachteiligt. Die Kosten-Nutzen-Rechnung ist sozial gebrochen, weshalb es manchmal schwierig ist, sie aufzustellen.

Ganz falsch ist es, die jeweilige Ernährungsweise auf willkürliche kulturelle Werte und Überzeugungen zurückzuführen. So liegen beispielsweise religiösen Entscheidungen darüber, welche Lebensmittel rein und welche unrein sind, zumeist ökologische Faktoren zugrunde. Allerdings verläuft die Kausalität nicht ausschließlich von der Ökologie zur Religion, denn „religiös sanktionierte Eßgewohnheiten, die sich als Zeichen der Bekehrung und als Ausdruck der Frömmigkeit etabliert haben, können ihrerseits wieder einen Einfluß auf die ökologischen und ökonomischen Bedingungen ausüben, die zu ihnen geführt haben.“ (Harris 1988, S. 86) Damit bleibt Harris’ Grundsatz ohne Relativierung bestehen: „Nahrung muß den kollektiven Magen füllen, ehe sie den kollektiven Geist füttern kann.“ (Harris 1988, S. 9)

Warum ist es im Judentum verboten, Schweinefleisch zu essen? Im Unterschied zum Strukturalismus, wie weiter unten ausgeführt wird, betrachtet die rationalistische Erklärung jedes einzelne Tabu für sich und sucht jeweils spezifische Gründe. Das Verbot, Schweinefleisch zu essen, steht im 3. Buch Mose 11 und im 5. Mose 14. Dort heißt es:

> „Alles, was die Klauen spaltet und wiederkäut unter den Tieren, das sollt ihr essen. Was aber wiederkäut und hat Klauen und spaltet die doch nicht ...das ist euch unrein und ihr sollt’s nicht essen.“

Zu den Tieren, die als rein und eßbar angesehen wurden, gehörten im Alten Orient Rinder, Schafe und Ziegen. Diese Tiere paßten nach Harris gut in das ökologische Habitat, weil sie im Gegensatz zum Schwein Zellulose verdauen können und sich damit von Stoffen ernähren, die für den Menschen nicht verwertbar sind. Das Schwein frißt dagegen Pflanzen, die auch von Menschen gegessen werden. Es liefert nur Fleisch, keine Milch, kein Leder, keine Wolle, und es kann nicht einmal als Zugtier eingesetzt werden. „Schweine im Nahen und Mittleren Osten aufzuziehen war deshalb, und ist auch heute noch erheblich kostspieliger als die Aufzucht von Wiederkäuern.“ (Harris 1988, S. 73) Die religiös begründete Einteilung in reine (Land)Tiere - Wiederkäuer und gespaltene Klauen - und unreine Tiere, die nicht beide Bedingungen erfüllen, entspricht keiner kulturellen Logik, wie sie der Strukturalismus behauptet. Vielmehr benötigten die „levitischen Priester“, die sich „um die Rationalisierung und Kodifizierung von Eßgeboten bemühten“, „ein Einteilungsprinzip, das die vorhandenen Vorlieben und Abneigungen in bezug auf Nahrungsmittel zu einem zusammenfassenden begrifflichen System zusammenzufassen erlaubte" (Harris 1988, S. 80). Die Kanonisierung der Eßtabus war somit eine relativ beliebige, während die dahinter liegenden ökologischen Gesetze eindeutig Regie führten.

„Am Anfang steht die soziale Ordnung" - zur sozialen Funktion von Eßtabus

Mit der rationalistischen Theorie läßt sich das Verbot eines einzelnen Tieres, das ökologisch oder physiologisch einigermaßen bedeutsam ist, erklären. Aber das Verbot einer ganzen Tiergruppe oder eines Tieres, das kaum zur Ernährung beiträgt oder niemals gejagt wurde, kann damit nicht verständlich gemacht werden. Daß die Motive für ein Eßverbot nicht im Bereich der Ernährung zu finden sind, sondern im gesellschaftlichen liegen, also fern von natürlichen Begrenzungen und Beschränkungen, behauptet die funktionalistische Erklärung. Sie sucht „die Gründe für das Bestehen von Eßtabus ... in den Zwängen der Aufrechterhaltung einer sozialen Ordnung selbst" (Eder 1988, S. 107). Eßtabus stabilisieren die soziale Ordnung, indem sie als Medien oder Träger normativer Regelungen funktionalisiert werden, die wiederum die soziale Integration fördern und die Abgrenzung gegenüber anderen Gesellschaften unterstützen sollen.

Die Eßtabus selber, beispielsweise das Verbot, Kühe zu schlachten, ist für die funktionalistische Erklärung ein nachgeordnetes Phänomen, weil nur die soziale Wirkungsweise, die auch von einem anderen Verbot ausgehen kann, interessiert. Die soziale Grenzen und Solidarität stiftende Funktion, die das jeweilige Eßtabu symbolisiert und damit kulturell ausdrückt, wird nicht durch dieses selbst hervorgebracht. Die Grenzen existieren bereits, bevor sie durch das Eßtabu auf einen markanten Ausdruck gebracht und in eine kommunikativ hoch erfolgreiche Sprache übersetzt werden. Abstrakt systemtheoretisch formuliert: Das Eßtabu drückt eine System-Umwelt-Differenz aus, die auch ohne es besteht. Damit trägt aber die funktionalistische Erklärungsweise nichts dazu bei, die Eßtabus selbst zu verstehen. Warum gelten im Judentum und im Islam Schweine als unrein, und warum sind Kühe in Indien heilig?

Der einzige Beitrag zum Verständnis der Eßtabus, den der funktionalistische Ansatz liefert, ist, daß Nahrungsverbote besonders geeignet sind, bereits vorhandene Differenzen auszudrücken. Das tabuisierte Tier muß aber, bevor es sozial in den „Dienst genommen" wird, bereits eine herausgehobene kulturelle Position inne haben, und diese Sonderrolle hängt unmittelbar mit Eigenschaften des Tieres zusammen, die es als rein oder unrein erscheinen lassen.

Da die funktionale Analyse den Grund für Eßtabus in gesellschaftlichen Erfordernissen sieht, wird die Frage nach der oder den Ursachen für das Schweinefleischtabu historisch beantwortet. Das heißt: Es wird die gesellschaftliche Situation zu der Zeit, als das Tabu entstand, rekapituliert und aus dieser die

Gründe für die Etablierung eines so profilierten Kennzeichens einer Gemeinschaft rekonstruiert. Das jüdische Schweinefleischverbot kam zu der Zeit auf, als eine eigene jüdische Geschichte begann und eine eigene politische Ordnung geschaffen wurde, die jedoch angesichts der Bedrohung durch mächtigere Völker permanent instabil blieb. Unter diesen Bedingungen war es schwierig, eine eigenständige jüdische Identität aufrechtzuhalten. Durch die Hervorhebung der Differenz von Reinheit und Unreinheit nicht nur beim Essen, sondern in der gesamten Lebensführung, sollte eine stabile kollektive Identität erzeugt werden. Nach der funktionalistischen Erklärung wurde Schweinefleisch nicht verboten, weil es ökonomisch ungünstig war, Schweine zu züchten, sondern weil es die Völker aßen, von denen man sich abgrenzen wollte, um die Herausbildung einer eigenständigen kollektiven Identität zu fördern und um damit indirekt die souveräne politische Ordnung zu stabilisieren (vgl. Eder 1988, S. 133).

„Gut oder schlecht zu denken" - die strukturalistische Erklärung

Die strukturalistische Erklärung vermutet, daß sich in den Eßtabus die grundlegenden Denkschemata einer Gesellschaft widerspiegeln. Tiere - so Lévi-Strauss' Diktum - sind „gut oder schlecht zu denken", weshalb Menschen die Tierwelt nutzen, um eine logische Ordnung zu entwickeln. Nicht die natürliche Beschaffenheit wird zum Anlaß genommen, Tiere zu tabuisieren, sondern es werden die Tiere verboten, die nicht in die gedachte Ordnung hineinpassen. Die durch Denken, Klassifizieren und Ordnen konstruierte Ordnung steckt einen Orientierungsrahmen ab, der nicht nur dazu eingesetzt wird, „Ordnung in die Natur" zu bringen, sondern auch dazu, die Gesellschaft zu ordnen, zu denken und zu klassifizieren. Im Gegensatz zu der funktionalistischen Erklärung, die behauptet, daß sich in den Eßregeln unmittelbar gesellschaftliche Prozesse und Strukturen widerspiegeln, nimmt die strukturalistische an, daß es allgemeine Modelle der kognitiven Ordnung gibt, die die Art der Wahrnehmung und Bewertung strukturieren - unabhängig davon, ob es sich um natürliche oder soziale Phänomene handelt. Die Natur betrachten sie nur als Medium dafür, eine kognitive Ordnung hervorzubringen, mit der Kategorien und Klassifikationen für die soziale Ordnung hervorgebracht werden. Dies impliziert eine Sozialisierung der Natur, weil natürliche Phänomene nicht als eigenlogische betrachtet und statt dessen immer in Beziehung zur sozialen Ordnung gesetzt werden, wodurch Natur und Gesellschaft ein gemeinsames organisierendes Prinzip - die von Menschen gedachte Ordnung - unterstellt wird.

Der Strukturalismus sieht seine Aufgabe darin, die in den Eßregeln enthaltene logische Ordnung zu entziffern, um die Konstruktionsprinzipien der sozialen Ordnung zu analysieren. Dabei nehmen die Strukturalisten für sich in Anspruch, daß ihr Blick nur entziffert und keineswegs selbst erst Klassifikationen, Ordnungsschemata und Denkmodelle schafft, also ihre Wahrnehmungs- und Bewertungsweise nicht von der kognitiven Ordnung, in der sie zu denken, zu klassifizieren und zu ordnen gelernt haben, vorgeprägt ist.

Mary Douglas hat sich in ihrem Buch „Reinheit und Gefährdung" (1988) ausführlich mit den Speisegesetzen des dritten und fünften Buch Mose beschäftigt. Sie greift im Unterschied zur rationalistischen und funktionalistischen Erklärung nicht ein einzelnes Verbot heraus, weil sie meint, daß die verschiedenen Einzelvorschriften zusammen einen gemeinsamen Sinn ergeben, der sich nur erschließt, wenn man das hinter den Verboten liegende Klassifikationsschema entdeckt.[66] Der Sinn hinter den Speisegeboten besteht nach Douglas darin, Reines und Unreines, Heiliges und Unheiliges (Greuel) voneinander zu trennen, indem allgemeine Klassifikationsregeln angegeben werden. Entwickelt und konkret ausformuliert wurden die Regeln bei der Ordnung der Tiere. Die darin enthaltenen abstrakten Kategorien zielen jedoch auf die Verwendung im gesellschaftlichen Kontext. Heilig und rein sind nach Douglas jene Dinge, die Vollkommenheit, Integrität und Makellosigkeit besitzen. Greuel und unrein sind dagegen all jene Dinge, bei denen Vermischung und Verwirrung besteht. „Heiligkeit erfordert, daß die einzelnen Dinge der Klasse entsprechen, zu der sie gehören. Sie erfordert außerdem, daß verschiedene Klassen von Dingen nicht vermischt werden dürfen." (Douglas 1988, S. 73) Die Speisegesetze formulieren diese abstrakten Begriffe von Heiligkeit und Reinheit aus. Die Tiere waren nur insofern interessant, als sie offensichtlich mehr als anderes aus der Natur anregten, über Reinheit, Einheit und Vollkommenheit nachzudenken.

Zunächst wurden drei Tiergruppen gebildet. Tiere, die im Wasser, Tiere, die in der Luft, und Tiere, die auf dem Land leben. Für alle drei Gruppen wurden jeweils spezifische Regeln aufgestellt, die sie zu erfüllen haben, um als vollkommene, sprich reine Mitglieder ihrer Gruppe klassifiziert zu werden. Für die Landtiere heißt diese Regel: Paarzehige wiederkäuende Huftiere sind rein. Alle Landtiere, die diese Bedingung nicht erfüllen, sind unrein. Das Schwein ist zwar paarzehig, aber es käut nicht wieder. Seine Identität ist damit prekär, weshalb es als unrein gilt und nicht gegessen werden darf. Es wurde also tabuisiert, weil es nicht den Klassifikationsregeln für Landtiere genügt. Abstrakt formuliert, weil es nicht in das gedachte Ordnungsschema von rein und unrein, von heilig und unheilig hineinpaßt.[67]

---

66 Die mosaischen Speisegesetze werden hier nicht ausführlich wiedergegeben.

67 Eine ähnliche Antwort gibt Max Weber in seiner Studie über „Das Antike Judentum", den dritten Band der „Gesammelten Aufsätze zur Religionssoziologie" (1921). Für das Verbot bestimmter Tiere, schreibt Weber, „findet sich nirgends eine ätiologische Legende. An ihrer Stelle steht vielmehr eine Art von naturwissenschaftlicher Distinktion, die sicher nicht alt, sondern Produkt priesterlicher Schematisierung ist, ... und vermutlich den Kreis der verpönten Fleischarten stark erweitert hat". Allerdings meint er, daß es „vermutlich ganz vergebliche Mühe" ist, „den einzelnen Verboten in ihren Entstehungsgründen nachgehen zu wollen" (Weber 1921 zitiert nach 1988, S. 368).

„Die kulinarische Moral bei Tisch" - die kommunikationstheoretische Erklärung

Essen repräsentiert einen elementaren Übergang von der Natur zur Kultur, weshalb Eßkultur ein privilegierter Weg ist, Kultur insgesamt zu rekonstruieren und darin die Wurzel moralischen Handelns aufzuspüren. „Eßregeln sind *soziale Regeln* par excellence", weil in ihnen die „*kulturelle Logik*" einer Gesellschaft niedergelegt ist (Eder 1988, S. 103). Unter diesem Aspekt interessiert sich Klaus Eder für Eßtabus, bei denen es sich um „kulturell tiefsitzende und zugleich emotional hochbesetzte Eßverbote" handelt (Eder 1988, S. 103). Seine These lautet, daß „man Eßtabus als Elemente einer kulinarischen Moral verstehen kann, in der die 'unbewußten' Voraussetzungen des in einer Gesellschaft herrschenden moralischen 'Bewußtseins' zu finden sind. Eßtabus sind - kurz formuliert - moralische Normen vor aller Moral." (Eder 1988, S. 104)

Eder kritisiert an der strukturalistischen Analyse, daß bei ihr offen bleibt, warum und wie die kognitive Odnung praktisches Handeln motiviert, weil das Verbindungsglied zwischen den kognitiven Anomalitäten und dem Meiden der Tiere fehlt. Das Verbindungstück ist nach Eder die moralische Kraft, die von Eßtabus ausgeht und die handlungsmotivierend wirkt. Die in den Eßtabus angewendete Klassifikation der Tiere zeigt sich zwar als eine rein kognitive, aber tatsächlich ist sie durch „die Logik der moralischen Gefühle" initiiert. In die Klassifikationen selbst sind somit bereits moralische Vorstellungen eingegangen. „Das Befolgen von Eßtabus ist das Ergebnis kollektiv geltender moralischer Vorstellungen, die in der kognitiven Ordnung der Welt transportiert und kommuniziert werden. Eßtabus sind das Ergebnis einer kognitiven Ordnung, die eine *moralische Ordnung* denkbar macht. Eßtabus sind eine Möglichkeit, eine moralische Welt zu denken." (Eder 1988, S. 152-153) Tiere werden dabei zu einem Modell dafür, wie die sozialen Beziehungen zwischen Individuen und Gruppen einzurichten sind. Die Klassifikation eßbar und nicht eßbar übersetzt die abstrakte „Idee einer richtigen moralischen Ordnung der Gesellschaft" in lebenspraktische, unmittelbar anwendbare Handlungsanweisungen, die diese Idee Wirklichkeit werden lassen.

Zu den grundlegenden moralischen Problemen, die jede Gesellschaft zu regeln, zu kontrollieren und zu rechtfertigen hat, gehört das Töten. Dies erklärt, weshalb Raubtiere, die töten, um sich zu ernähren, im allgemeinen tabuisiert sind. Sie müssen aus der kulturellen Ordnung, die unter dem Zwang steht, das Töten gesellschaftlich zu reglementieren, herausfallen. Warum aber ist das Schwein in den mosaischen Eßregeln tabu, obwohl es kein Raubtier ist? Eder meint, daß das Gebot, sich nur von paarhufigen Wiederkäuern zu ernähren, ganz sicherstellen sollte, „daß man es wirklich nur mit pflanzenfressenden Tieren zu tun hat" (Eder 1988, S. 159). Dies ist von Natur aus nur bei den Wiederkäuern garantiert.[68] Das Schwein ist jedoch ein Allesfresser, weil es sowohl Pflanzen als

68 *Von Natur aus* ist seit BSE ein wichtiger Zusatz, weil die Krankheit dadurch übertragen wurde, daß Tiermehl an pflanzenfressende Tiere verfüttert wurde.

auch Tiere frißt. Deshalb kann es indirekt am Töten beteiligt sein. Das Primat, nur pflanzenfressende Tiere zu essen, symbolisiert eine Gesellschaft, die sich selbst als eine definiert, in der nur unter gesellschaftlich kontrollierten und gerechtfertigten Bedingungen tödliche Gewalt ausgeübt werden darf, ansonsten aber das Prinzip des Nicht-Tötens gilt.

Soweit diese vier Erklärungen von Eßtabus. Welche Erklärung richtig oder unrichtig ist, kann nicht theoretisch, sondern nur empirisch, und zwar von Fall zu Fall geprüft werden. Es ist höchst unwahrscheinlich, daß so unterschiedlichen Phänomenen, wie dem Tötungsverbot von Rindern in Indien, der Ablehnung von Pferdefleisch in Nordeuropa, dem Widerwillen gegen Hunde- und Katzenfleisch in Europa und Nordamerika und dem mosaischen und islamischen Schweinefleischtabu, jeweils das gleiche verursachende Prinzip zugrundeliegt. Es reicht auch nicht aus, nur nach den ursprünglichen Motiven zu fragen, weil manche Eßtabus, obwohl die anfänglichen Gründe obsolet sind, trotzdem beharrlich respektiert werden. So mag die von Harris behauptete Kosten-Nutzen-Bilanz in Gesellschaften mit einem engen Nahrungsspielraum ein leitendes Motiv gewesen sein; auffällig ist jedoch, daß die Tiere, auch wenn diese Begrenzung nicht mehr besteht, weiterhin tabuisiert bleiben. Ein Grund dafür könnte sein, daß die Tabus nun funktionalisiert, d.h. zu sozialen Zwecken eingesetzt werden. Selbst Mary Douglas als konsequente Vertreterin des Strukturalismus weist darauf hin, daß es sich bei der kognitiven Ordnung, die sie aus den mosaischen Speisegesetzen herausliest, insbesondere bei abstrakten Vorschriften wie die über paarzehige Wiederkäuer, um „eine nachträgliche Generalisierung ihrer (gemeint sind die Israeliten, E.B.) Gewohnheiten“ handelt (Douglas 1988, S. 75). Einige der tabuisierten Speisen wurden lange, bevor die mosaischen Speisegesetze entstanden, nicht gegessen. Die Klassifikation der Tiere nach dem Kriterium ‘paarzehige Wiederkäuer’ wurde demnach erst im nachhinein erfunden. Als Folge davon wurden jetzt alle Tiere, die aus der Klassifikation herausfielen, ausdrücklich tabuisiert, auch solche, die zuvor sicherlich kaum als eßbar in Frage kamen, wie die Eule, der Kuckuck und der Klippdachs. Umgekehrt wurden nun Tiere als rein und damit als eßbar klassifiziert, die wahrscheinlich vor und nach ihrer positiven Einordnung niemals wesentlich zur Nahrung beitrugen, wie Antilopen, Gemsen oder Heuschrecken. Die kognitive Rechtfertigung der Speisegewohnheiten setzte damit eine Eigendynamik in Gang, die weit über den Bereich des Essens hinausreichte und die gesamte Tierwelt umfaßte. Die Logik dieser Ordnung läßt sich nicht mehr aus den Alltagspraktiken, die ihr ursprünglicher Ausgangspunkt war, sondern nur noch kognitiv erschließen.

Eßtabus sind somit keineswegs so stabil wie sie scheinen, wenn man nur die Eßregeln betrachtet. Die sich dahinter verbergende Erklärung kann sich ändern und eine eigene Dynamik entwickeln und sich so vom anfänglichen Zweck immer weiter entfernen. Dieser hintergründige Wandel spricht dafür, nicht eine Erklärung der Eßtabus als einzig richtige zu verabsolutieren, sondern mehrere in den Blick zu nehmen. Zwei Eigenschaften sorgen dafür, daß Eßtabus trotzdem, zumindest oberflächlich, sehr stabil wirken. Erstens bleibt, auch wenn die Motive sich wandeln, stets das gleiche Tier verboten, und zweitens ist das Tabu mit einer besonderen Macht ausgestattet, die Übertritte außerordentlich hemmt. Ihre Macht besteht darin, daß Tabus im Gegensatz zu Verboten oder Meidungen, die auf Sitten, Konventionen oder rechtlichen Regeln beruhen, durch „Gefahrenglauben" garantiert werden. Dieser wurzelt in der tiefverankerten Überzeugung, daß die tabuisierten Tiere außergewöhnliche Kräfte besitzen, unberechenbare Gefahren von ihnen ausgehen und ihr Vermögen, Einfluß auszuüben, nicht abschätzbar ist. Mit anderen Worten: Es geht von ihnen ein „böser Zauber" aus. Die Angst vor einer Tabuverletzung ist im allgemeinen groß bis unermeßlich, weil die Folgen als unkontrollierbar und als schicksalhaft gelten. Sie werden außerhalb der diesseitigen, sinnlich wahrnehmbaren Welt vermutet - also im Religiösen. Im Tabu zeigt sich, wie Weber schreibt, die „höchst eigenwillige Eigengesetzlichkeit des Religiösen", die stets erhalten bleibt (Weber 1980, S. 264).

Der Hinweis auf die religiöse Fundierung der Eßtabus leitet über zu einem letzten Bedenken. Die ursprüngliche, polynesische Bedeutung des Begriffs Tabu meint: verboten nach heiliger Sitte. Eßtabus, auch wenn ihr Enstehungszusammenhang ein nicht religiöser ist, sind Teil des sakralen Geschehens, weil ihre Geltung religiös garantiert wird. Es gibt aber eine ganze Reihe religiöser Speiseregeln, z.B. für Opfer- und Ritusspeisen, weshalb es kaum sinnvoll ist, Eßtabus aus diesem Gesamtzusammenhang herauszulösen und als Einzelphänomen zu interpretieren. Will man ihre Wirkungsweise verstehen, so sind sie im Kontext mit anderen religiösen Speisegesetzen zu betrachten. Dies soll nun in groben Zügen geschehen.

5.2.1 Prozesse der Säkularisierung der Nahrungsbedeutungen

Im wesentlichen kann man zwei Arten religiöser Deutung von Lebensmitteln unterscheiden: Speisenverbote - bestimmte Pflanzen und Tiere dürfen aus religiösen Gründen nicht gegessen werden - und Opfer- und Ritusspeisen - Lebensmittel, die dem Gott dargeboten oder von den Gläubigen gegessen werden. In beiden Fällen werden Speisen sakralisiert. Darunter soll hier verstanden werden, daß Speisen in religiöse „Dienste" genommen und zu religiösen Zeichen werden. Sakralisierte Lebensmittel bedeuten mehr, als ihre Materie - also das Bedeutende - vermuten läßt. Aufgrund der ihnen verliehenen charismatischen Kräfte gelangen sie in den Bereich des Außeralltäglichen.

Opfer- und Ritusspeisen sind solche, denen die Gläubigen besondere Qualitäten zutrauen. Die religiös bedeutenden Pflanzen und Tiere besitzen entweder von Natur aus besondere Wirkungen, beispielsweise Alkohol oder Tabak, die in das religiöse Geschehen eingebunden werden, oder die „charismatischen Kräfte" werden in ihnen durch bestimmte Mittel und Techniken während der religiösen Zeremonie erzeugt (vgl. Weber 1980, S. 246). Nur charismatisch besonders qualifizierte Personen wie Zauberer besitzen die Fähigkeit, außeralltägliche Eigenschaften zu übertragen, die sich einer systematischen Erfassung entziehen. Die Beziehung zwischen Ursache und Wirkung ist keine empirische, sondern eine magisch geknüpfte.

Bei Speiseverboten ist es unter Androhung von Strafen untersagt, bestimmte Lebensmittel zu verzehren. Meistens sind die Verbote an Zeiten oder Ereignisse gebunden. Selten gelten sie absolut. Beispiele im Christentum sind die vorösterlichen Fastengebote und das Verbot, freitags Fleisch zu essen. Am strengsten und absolut, weil ohne Ausnahme, gilt das Speiseverbot bei Tabus. Allerdings ist die religiöse Untersagung von Speisen selten so allgewaltig, daß sie zu einer Tabuisierung führt.

Bei keinem anderen Lebensgebiet sind die Ansprüche des Alltags so präsent wie beim Essen, weshalb sich religiöse Gestaltungsmacht darin zeigt, wieweit es ihr gelingt, in diesem alltäglichen Gebiet ihre Ansprüche durchzusetzen. Gelingt es ihr, dann resultiert daraus eine permanente Präsenz des Religiösen im Alltag, was zu großen Spannungen zwischen den reiligiöse Praktiken und dem täglichen Nahrungsbedürfnis führen kann. Diese Spannung ist der Grund dafür, daß nur in historischen Ausnahmen Küchen entwickelt wurden, die beide Ansprüche in sich verbanden. Ein Beispiel ist die koschere Küche. Sie ist aber auch ein Beleg dafür, daß diese Verbindung oft von einem religiösen Sonderbewußtsein profitierte und die sozialen Begegnungsmöglichkeiten stark einschränkte. In der Mehrzahl der Fälle jedoch konkurrierten Alltagsküche und religiöse Speisegesetze ständig miteinander. Dies passierte insbesondere dann, wenn die religiösen Vorschriften die körperliche Befindlichkeit und die Eßlust massiv beeinträchtigten. Es erstaunt darum nicht, daß oft ein enormer Aufwand damit verbracht wurde, religiöse Vorschriften zu umgehen oder umzudeuten. Ein exzellentes Beispiel ist die mönchische Fastenküche.

Um die Spannung zwischen Essen und Religion, mit anderen Worten zwischen Alltag und Außeralltag, anschaulich zu demonstrieren, soll hier aus Zwinglis *erster* reformatorischer Schrift, die er 1522 in Zürich während der Fastenzeit verfaßte, zitiert werden. Sie trägt den Titel „Von der Freiheit der Speisen" (Von erkiesen vnd der fryheit der spysen). Dieser Schrift lag eine Predigt Zwinglis vom 29.3.1522 zugrunde, in der er sich kritisch mit den kirchlichen Fastengeboten auseinandersetzte. Anlaß war, daß diese mehrfach, sogar in seiner Anwesenheit, mißachtet worden waren.

> „So verzehrte ein Bäcker in einem Wirthause mit Ostentation Fleisch, im Augustinerkloster mit einigen Genossen eine Wurst ... Ein Buchdrucker ferner setzte in einer Gesellschaft, in der auch Zwingli zugegen war, Würste vor; dieser genoß freilich persönlich nichts davon, hielt aber die Anwesenden auch nicht von der unerlaubten Speise zurück, sodaß sie, zur Verantwortung gezogen, sich damit entschuldigten, ihr Seelsorger und Leutpriester habe sie so gelehrt." (Walther 1900, S.III)

Als die Regierung dann gegen Mißachtungen der Fastengebote mit Strafen einschritt, hielt Zwingli eine berühmt gewordene Predigt, in der er nachwies, daß die kirchlichen Speiseverbote nicht mit dem Neuen Testament vereinbar seien. Er sprach, gestützt auf den Text des Neuen Testamentes, jedermann, selbst dem Papst, das Recht ab, Fastengebote zu erlassen. „Und ob schon im alten testament etlich spysen verbotten xin, sind so doch in nüwen, fry widerumb alle erloubet" (Zwingli 1522, zitiert nach 1900, S. 9). Ein christliches Leben bestehe nicht in der Speisenauswahl, sondern im rechten Glauben, Vertrauen und Liebe. „Dann aller best ist das hertz mit gnad gefestet werden, nit mit spysen die nüt nütz sind gewesen denen so darinn gwandelt" (Zwingli 1522, zitiert nach 1900, S.10). Das Neue Testament verbiete überhaupt keine Speisen und mache auch keine Fastenvorschriften. Zwingli verkündete dementsprechend: „Alle spysen eim Christgleubigen menschen zimme zû essen." (Zwingli 1522, zitiert nach 1900, S. 10). Die kirchlichen Fastengebote seien nicht göttlich offenbart, sondern von Menschen erdacht und deshalb auch von Gott nicht gutgeheißen. Wer fasten wolle, der solle auch zukünftig fasten. Er dürfe aber denen, die hart arbeiten müßten, keine Vorschriften machen, weil diese nicht der Lust wegen Fleisch äßen, sondern um ihre Arbeitskraft zu erhalten. Der Müßiggänger könne somit gerne fasten. „Dem arbeiter vergat der gammel am karst, im pflug, im feld" (Zwingli 1522, zitiert nach 1900, S. 18).

Der beschuldigte Buchdrucker bediente sich dieser Predigt und rechtfertigte sein Brechen der Fastengebote damit, daß er aufgrund harter Arbeit nicht fasten konnte. Der Rat der Stadt bot angesichts der Mißstimmung unter der Bevölkerung einen Kompromiß an: Das göttliche Gesetz mache zwar keinen Unterschied zwischen den Speisen, um des lieben Friedens willen aber sollten die Fastengebote trotzdem eingehalten werden, solange sie bestünden. Die Kirche dagegen rückte von ihrer Position - strikte Einhaltung der Fastenvorschriften - nicht ab, beklagte „das Verlangen nach Neuerungen" und wollte die „volksaufwiegenden Reden" verboten wissen (Walter 1900, S. IV).

Nicht nur die religiöse Dienstbarmachung des Alltags wird hier deutlich, sondern auch, und deshalb wurde dieses Beispiel gewählt, daß die den Lebensmitteln verliehenen religiösen Bedeutungen den gleichen Prozessen der Rationalisierung und Systematisierung ausgesetzt sind wie andere Formen der religiösen Inanspruchnahme. Dabei tritt die „eigenwillige Eigengesetzlichkeit des Religiösen" (Weber) immer reiner hervor, was bedeutet, daß die religiösen Bedeutungen immer mehr vom materiellen Objekt gelöst und in die Sphäre des Religiösen zurückgedrängt werden. Mindestens drei Stufen des Rückzugs der Inanspruchnahme zu religiösen Zwecken können unterschieden werden:[69]

Bei *animistischen* Vorstellungen „hausen" die „charismatischen Kräfte" in dem Lebensmittel, was bedeutet, daß es keine Unterscheidung zwischen den Kräften an sich und dem realen Objekt - dem Tier oder der Pflanze - gibt. Das Lebensmittel ist somit permanent ein religiöses Zeichen. Religiöse Systematisierungen

69 Ich orientiere mich an der Religionssoziologie von Max Weber.

und Rationalisierungen führen dazu, daß die charismatischen Kräfte eine eigene Gestalt annehmen und sich von der Materialisierung in einem konkreten Objekt entfernen. Pflanzen und Tiere dienen dann nur noch zeitweise zur Verkörperung der religiösen Kräfte, oder charismatisch begabte Personen „hexen" sie hinein. Damit sind die Lebensmittel aus der ständigen religiösen Dienstbarmachung entlassen und werden nur noch während der „Gottesdienste" religiös beansprucht. Außerhalb dieser Zeiten können sie ohne Beachtung religiöser Vorschriften gegessen und in die Küche integriert werden.

Durch weitere Rationalisierungen wird die „Eigengesetzlichkeit" des Religiösen immer deutlicher. Die religiösen Kräfte werden dabei völlig vom Lebensmittel getrennt, und es *symbolisiert* diese nur noch, ohne daß die physischen Qualitäten der Pflanzen und Tiere ignoriert werden. Sie haben völlig unabhängig von den religiösen Bedeutungen immer auch den Status eines Lebensmittels. Die Speise dient nur noch dazu, die religiöse Bedeutung zu transportieren, aber nicht, sie zu verkörpern. Deshalb kann nun jedes beliebiges Lebensmittel - irgendein Brot, irgendein Wein - zum Träger des religiösen Zeichens werden.

Je mehr religiöse Deutungssysteme ihre die Lebensführung bindende Wirkung verlieren, um so mehr büßen auch religiöse Bedeutungen, die an Lebensmittel gebunden waren, ihren sakralen Status ein. Bis schließlich alle religiösen Bedeutungen aus der Küche zurückgedrängt sind - es also keine religiösen Vorschriften mehr gibt, was, wann und wieviel zu essen ist. Zwinglis Predigt ist ein anschauliches Beispiel dafür, wie Religion aus dem Alltag in den Außeralltag gewiesen und die Zeit des Religiösen nur noch die Zeit des Gottesdienstes wurde.

Religiöse Deutungen des Essens und Trinkens wurden dort am stärksten rationalisiert, wo sie das alltägliche Essen reglementierten und damit die religiöse Inanspruchnahme in mächtige Spannung zu den physischen Bedürfnissen und anderen kulturellen Bedeutungen geriet. Religiöse Bedeutungen, die die Ernährungsweise reglementierten, wurden je mehr sie die Entwicklungsmöglichkeiten der Küche hemmten, um so massiver zurückgewiesen. So feierte Antonin Carême, der Begründer der Grande Cuisine in Frankreich die Reformation, weil sie mit den vielfältigen religiösen Speisenvorschriften brach und damit die Gestaltungsmöglichkeiten der Küche, insbesondere die Genußorientierung, vergrößerte. Das Zurücktreiben der alltäglichen religiösen Inbesitznahme des Essens führte einerseits zur steigenden Symbolisierung religiöser Bedeutungen, andererseits kehrten einige der „magischen Bedeutungen", aus ihrem ursprünglichen Kontext herausgelöst, in einem „neuen Gewand" wieder in den Alltag zurück: so als Schokoladenostereier und -aprilfische. Ihr Genuß dient nur noch dem Eßgenuß; charismatische Kräfte sollen sie nicht mehr übertragen.

5.3 Schmeckt das, wozu man ohnehin verdammt ist? Über sozial differenzierende Zeichen

Zwischen dem, was Menschen essen, ihren geschmacklichen Vorlieben und ihrer sozialen Lage besteht eine Korrespondenz. Diese ist keineswegs deterministisch, wie der berühmte Spruch: „Der Mensch ist, was er ißt" vermuten läßt. Im großen und ganzen gilt, daß die Eßstile und Küchen sich den strukturierenden sozialen Ungleichheiten entsprechend differenzieren.[70] Es gibt Nahrung, die als typisch weiblich oder typisch männlich gilt, Speisen, die bevorzugt in wohlhabenden und solche, die vornehmlich in ärmeren Haushalten zubereitet werden, Lebensmittel, die für bestimmte Altersgruppen produziert werden, regionale und ethnische Differenzen und so weiter und so weiter. Am stärksten sind jedoch die Unterschiede ausgeprägt, die in Beziehung zur Sozialstruktur stehen.

Unabhängig davon, ob man mit einem Klassen-, Schicht- oder Lagekonzept arbeitet, stets gilt, was Theodor Geiger bereits in den 30er Jahren des 20. Jahrhunderts festgestellt hat: Schichten, Klassen und soziale Lagen sind typische Rekrutierungsfelder des Habitus (Geiger 1932). Dies gilt ebenfalls für Speisenvorlieben, denn der Eßgeschmack ist zentraler Bestandteil des Habitus. So verwundert es nicht, daß Pierre Bourdieu Küche und Speisengeschmack als repräsentativ für das gesamte Schema des Habitus ansieht, weshalb er seine Analyse über die „Feinen Unterschiede" mit dem Essen beginnt (Bourdieu 1984).

Wenn der Habitus beim Essen die soziale Position nicht abbildet, aber trotzdem eine Homologie zwischen beiden besteht, wie empirische Studien zeigen, dann stellt sich die Frage, durch welche geheimnisvolle Alchimie diese hervorbracht wird. Die zwischen sozio-ökonomischer Lage und favorisierter Küche vermittelnde Instanz ist der Geschmack. Nun könnte man meinen, daß der Geschmack Resultat spontaner individueller Entscheidungen ist, und damit nichts Soziales. Auch der Sinnspruch: „Über Geschmack kann man nicht streiten" unterstellt das ebenso, indem er behauptet, daß für eine Kommunikation über den Geschmack die gemeinsame, sprich soziale Grundlage fehlt. Selbstverständlich ist das nicht richtig. Ganz im Gegenteil, darüber was guter und was schlechter Geschmack ist, wird ausgiebig diskutiert. Allerdings selten mit dem Ziel, zu einem allgemein verbindlichen Ergebnis, zu einem Konsens zu kommen, sondern genau mit dem entgegengesetzten Ziel: feine Unterschiede deutlich zu machen, die zumeist auf soziale Zugehörigkeiten zurückgeführt werden.

Der Eßgeschmack ebenso wie der gesamte Habitus wird während der Sozialisation geprägt. Diesen langen Prozeß zu rekonstruieren ist soziologisch schwierig. Einfacher ist es, die Nahrungszeichen zu betrachten, durch die sich der Eßgeschmack ausdrückt. Nahrungszeichen und Geschmack sind auf zweifache

70 Ethnische, regionale und nationale Differenzierungen, die sich zumeist auf die gesamte Eßkultur auswirken, werden in Kap. 6 am Beispiel der Küchen behandelt. Hier stehen soziale Unterschiede in Bezug auf die Sozialstruktur im Vordergrund.

Weise miteinander verkoppelt: Einerseits ist der Geschmack der Operator, der die Nahrungszeichen hervorbringt, die als sozialtypisch wahrgenommen werden, und andererseits ist er das Instrument, um die Nahrungszeichen zu entziffern und einem bestimmten Eßstil zuzuweisen, der als charakteristisch für eine bestimmte soziale Position gilt.

Zur Veranschaulichung dieses komplizierten Zusammenhangs möchte ich an eine Szene aus dem Hollywood-Film „Zoff in Beverly Hills" mit Nick Nolte erinnern.[71] Ein Obdachloser streift kurz nach Sonnenaufgang durch Beverly Hills, um aus den Abfalltonnen Eßbares zu klauben. In einer Mülltonne findet er raffinierte, kleine Kanapees, die er mit der Zungenspitze probiert, angewidert wieder ausspuckt und verächtlich wegschleudert. Diese Erzeugnisse der Haute Cuisine beurteilt er als nicht geeignet, seinen Hunger zu stillen, ihn zu sättigen oder gar zu ernähren. Für ihn repräsentieren die Kanapees einen Speisengeschmack, der nicht zu ihm paßt, weil er nicht seiner sozialen Stellung entspricht. Damit klassifiziert er nicht nur sich selbst als jemanden, für den „gutes und geschmackvolles Essen" kräftig und sättigend sein muß, sondern er klassifiziert auch die Mülltonnenbesitzer. Für sie ist „gutes Essen" offenbar solches, das von den körperlichen Erfordernissen weitgehend absieht und damit herausstellt, daß man es sich leisten kann, von der Körperlichkeit der Ernährung zu abstrahieren.

Bevor die sozial vermittelnde Wirkung des Geschmacks weiter dargestellt wird, sollen zunächst die „harten Fakten", d.h. die Praxisformen, im Vordergrund stehen.

5.3.1 Fein und exquisit oder schwer und nahrhaft - zwei Konsummuster

Die sozialen Unterschiede, die in einer Gesellschaft ungleichheitsrelevant sind, wie Geschlecht (Gender), Alter, soziale Lage (Klasse, Schicht) etc., finden sich kulturell verschlüsselt in allen Praxisformen wieder, auch beim Essen. Erstaunlich ist, daß die typische Eßkultur in sozial ähnlich strukturierten Gesellschaften verhältnismäßig gleich und erstaunlich zählebig ist. So hat bereits Edmond Goblot in den zwanziger Jahren des 20. Jahrhunderts für die französische Gesellschaft zwei Muster des Nahrungskonsums gegenübergestellt, die Bourdieu circa sechzig Jahre später, unmerklich variiert, in seiner Studie über die „Feinen Unterschiede" ebenfalls fand. Goblot präparierte ein bourgeoises und ein proletarisches Nahrungsmuster heraus, die sich distinktiv gegenüberstehen, weshalb die Wesensart des einen indirekt durch die Eigenart des anderen bestimmt ist. Während die Arbeiter teures „Geflügel, Wild, gute Weine, Delikatessen und Süßigkeiten kaufen", sich also auf die Substanz der Nahrung konzentrieren, legt die Bourgeoisie „Wert auf die Art und Weise, wie das Essen serviert wird. Bei der bürgerlichen Familie hingegen ist die Mahlzeit geordneter, die Hygiene

71 Auf diese Filmszene habe ich mich bereits bezogen (Barlösius 1995).

der Lebensmittel besser kontrolliert, der Tisch sorgsam nach den Regeln der Symmetrie gedeckt, die Tischdecke makellos und das Geschirr hübsch anzusehen." (Goblot 1994, S. 61) Diesen Gegensatz zwischen dem bourgeoisen und dem proletarischen Eßstil charakterisiert Bourdieu später als den zwischen „Form und Substanz".

Die Opposition von Form und Substanz, die Goblot wahrscheinlich ohne eigens erhobene Daten aus der bloßen Anschauung gewann, hat Bourdieu in den siebziger Jahren durch Auswertung repräsentativer Konsumdaten empirisch ermittelt. Im wesentlichen wertete er die INSEE-Erhebung über den Konsum der Haushalte, spezifiziert nach Berufsgruppen, aus.[72] Er kam zu dem Ergebnis, daß der prozentuale Anteil der Ausgaben für Nahrung am Einkommen grosso modo entsprechend dem Engelschen Gesetz variiert: arme Haushalte geben prozentual mehr für Nahrung aus als reichere. Man könnte verleitet sein, den sozial differenzierten Nahrungsmittelkonsum als abhängige Funktion des Einkommens zu betrachten. Bei genauer Hinsicht fällt jedoch auf, daß die Konsumstrukturen nicht nur Ausfluß des ökonomischen Kapitals sind. So existieren berufsspezifische Konsummuster. Industrielle und Großkaufleute beispielsweise geben außergewöhnlich viel für Essen und Trinken aus, ganz im Gegensatz zu Gymnasial- und Hochschullehrern. Um die sozialen Unterschiede des Nahrungsmittelkonsums zu erfassen und die strukturierenden Prinzipien im Hintergrund zu identifizieren, nimmt Bourdieu den Konsum einzelner Lebensmittel näher in Augenschein.

Dabei fällt auf, daß nicht nur der Anteil der Ausgaben für Nahrungsmittel mit der steigenden sozialen Stufenleiter abnimmt, es werden auch andere Lebensmittel präferiert. So reduziert sich der Anteil „schwer verdaulicher, fetthaltiger und dick machender, zugleich aber auch billigerer Lebensmittel - Nudeln, Kartoffeln, Bohnen, Speck, Schweinefleisch ..., während die Ausgaben für magere, leichte (leicht zu verdauende) und nicht dick machende Kost prozentual steigen (Rinder-, Kalb-, Hammel-, Lammfleisch sowie Obst und Frischgemüse)" (Bourdieu 1984, S. 289). Ähnliches zeigt sich bei der Zubereitung. Topfgerichte, wie pot-au-feu, Ragout, Schmorbraten, die viel Zeit und Interesse beanspruchen und damit auf große Affinitäten zur traditionellen Frauenrolle hinweisen, finden sich vornehmlich in den Unterschichten. Im diametralen Gegensatz dazu gibt es in den höheren Schichten einen Hang zu leichten, kalorienarmen Gerichten, die mit großer Arbeits- und Zeitersparnis zubereitet werden können (vgl. Bourdieu 1984, S. 304). Es ist verlockend, sich sogleich Bourdieus Erklärung dieser Variationen anzuschließen. Dies soll aber noch aufgeschoben werden, um zunächst weitere empirische Befunde vorzustellen.

---

72 INSEE (= Institut national de la statistique et des études économiques) Regierungsamtliches Institut zur statistischen Erfassung und Auswertung wirtschaftlicher und sozialer Daten. Die Untersuchung wurde 1970 bei etwa 45 000 Haushalten durchgeführt.

Die Gegenüberstellung zweier Konsummuster: eines, dessen Eigenart von Lebensmitteln und Speisen geprägt wird, die als leicht und fein gelten, und eines, das genau umgekehrt als schwer und grob wahrgenommen wird, findet sich in ähnlicher Weise in den empirischen Studien über den Nahrungskonsum in der Bundesrepublik Deutschland. So verbrauchen Haushalte mit höherem Einkommen „mengenmäßig mehr Käse, Quark, Vollmilch und Joghurt, mehr Eier, Obst, Tomaten und anderes Gemüse und Butter, dagegen weniger Kartoffeln, Brot und Margarine." (Köhler 1991, S. 17) In unteren sozialen Lagen werden demgegenüber im allgemeinen weniger frisches Gemüse und Obst konsumiert und dafür mehr fett- und zuckerreiche Lebensmittel und solche, die als sättigend angesehen werden. Die Gegensätzlichkeit der Konsummuster ist auch hier geprägt von mehr oder weniger - also von einer gegenseitigen Charakterisierung. Ein Lebensmittel hat in den letzten Jahren die Seite gewechselt: das Fleisch. Bis in die 70er Jahre repräsentierte es Überfluß und Reichtum und gehörte, sofern es mager und zart war, zum Konsummuster der höheren sozialen Schichten. Gerade diese halten sich seit einiger Zeit beim Fleisch zurück (vgl. Barlösius u.a. 1995, Köhler u.a. 1997).

Strukturell ähnliche Konsummuster, weniger was die Konsumziffern anbelangt, aber bezüglich des Zeichencharakters „mager-verfeinert-exquisit" contra „fett-schwer-kräftig-nahrhaft", lassen sich für viele europäischen Staaten finden. So ist beispielsweise in England, in Finnland, der Schweiz und Frankreich der Fettkonsum in sozial benachteiligten Lagen höher als in privilegierten (Mennell u.a. 1992, S. 54). Wahrscheinlich gilt dies ebenso für andere europäische Länder. Das gleiche stimmt für den Gemüse- und Obstverzehr. Dieser ist typischerweise in oberen sozialen Schichten groß, während in den unteren mehr Salz, Zucker, Brot und Kartoffeln verzehrt werden. Das hohe Maß an „europäischer" Übereinstimmung soll aber nicht darüber hinwegtäuschen, daß die nationalen Unterschiede, wenn der mengenmäßige Konsum miteinander verglichen wird und nicht das Konsummuster, die sozialen Differenzen oftmals überwiegen (vgl. Klocke 1997). Die „europäische Gleichförmigkeit" ist somit weniger eine des Konsums als vielmehr eine der Art und Weise, wie soziale Differenzierungsprozesse auf dem Gebiet des Essens kulturell umgesetzt werden. Dies führt wieder zurück zu der Frage nach der vermittelnden Instanz zwischen sozialer Position und dem Habitus beim Essen.

5.3.2 Luxus- contra Notwendigkeitsgeschmack

Die vermittelnde Instanz ist der Geschmack, in seiner doppelten Wortbedeutung als Sinnengeschmack und als Vermögen, Nahrungszeichen zu entziffern und sie zur sozialen Positionierung einzusetzen. Beide Wahrnehmungsweisen des Geschmacks sind innig miteinander verbunden. Die beiden Konsummuster sind für Bourdieu Produkt der „Opposition zweier Varianten von Geschmack: dem aus Not und Zwang geborenen, der zu gleicherweise nahrhaften und kostensparenden Speisen greifen läßt; dem aus Freiheit - oder Luxus - geborenen

Geschmack, der, anders als beim Drauflos-Essen der populären Kreise, das Hauptaugenmerk von der Substanz auf die Manier (des Vorzeigens, Auftischens, Essens, usw.) verlagert, und dies vermittelt über die Intention zur Stilisierung, die der Form und den Formen eine Verleugnung der Funktion abverlangt" (Bourdieu 1984, S. 25). Der fundamentale Gegensatz von Notwendigkeits- und Luxusgeschmack ist charakterisiert durch die Gegenüberstellung von Quantität und Qualität, Materie und Manier, Substanz und Form. „Kein Bereich, bis hin zu den primären Geschmacksnerven, der nicht nach diesem fundamentalen Gegensatz gegliedert" ist (Bourdieu 1984, S. 288). In den unteren sozialen Schichten werden Verhaltensweisen tradiert, die den Vorstellungen von einem „freimütigen Essen" entsprechen. So kommen „elastische und reichlich vorhandene Speisen" - Suppen, Soßen, Nudeln und Kartoffeln - auf den Tisch, um den Eindruck von Fülle und Überfluß zu erzeugen. „Die gemeinsame Wurzel aller dieser Ungezwungenheiten und Formlosigkeiten, die man sich gestattet, gründet sicherlich im Gefühl, angesichts all der Not und all der Zwänge des täglichen Daseins, denen man ohnehin auf Gedeih und Verderb ausgesetzt ist, sich nicht auch noch im häuslichen Leben, der einzigen Freiheitsinsel, selbstauferlegten Verhaltensnormen und -kontrollen zu beugen, und das gerade in Bezug auf Essen und Trinken, die doch gleichermaßen Primärbedürfnis wie Kompensation sind" (Bourdieu 1984, S. 315). Den „freimütigen und ungezwungenen" Verhaltensweisen stellt der Eßstil der Wohlhabenden, der den aristokratischen nachahmt, das Bemühen um *formvollendetes* Essen entgegen. Warten, Zögern, Zurückhalten sind die sozialisatorisch vermittelten Verhaltensweisen bei Tisch. Die Disziplinierung und Triebunterdrückung des eigenen Eß- und Trinkgenusses soll die Natürlichkeit der Primärbedürfnisse negieren und deren Befriedigung in eine gesellschaftliche Zeremonie überführen. Die stilisierende Gestaltung verschiebt den Akzent von der „Substanz und Funktion" der Ernährung hin zur „Form und Manier".

Der Geschmack drückt sich nach Bourdieu stets in Gegensatzstrukturen aus, weshalb die Küche und die Eßpraktiken ebenfalls als Gegensatzstrukturen organisiert sind. Den Grund für diese Gegensätzlichkeit sieht er darin, daß zwischen dem Konsum und dem „Raum der objektiv gegebenen Soziallagen Homologie besteht" (Bourdieu 1984, S. 286). Die Klassengegensätze finden sich somit nach Bourdieu auch in den Praxisformen wieder. Allerdings nicht unmittelbar abgeleitet oder spiegelbildlich, sondern vermittelt durch den Geschmack. Der Begriff der „Homologie" soll dieses Verhältnis charakterisieren und deutlich machen, daß die unterschiedlichen Konsumstile nicht schlicht als Einkommensfunktion begriffen werden können, weil so der Eßgeschmack der unteren Klassen zu einer Tugend der Not erklärt und die tatsächliche Vorliebe für die genannten Speisen übersehen wird. Bemerkenswert ist, daß es soziale Gruppen gibt, die ökonomisch aufsteigen, aber ihrem Eßgeschmack treu bleiben, wie Vorarbeiter, und umgekehrt, daß es soziale Gruppen gibt, deren Eßstil sich abrupt von dem sogenannten „populären Geschmack" distanziert, z.B.

Lehrer.[73] Den rein ökonomischen Erklärungen stellt Bourdieu seine These gegenüber, daß in jeweils unterschiedlichen sozialen Verhältnissen diesen entsprechende Geschmacksrichtungen ausgebildet werden.

Die beiden zentralen Geschmacksvarianten - Luxus- und Notwendigkeitsgeschmack - stehen in einem Spannungsverhältnis zueinander, das durch das Maß an gegenseitiger Distinktion bestimmt ist und sich in gegenseitigen Bezeichnungen, Herabsetzungen und Beschimpfungen äußert - also eine sprachliche Qualität annimmt. Allerdings sieht Bourdieu nur bei den kulturell und ökonomisch wohlhabendsten Kreisen die Macht, ihre Sichtweise der Konsumstile gesamtgesellschaftlich durchzusetzen und damit ihre Sicht und ihren Stil mit symbolischem Kapital auszustatten. Der Konsum der Gruppen mit großem ökonomischen und kulturellen Kapital gilt als *distinguiert*, der der ökonomisch und kulturell mittellosen als *vulgär,* und dazwischen befindet sich ein Konsumstil, der als *prätentiös* bezeichnet wird. Letzterer ist gekennzeichnet durch das Auseinanderklaffen von Anspruch und manifesten materiellen Möglichkeiten, weshalb Maßhalten, Nüchternheit und Askese, die allerdings keine Geschmackswahl, sondern materiellen Zwang repräsentieren, Kennzeichen dieses Konsumstils sind.

Geschmack ist Entscheidung, die Wahl zwischen mehreren Möglichkeiten. Wie sieht die mysteriöse Magie aus, die Personen in vergleichbaren sozialen Lagen dazu treibt, sich für den gleichen Geschmack zu entscheiden, wenn nicht die Macht der Ökonomie sie zu einer Entscheidung zwingt und diese damit nur dem Schein nach stattfindet? Obwohl Bourdieu einräumt, daß die Wahlmöglichkeiten je nach sozialer Position bezüglich ihrer Anzahl als auch ihres Freiheitsgrades, sprich der Chance, sich über die Notwendigkeiten der sozialen Lage hinwegzusetzen, sehr unterschiedlich sind, beharrt er darauf, daß der Lebensstil, in diesem Fall der Eßstil, Ergebnis einer Geschmacksentscheidung sei. Der Geburtsort des Geschmacks: Luxus oder Not, differiere allerdings erheblich. Der Luxusgeschmack ist aus der „abgesicherten *Distanz zur Not(-wendigkeit)*", sich nach anstrengender Arbeit körperlich zu reproduzieren, geboren. Die Vorliebe der unteren Klassen für nährende sparsame Nahrung leitet sich dagegen von der Notwendigkeit zu einer kostensparenden Wiederherstellung der Arbeitskraft her. Allerdings können sich Notwendigkeit und Zwang als Geschmackskriterien in der Regel nur dann durchsetzen, wenn die Akteure einen Hang dazu haben und „Geschmack dafür, wozu sie ohnehin verdammt sind". Der Notwendigkeitsgeschmack resultiert jedoch nicht aus einer freiwilligen Wahl für einen bestimmten Geschmack, wie dies beim Luxusgeschmack der Fall ist, sondern reflektiert die Lebensumstände, „die alles außer der Entscheidung für den Notwendigkeitsgeschmack als pure Träumerei ausschließen". Aber auch der distinguierte Konsumstil ist nicht Ausfluß absoluter Geschmacksentscheidung, denn auch hier gilt die Wahl des Schicksals: den Luxus zu mögen. Der Geschmack - gleichgültig, ob er dem Luxus oder der Notwen-

73 Lehrer verdienen in Frankreich häufig weniger als qualifizierte Facharbeiter.

digkeit entspringt - „ist *amor fati*" (Bourdieu 1984, S. 290), entweder weil die Wahlmöglichkeiten begrenzt sind oder weil man zu solchen Verhaltensweisen gedrängt wird, die ein großes Distinktionspotential enthalten.

Der Geschmack für bestimmte Speisen hängt eng mit der Arbeit, aber auch eng mit dem Körperbild und den Vorstellungen zusammen, wie die Lebensmittel auf den Körper wirken. Das Körperbild ist ebenso sozial geprägt wie die Vorstellungen über die Folgen einer bestimmten Nahrung für den Körper, „das heißt auf dessen Kraft, Gesundheit und Schönheit" (Bourdieu 1984, S. 305). Es läßt sich darum eine klassenspezifische Rangleiter der körperlichen Folgen erstellen: „So sind die unteren Klassen, denen mehr an der *Kraft* des (männlichen) Körpers gelegen ist als an dessen Gestalt und Aussehen, nach gleichermaßen billigen wie nahrhaften Produkten aus, während die Angehörigen der freien Berufe den geschmackvollen Erzeugnissen, die gesundheitsfördernd und leicht sind und nicht dick machen, den Vorzug geben. Der Geschmack: als Natur gewordene, d.h. inkorporierte Kultur, Körper gewordene Klasse, trägt er bei zur Erstellung des 'Klassenkörpers'„. Der Körper stellt „die unwiderlegbarste Objektivierung des Klassengeschmacks" dar. Der Wahl einer bestimmten Nahrung liegt „das gesamte *Körperschema*, nicht zuletzt die spezifische Haltung beim Essen selbst zugrunde" (Bourdieu 1984, S. 307).

Kann man tatsächlich zwei Geschmäcker unterscheiden? Einen höheren, der in inniger Beziehung zu den symbolischen Gütern steht, und einen schlichteren, der sich auf materiellen Besitz konzentriert? Diese Frage stellten 1980, ein Jahr nach dem Erscheinen von „La Distinction", Claude und Christiane Grignon in einem Aufsatz über „Styles d'alimentation et goûts populaires" (Grignon/ Grignon 1980). Ihre empirische Analyse stimmt in wesentlichen Zügen mit der Bourdieus überein: Sowohl bei den Lebensmitteln als auch bei der Zubereitung von Speisen entdecken sie ebenfalls einen Zusammenhang von sozialer Hierarchie und der Art der Nahrung. Sie berechnen, daß die herrschenden Klassen (classes dominantes) mehr teuere Fleischsorten, Fisch, Käse, frisches Gemüse und Obst essen als die unteren Klassen (classes populaires). Letztere konsumieren im Vergleich dazu mehr Kartoffeln, Teigwaren, Brot und Margarine. Auch bei der Speisenzubereitung sind markante Differenzen vorhanden. Auf den Tischen der oberen Klassen werden vornehmlich Speisen aus relativ teueren Lebensmitteln serviert, die jedoch mit geringem Zeitaufwand und minimalem häuslichen Arbeitseinsatz hergestellt werden. Charakteristisch für die Küche der Wohlhabenden ist das Zusammenspiel von kostspieligem gastronomischem Luxus und einem einfachen und schnellen Kochstil. In den unteren Schichten findet man hingegen häufiger Gerichte, die wenig Geld kosten, statt dessen aber viel Zeit und Arbeit beanspruchen.

Wie interpretieren die Grignons diese unterschiedlichen Eßstile? Als Ausdruck eines sozial differenzierten Geschmacks oder als Konsequenz des Geldbeutels und anderer Zwänge? Statt freier Wahl könnte der Geschmack ebenso ökonomische Erfordernisse inkorporieren. Wenn jedoch nicht der Geschmack, wie es oberflächlich den Anschein hat, sondern der Geldbeutel im Kochtopf regiert, dann bedeutet dies keineswegs, daß es keine typische, eigenständige Küche der unteren sozialen Schichten gibt. Zu fragen ist nur, ob es legitim ist, diese als Eßstil und Ausdruck des Geschmacks anzusehen. Das entscheidende Kriterium dafür ist nach Ansicht der Grignons, ob es sich tatsächlich um eine gewählte oder eine notwendige, mehr oder weniger aufgezwungene Eßweise handelt. Wenn die typische Nahrung nur die soziale Lage reflektiert, dann sind die Begriffe populärer Stil und einfacher Geschmack unangebracht. Es sei denn, man definiert Geschmack so, daß es auch einen „Nicht-Geschmack“ gibt. Wenn keine Chance zur Geschmackswahl besteht, dann solle man nicht von Geschmack reden, und wenn die Chance zur Stilisierung sehr gering ist, dann sei es unangemessen, von Lebensstil zu sprechen. Abgesehen davon sei die Geschmackshierarchie von der Dominanz des Geschmacks der Wohlhabenden bestimmt, weshalb ein anderer Geschmack nur als abweichend wahrgenommen würde. So würden die Aktivitäten der „classes populaires“ mit einem Instrumentarium erhoben, das tendenziell Ausdruck des dominanten Geschmacks ist, weshalb diese nur unter dem Aspekt des Mangels in den Blick genommen und entsprechend sprachlich charakterisiert werden: als Hindernis, Begrenzung, Ausschluß, Abwesenheit von Wahlmöglichkeiten, Nichtkonsum etc. (vgl. Grignon 1989, S. 117). Der populäre Geschmack wird deshalb stets dazu funktionalisiert, den Gegensatz zum herrschenden Geschmack zu bilden und dessen Dominanz durch die eigene Abwertung zu bestätigen.

Diese indirekte Kritik an Bourdieus Studie, die selbst gar nicht erwähnt wird, argumentiert auf klassische Weise klassentheoretisch. Es ist hier nicht der Rahmen, die Vorzüge und die Nachteile der Bourdieuschen Theorie gegenüberzustellen. Dies ist zudem in den letzten Jahrzehnten in der deutschen Soziologie ausgiebig geschehen. Es soll deshalb hier ein Aspekt angesprochen werden, der unmittelbar mit den Nahrungszeichen, der Küche und dem Essen zu tun hat. Der Luxusgeschmack ist nicht nur Instrument der sozialen Distinktion ökonomisch und kulturell privilegierter Lagen, sondern gleichzeitig eine Ressource für symbolisches Kapital. Was heißt das? In der Auseinandersetzung zwischen beiden Geschmacksmustern geht es sowohl um das, was gut schmeckt, schön oder häßlich ist - also um kulturelle Selbstbehauptung -, als auch darum, was gesellschaftlich legitim und richtig ist - also um die Aufstellung eines Maßstabes, der allgemein verbindlich gemacht werden soll, weil er als moralisch überlegen angesehen wird. Mit anderen Worten: Es handelt sich um ein Ringen darum, die Macht zu besitzen, das zu benennen, was common sence, also gesellschaftlich unumstritten ist, und deshalb nicht in den Strudel des Kampfes um soziale Positionen gezogen werden darf. Konkret heißt dies beim Essen: Wer hat die Macht, Eßstile nicht nur als geschmacklos, sondern auch als unmoralisch zu bezeichnen.?[74] Dazu ein aufschlußreiches Zitat von Bourdieu:

> „Die Eß- und Trinkkultur ist sicherlich einer der wenigen Bereiche, wo die unteren sozialen Schichten der Bevölkerung in einem expliziten Gegensatz zur legitimen Lebensart stehen. Der neuen Lebensart der Mäßigung um der Schlankheit willen, deren Grad der Anerkennung mit steigender sozialer Stufenleiter wächst, setzt der Bauer und nicht zuletzt der Arbeiter seine *Moral des guten Lebens* gegenüber." (Bourdieu 1984, S. 292)

Der Notwendigkeitsgeschmack gehört mehr oder weniger - so meint Bourdieu - zu einer Lebensart, die gesellschaftlich als illegitim, als moralisch nicht akzeptierbar bewertet wird. Das Bemerkenswerteste an dieser soziologischen Sichtweise ist, daß Mäßigung, Askese und Enthaltsamkeit zu Kennzeichen des distinguierten Eßstils, der angeblich mit dem größten symbolischen Kapital ausgestattet ist, werden sollen. Dies erstaunt, weil diese Eigenschaften nach Bourdieu typisch für den prätentiösen Lebensstil des Kleinbürgertums sind, das nach Distinguiertheit strebt, diese aber nicht erreichen kann und deshalb bei Mäßigung und Enthaltsamheit stehen bleibt. Wie kann das Aufhebeln der angeblich eindeutigen Geschmackshierarchie erklärt werden? Dazu einige thesenförmige Hinweise.

Die These lautet: Die von Bourdieu behauptete Gegensatzstruktur übersieht ein drittes - relativ eigenständiges - Geschmacksmuster, das schon sehr früh entstand und stets mit Mäßigung und Natürlichkeit gegen den Luxusgeschmack opponierte. Der dazugehörige Eßstil ist bestimmt vom Streben nach einfacher, frugaler, reiner, gesunder und natürlicher Nahrung. Im Gegensatz zum prätentiösen, der sich darum bemüht, den distinguierten nachzuahmen, aber aufgrund geringer Ressourcen zur Askese getrieben wird, *wählt* der „naturgemäße" Eßstil die Entsagung, weil er sich damit eindeutig vom distinguierten abgrenzen kann. Er tritt stärker in Konkurrenz um das symbolische Kapital - einen moralisch überlegenen Eßstil - als um die geschmackliche Vorherrschaft. Entsagung ist beim „naturgemäßen Eßstil" zu verstehen als freiwillige und bewußt gewählte Enthaltsamkeit, durch die ein alternatives Natur-Kultur-Verhältnis etabliert werden soll. Statt Entfernung von der Natur, um dieser eine „künstliche" Kultur gegenüberzustellen, will der „naturgemäße Eßstil" Natur nachahmen, um eine „natürliche" Kultur zu schaffen. Statt gegen die Natur zu kämpfen, soll durch ein bewußtes Sich-Einfügen in den Naturablauf eine Aussöhnung mit ihr stattfinden. Die herrschende Kultur wird als unfriedlich und aggressiv gebrandmarkt; zudem verhindere sie eine Rückkehr zum „goldenen Zeitalter". Natur, naturgemäß, naturgetreu, einfach werden hier zu „Kampfbegriffen" ei-

74 Wer mit dem Geschmack argumentiert, drängt keineswegs darauf, einen sozialen Konsens zu erzielen, sondern will Unterschiede deutlich machen und begründet damit Überlegen- und Unterlegenheiten. Wer dagegen mit Moral argumentiert, beansprucht gesamtgesellschaftliche Geltung über alle Unterschiede und Ungleichheiten hinweg.

nes gegenkulturellen und antihierarchischen Protestes. Der distinguierte Eßstil wird als überfeinert und dekadent und damit als gesellschaftlich und politisch nicht zukunftsfähig kritisiert. Auf den Punkt gebracht: Die kulturelle Hegemonie des Luxusgeschmacks ist keineswegs so unumkämpft, wie Bourdieu den Eindruck vermittelt. Es gibt Gegenmodelle, wie die freiwillige Askese, die zeitweise außerordentlich machtvoll sind.

5.3.3 Der Geschmack an Pflanzlichem - antihierarchischer Protest und gegenkulturelle Opposition[75]

Nach diesen abstrakten Ausführungen soll ein sehr erfolgreiches Gegenmodell, das bereits in der Antike existierte und bis in die Gegenwart als gegenkultureller und antihierarchischer Protest wirkt, vorgestellt werden: das fleischlose Essen. Bekannt wurde dieser Eßstil unter dem Begriff Vegetarismus. Vegetarier sind davon überzeugt, sich natürlicher, gesünder und reiner zu ernähren als Menschen, die Fleisch verzehren. Es ist hier nicht möglich, die gesamte Geschichte des Vegetarismus nachzuzeichnen; sie ist umfangreich. Zwei Epochen sollen herausgegriffen werden: der Vegetarismus zur Zeit von Pythagoras und die vegetarische Bewegung Ende des 19. Jahrhunderts. Die erste Phase wird nur kursorisch angesprochen, um die lange Tradition des Nahrungsprotestes durch Askese anzudeuten, die zweite etwas ausführlicher, weil zwischen dem Vegetarismus um die Wende zum 20. und der zum 21. Jahrhundert viele Parallelen bestehen. Für die Zeit des Deutschen Kaiserreiches ist es möglich, nochmals auf die komplizierte Homologie von sozio-ökonomischer Lage und Eßstil zurückzukommen. Für die Antike fehlen entsprechende Daten.

Der antike Vegetarismus ist eng mit Pythagoras verbunden, der selbst fleischlos lebte und den Vegetarismus in seinen Schulen und durch seine Schriften popularisierte.[76] Man spricht deshalb vom Vegetarismus in der Antike als von der pythagoreischen Diät. Pythagoras glaubte an die Wiedergeburt, auch in Tieren, weshalb kein Tier getötet oder gar gegessen werden darf, weil damit die Seele für alle Zeiten verloren sei. Die pythagoreische Diät bestand aus Brot, Honig, Getreide, Früchten und einigen Gemüsen. Eine spartanische Kost, aber wie wir heute wissen, eine, die außerordentlich gesund ist. Die Pythagoreer, die Anhänger dieser strikten Diät, praktizierten diese Entsagung aber nicht nur, um Leben in allen seinen Formen zu achten, sondern um damit zu zeigen, daß sie nicht bereit waren, sich in die bestehende soziale Hierarchie einzufügen und der dominanten Kultur Referenz zu erweisen. Die Pythagoreische Lehre war somit wesentlich komplexer als das Etikett „vegetarisch“ vermuten läßt. Dieser Eßstil nahm Stellung zu jedem gesellschaftlichen Bereich und Lebensgebiet, insbesondere zu den einflußreichen, wie Politik und Religion, und formulierte jeweils Alternativen zu den herrschenden Orientierungen. Diese Kritik bündelten

75 Die folgenden Ausführungen basieren wesentlich auf Barlösius (1997).

76 Literatur über den antiken Vegetarismus s. Haussleiter (1935), Détienne/Vernant (1979), Spencer (1993).

sie zu einem antihierarchischen Protest und einem politischen Gegenentwurf, der in der Nichtteilnahme an den staatlichen Opfermahlzeiten gipfelte.

Während sich die Nicht-Vegetarier durch die Annahme des ihnen zugeteilten Fleischstücks der staatlichen Gewalt unterordneten, wiesen die Pythagoreer dieses zurück und drückten damit symbolisch aus, daß sie sich weigerten, die ihnen zugewiesene soziale Position einzunehmen. „Refuser de manger de la viande n'est pas seulement se conduire autrement que les autres; c'est décider de ne pas accomplir l'acte le plus important de la réligion politique." (Détienne 1979, S. 14) Der dogmatische Verzicht auf Fleisch kann „als Oppositionshaltung gegen die Heteronomie der sozialen Ordnung, die bei der Fleischverteilung während der staatlichen Opferfeste zeremoniell inszeniert wurde," interpretiert werden (Baudy 1981, S. 23). Die vegetarische Kultur beinhaltete somit eine Kritik an der vorhandenen Gesellschaftsordnung, die als Entfernung vom Naturzustand gegeißelt und als gewalttätig, weil sie auf Blutzoll basierte, mißbilligt wurde. Der vegetarische Lebensstil forderte dagegen eine Kultur, die sich im Einklang mit der Natur befand, und eine Lebensform, die soziale Macht verneinte (vgl. Eder 1988, S. 216).

Obwohl diese Epoche fern unserer Zeit ist, so wird doch deutlich, daß ein Eß- und Lebensstil, der sich als natürlich, asketisch und gesund darstellt, Bedeutungen und Zeichen transportiert, die geeignet sind, gegenüber den Beherrschenden eine relative kulturelle Eigenständigkeit zu gewinnen. Der führende Lebensstil wird als widernatürlich, überfeinert und gewaltsam angeprangert, wobei sowohl seine kulturelle als auch seine symbolische Übermacht bestritten wird.

Nun zu einem Zeitabschnitt, der uns näher und für den die Datenlage günstiger ist: der Vegetarismus Ende des 19. Jahrhunderts. Der damalige Leitsatz - er könnte der pythagorerschen Diät entnommen sein - hieß: „Der Mensch soll so einfach als möglich leben, denn Einfachheit ist die Grundlage allen sittlichen, geistigen und körperlichen Wohlbefindens" (Struve 1869, S. 12). Auch der vegetarische Lebensstil des 19. Jahrhunderts zentrierte sich um die Leitmotive Natürlichkeit, Entsagung und Gesundheit. Sie können als historische Konstante angesehen werden. Neu war jedoch, gegen was und wen die Vegetarier opponierten. Waren es in der Antike die staatlichen Opferfeste, weil sie dazu benutzt wurden, die soziale und politische Ordnung symbolisch zu inszenieren, wurden nun Kapitalismus, Industrialisierung und Verstädterung angeprangert, weil sie soziale Probleme produzierten, die nach Meinung der Vegetarier von der bestehenden staatlichen Ordnung, aber auch von den beiden populärsten kursierenden politischen Ordnungsideen, Liberalismus und Kommunismus, nicht gelöst werden konnten. Sie glaubten an einen dritten Weg: eine Selbstreform im Einklang mit der Natur. Gegen den wachsenden Materialismus helfe nur „Entsagung und Einfachheit, also Nüchternheit und Mäßigkeit" (Hahn 1873, S. VII). Würde ein Lebensstil, der diese Tugenden beinhalte, allgemein verbindlich, dann wäre das Fundament für eine neue soziale Ordnung gelegt, die Gegensätze aufhöbe, nämlich die zwischen den sozialen Klassen und den zwischen Natur und Kultur. Wie die neuen sozialen Regeln beschaffen sein müßten, schreibe die Natur vor. Sie beinhalte nicht nur Naturgesetze, sondern auch die, wie der Mensch sein Leben zu führen habe, was gut für ihn und die Gesellschaft sei. Würden diese Gesetzlichkeiten nicht respektiert, dann entstünden Krankheiten, soziale und moralische Fehlentwicklungen.

Soweit - ganz grob skizziert - die Grundannahmen des Vegetarismus. Von diesen leiteten die Vegetarier ihren Bewertungsmaßstab für die einzelnen Lebensmittel her: welche als eßbar, gesund und natürlich und welche als nicht eßbar, ungesund und unnatürlich galten. Diese Gegenüberstellung bildete den Fundus für Nahrungszeichen. Nur pflanzliche Lebensmittel durften gegessen werden, Gewürze, Alkohol und Salz schadeten dem Wohlbefinden; Zucker und feine Mehle sollten gemieden werden, weil man sie für überkünstelt hielt. Diese und eine Vielzahl anderer Bedeutungen wurden zu einem Eßstil gebündelt. Der Vegetarismus beschränkte sich nicht nur darauf, Eßregeln festzulegen. Auch für alle anderen körpergebundenen Lebensgebiete, z.B. Kleidung, Sexualität, Wohnen, stellte er präzise Anleitungen auf. Sogar für Erziehung, Bildung, Familienleben und Haushaltsführung formulierte er exakte Anweisungen. Insgesamt war damit der Vegetarismus Ende des 19. Jahrhunderts ebenso wie alle historischen Vorläufer nicht nur ein Eß-, sondern ein Lebensstil.

Es ließe sich noch viel über die Ideen, die praktische Umsetzung des Lebensstils und die Institutionen sagen. Dies soll unterbleiben, weil sonst der Ausgangspunkt für diesen Exkurs aus den Augen gerät. Deshalb zur Erinnerung nochmals die These, die zu diesem Abstecher motivierte: Die Annahme, daß es, abgesehen vom prätentiösen, der keine eigenständige Lebensart repräsentiere, nur den Gegensatz von distinguiertem und vulgärem Stil gäbe, ist zu einfach aufgebaut. Es existiert ein dritter Lebensstil, der sich zwischen die beiden schiebt, ohne sie zu imitieren, der einen eigenständigen Geschmack vertritt und der gegen die kulturelle Dominanz des distinguierten revoltiert.[77]

Kann dieser Lebensstil genauso wie die beiden anderen einem typischen sozialen Rekrutierungsfeld zugeordnet werden? Besteht auch hier eine Homologie? Für die Antike läßt sich dies kaum mehr beantworten; für die Vegetarier des 19. Jahrhunderts ist dies kein Problem, weil sozialstrukturell auswertbare Quellen vorliegen.[78] Die Mehrzahl der Vegetarier, ca. 70%, war männlich. Das durchschnittliche Eintrittsalter in den vegetarischen Verein lag zwischen dem 16. und dem 40. Lebensjahr. Während dieser Lebensjahre traten 80 bis 85% der Mit-

---

77 Wahrscheinlich wird es eine ganze Anzahl weiterer Stilisierungsweisen geben, wenn sich die Vertreter „Pluralisierungsthese" nicht täuschen.

78 Material für die sozialstrukturelle Beschreibung sind Adreßbücher und Statistiken, beides erstellt und herausgegeben zunächst vom „Deutschen Verein für naturgemässe Lebensweise - Vegetarianer" und später vom „Deutschen Vegetarier-Bund". Sie decken den Zeitraum von 1868 bis 1900 ab. Aus ihnen können Angaben über die organisierten Vegetarier, wie Beruf, Wohnort, Alter und Familienstand, entnommen werden.

glieder ein. Grenzt man die Altersspanne auf den Zeitraum zwischen dem 21. und 35. Lebensjahr ein, so erfaßt man noch ca. 60% der Vegetarier. Sie lebten zumeist in Großstädten, den Zentren der Industrialisierung und Urbanisierung, und vorwiegend in protestantisch geprägten Regionen. Nur wenige von ihnen arbeiteten in der Landwirtschaft; das ist nicht überraschend. Handwerkliche und industrielle Tätigkeiten waren unterrepräsentiert, Handelsberufe, die sogenannten „freien Berufe" und Tätigkeiten im Staatsdienst dagegen überrepräsentiert. Zu den letzten gehörten hauptsächlich mittlere Dienstgrade der Post-, Eisenbahn-, Telegraphenämter und mittlere Angestellte. Die größte Gruppe unter ihnen bildeten die Lehrer. Die Vegetarier verdienten somit ihren Lebensunterhalt mit Berufen, die zu den neuen Mittelschichtberufen zählten.

Diese knappen Daten erlauben die sozialstrukturelle Klassifikation: Die Vegetarier rekrutierten sich aus mittleren Lagen, präziser aus den neuen Mittelschichten, die sich häufig aus sozialen Aufsteigern zusammensetzten. Aufgrund ihrer ökonomischen Situation gehörten sie zu den mittleren Lagen, für ihren Habitus war dies noch unklar. Da waren sie auf der Suche. Sie hatten die Wahl, den distinguierten nachzuahmen, was sie zu Prätention und gleichzeitig zur Akzeptanz der bestehenden Geschmackshierarchie genötigt hätte, oder einen eigenständigen zu entdecken, mit dem sie sich gegen die kulturelle Dominanz der etablierten Klassen auflehnen konnten. Die Vegetarier beschritten den zweiten Weg.

Sie rückten Enthaltsamkeit und Mäßigung ins Zentrum ihres Lebensstiles und distanzierten sich damit sowohl vom Luxus- als auch vom Notwendigkeitsgeschmack. Statt dessen stellten sie dieser Gegensatzstruktur einen dritten Standpunkt gegenüber, von dem aus sie diese insgesamt kritisierten. Den distinguierten Lebensstil rügten sie als exzessiv, verbraucht und unzeitgemäß. Die darin enthaltene Distinktionsabsicht sei in der Vergangenheit steckengeblieben und könne nicht mehr beanspruchen, einen allgemeingültigen Maßstab zu beinhalten. Weiterhin enthielt diese Stilisierung entlang von Nüchternheit, Einfachheit, Mäßigung - Qualitäten, die für eine Stilisierung prinzipiell ungeeignet sind - einen stillschweigenden Bezug, einen Kontrapunkt auf das Unsaubere, die Maß- und Sorglosigkeit, die hinter dem Verhalten der unteren sozialen Lagen vermutet wurde. Der einfache und natürliche Lebenstil behauptete, daß die Gegensatzstruktur von Luxus contra Notwendigkeit eine gemeinsame Wurzel habe: die Maßlosigkeit. Diese kennzeichne sowohl den überfeinerten als auch den groben Eß- und Lebensstil. Der Unmäßigkeit setzten sie Enthaltsamkeit gegenüber und schufen damit eine eigene, wie sie meinten, grundsätzlichere Gegensatzstruktur: die von Mäßigung contra Zügellosigkeit.

Ob dieser dritter Standpunkt als solcher gesamtgesellschaftlich wahrgenommen und respektiert wird oder ob der Bezug auf Natur und Einfachheit als Sektierertum verschrien wird, hängt davon ab, ob es den Anhängern gelingt, ihren Eß- und Lebensstil mit Orientierungswissen oder -ideen zu verbinden, die als gesellschaftlich bedeutsam anerkannt werden. Nur wenn dies gelingt, dann kann der dritte Standpunkt die bestehende Geschmackshierarchie in Frage stellen und eine respektable Alternative verankern. Im 20. Jahrhundert ist dies dem „naturgemäßen Lebensstil" gelungen, indem er sich als die praktische Umsetzung von zwei zentralen gesellschaftlichen Feldern: Gesundheit und Ökologie, darstellen konnte. Für die Verwirklichung dieser beider Felder wurde er quasi zum „Leit"lebensstil. Aber nicht nur auf individueller Ebene schaffte es das „naturgemäße" Orientierungswissen, die Dominanz des distinguierten Lebensstils zu mindern. Wesentliche Elemente wurden beispielsweise in die Ernährungs-, Gesundheits- und Umweltpolitik integriert und damit mit symbolischem Kapital ausgestattet. Die Orientierungen, sich gesund zu ernähren und die Natur zu schützen, und die praktische Umsetzung dieser „Ideen" durch einen bestimmten Eßstil ist damit keine Geschmacksfrage mehr, sondern zu einer moralischen Aufforderung geworden. Dies zeigt, daß ursprünglich sozial differenzierende Bedeutungen, die geschmacklich - also als kulturell über- oder unterlegen - begründet werden und bei denen der Zeichencharakter der Lebensmittel auf eine soziale Position hinweist, eine neue Qualität annehmen können. Werden sie mit Orientierungswissen und -ideen verknüpft, die gesellschaftliche Anerkennung und Geltung erlangen, beispielsweise in Institutionen wie dem Gesundheitswesen, dann können diese Bedeutungen in solche transformiert werden, denen moralische Qualität zugesprochen wird.

6. Küchen einigen und trennen. Kochen als kulturelles und soziales Phänomen

In vielen Sprachen hat das Wort Küche zwei Bedeutungen. Zum einen werden damit der Ort, an dem Essen gekocht, und die wichtigsten Utensilien, die dazu benötigt werden, bezeichnet. Als Küche kann beispielsweise eine Nische oder ein spezialisierter, nur für das Kochen bestimmter Raum dienen. Bei der Bezeichnung sind räumliche Unterschiede unerheblich: Küche ist der Ort, wo sich die zum Kochen benutzte Wärmequelle befindet, gleichgültig, ob es sich um ein offenes Feuer, einen Gas- oder Elektroherd handelt. Die räumliche Bedeutung benennt die materiellen Voraussetzungen für das Kochen, aber nicht die Speisen, nicht *wie* gekocht wird.[79]

Auf die Zubereitung von Lebensmitteln zu Speisen bezieht sich die zweite Bedeutung. Hauptsächlich diese soll es hier gehen. Küche in diesem Sinn meint ein komplexes kulturelles Regelwerk, das Anleitungen dafür enthält, wie jeweils verschieden gekocht wird. Dieses Regelwerk ist für die spezifische kulturelle Eigenart einer Küche, die sie von anderen abhebt, verantwortlich. Es beinhaltet beispielsweise Regeln für den Geschmack, bestimmt, welche Lebensmittel zusammenpassen und wann und wie sie zu essen sind. Für jede einzelne Speise sind diese kulturellen Anweisungen in einem speziellen Rezept zusammengefaßt. Es umfaßt Zutatenliste, Zubereitungsweise und den Namen der Speise. Kochrezepte garantieren, daß die Speise immer wieder wie das erste Mal schmeckt. Küchen „streben durch Geschmacksgleichheit nach Identität" (Sandgruber 1997, S. 185).[80] Aus diesem Grund vermitteln Küchen mehr als andere kulturelle Hervorbringungen Erfahrungen von Identität und Fremdheit und werden dazu instrumentalisiert, Menschen zu einigen und zu trennen, wodurch die Küche - ein kulturelles Phänomen - zu einem „fait social" wird.

Soziale Qualitäten lassen sich deshalb so leicht auf die Küche übertragen, weil sie nicht nur ernährt. Sie bildet außerdem ein Verständigungsmittel, durch welches soziale Verhältnisse dargestellt werden oder zumindest darstellbar sind. Dies gilt für soziale Ungleichheiten, Formen der Arbeitsteilung, religiöse Orientierungen usw. Alle diese sozialen Aspekte wirken auf die Art, wie und was gekocht wird, und sie können von der jeweils gekochten Küche abgelesen werden. Lévi-Strauss ging so weit, die „Sprache der Küche" gleichberechtigt neben die „Sprache der Worte" zu stellen: in beiden seien alle gesellschaftlichen Strukturen repräsentiert (Lévi-Strauss 1964). Ob dies, in diesem Umfang, rich-

79 S. die umfangreiche Studie von Schlegel/Matties (1995)

80 S. Kap. 4, wo das geschmackliche Vermögen zu identifizieren, Eigenes von Fremdem zu unterscheiden ausführlich hergeleitet wurde.

tig ist, mag man bezweifeln. Sicherlich bildet die Küche ein kulturelles Verständigungsmittel, das keiner oder nur ganz weniger intellektueller Ausdruckshilfen bedarf, um eindeutig verstanden zu werden. Da die Küche auf ein körperliches Bedürfnis antwortet, gibt sie verläßlicher über gesellschaftliche Verhältnisse Auskunft als andere Lebensgebiete, die keine so zentrale Aufgabe erfüllen. Sie ist zudem ein Ausdrucksmittel, über das alle Gesellschaftsmitglieder miteinander kommunizieren - im Gegensatz zur intellektuellen Sprache, die ein tendenziell elitäres Verständigungsmittel ist. Diese Vorzüge der Küche gegenüber der Sprache erklären, weshalb die Küche zu einem kulturellen Medium wurde, dem in der Geschichte der Menschheit oft eine größere Verbindlichkeit als dem Wort zugebilligt wurde. Fremden oder Gästen Speisen und Getränke anzubieten oder keine zu offerieren, die angebotenen Speisen und Getränke anzunehmen oder abzulehnen sind Handlungsweisen, die oftmals mehr darüber sagen, wie man zueinander steht, als Begrüßungsworte.

In dem Umfeld, sei es regional, sozial oder ethnisch definiert, in dem eine Küche praktiziert wird, stellt sie kulturelle Gemeinsamkeiten her und baut gleichzeitig Barrieren gegenüber anderen Küchen auf. Küchen sind deshalb hervorragend geeignet, Gefühle kultureller Überlegenheit zu erzeugen und fremde Kochpraktiken abzuwerten. Sie werden somit hauptsächlich zur Unterstützung und Umsetzung von zwei sozialen Prozessen eingesetzt: erstens eine vergemeinschaftende kulturelle Identität auszubilden und zweitens soziale, politische und andere Abgrenzungsbestrebungen durchzusetzen - also die eigene von der fremden Identität distinktiv abzuheben. Diese den Küchen anhaftenden sozialen Qualitäten lassen sich an den abwertenden Kennzeichnungen anderer Küchen wie „Fleischfresser“ und „Müslis“, „Spaghetti-Esser“ und „Mehlspeisen-Esser“ anschaulich studieren. Nicht die Küchen werden charakterisiert, sondern die Menschen, die sie essen, was zeigt, daß die Küche ein Mittel ist, um Distanzen zu artikulieren und Grenzen zu etablieren. Bei den distanzierenden Charakterisierungen fremder Küchen wird zumeist eine Speise herausgegriffen, die als typisch angesehen wird: Döner, Hamburger, Pizza, Weißwurst. Nicht was tatsächlich gekocht und gegessen wird, bildet die Grundlage für die Konstruktion von Fremdbildern, sondern abschätzige Behauptungen darüber, wie sich andere Menschen angeblich ernähren.

Die Küche wie andere kulturelle Phänomene kann von zwei Seiten aus betrachtet werden. Einerseits ist da die eher materielle Seite, die Küche als kulturelles Regelwerk, das praktische Anleitungen für das Kochen enthält und stets in soziale Kontexte eingebunden ist, wie die schichtspezifischen Kochstile oder die Festtagsküche. Durch sie wird Identität auch beim Essen erleb- und erfahrbar. Andererseits ist die Küche ein Produkt des Denkens und Phantasierens, das symbolisch verdichtet, auf „kulinarische Stereotype“ (Tanner 1997) reduziert und über das Identität konstruiert wird. Von der materiellen Realität, dem tatsächlichen Kochen, ist diese Küche weit entfernt. Nicht mehr durch die Speisen selbst, sondern nur noch durch die sprachlich vermittelten Selbst- und Fremdbilder über Eßkulturen werden Identitäten bewußt und aktiv konstruiert. Dabei entstehen „fiktive Küchen“, über die idealisierende Selbstbilder oder stigmatisierende Fremdbilder kursieren, die keinen anderen Zweck mehr erfüllen, als soziale Nähe oder Distanz herzustellen. Diese „Küchen“ enthalten keine Anleitungen für die Speisenzubereitung; ihre ursprüngliche Aufgabe leisten sie nicht mehr. Sie dienen nur noch der sozialen Absicht: Menschen zu vereinigen oder auszuschließen. Um die Kulturalität und Sozialität der Küche zu verstehen, ist es dringend erforderlich, beide Seiten - die materielle und die des Denkens und Phantasierens - gleichermaßen zu betrachten und zueinander in Beziehung zu setzen. Betrachtet man nur die sozialen und kulturellen Gebrauchsweisen der Küchen, gerät man in die Gefahr, dem „Konstruktivismus“ zu erliegen, was bedeutet, die gravierenden sozialen Ungleichheiten und Ungerechtigkeiten, die sich beim Essen immer auch materiell niederschlagen und zu Hungertod und Mangelkrankheiten führen können, auszublenden.

6.1 Das „Core-Fringe-Leguminous-Model“ (CFLM)

Obwohl alle Küchen von sich behaupten, sich grundsätzlich von anderen abzuheben, existieren trotzdem bemerkenswerte Ähnlichkeiten bezüglich des schematischen Aufbaus der Küchen. Zwar unterscheiden sich die Küchen auf dem Niveau der Rezepturen auf vielfältige Weise, auf einem abstrakteren Niveau wird jedoch ein gemeinsames Grundmodell sichtbar. Bereits Claude Lévi-Strauss hat mit der „triangle culinaire“ ein Grundmodell der Küchen entworfen (Lévi-Strauss 1964). Für ihn reduzierten sich die Übereinstimmungen zwischen den Küchen auf die gesellschaftlichen Strukturen, die durch sie zum Ausdruck kommen. Was und wie gekocht wird, die Speisen also, sei nicht miteinander vergleichbar, weil das kulinarische Dreieck nur ein semantisches Feld absteckt, das jeweils unterschiedlich interpretiert wird. Gemeinsam sei den Küchen nur, daß sie eine Sprache repräsentieren, in der sich die „kognitive Ordnung des Sozialen“ ausdrückt.[81]

Mit dem Begriff 'Grundmodell der Küchen' ist hier jedoch etwas anderes gemeint. Darunter sollen genau im Gegensatz zu Lévi-Strauss' kulinarischem Dreieck die praktischen Anleitungen, die Rezepturen und die Speisen verstanden werden - also die Küche als praktisches Regelwerk und nicht als Produkt des Denkens.

81 Mary Douglas hat Mahlzeiten strukturalistisch analysiert und dabei den Begriff des „proper meal“ entwickelt, den sie folgendermaßen definiert: „A proper meal is A (when A is the stressed main course) plus 2B (when B is an unstressed course). Both A and B contain each the same structure, in small, a + 2b, when a is the stressed item and b the unstressed item in a course. A weekday lunch is A; Sunday lunch 2A; Christmas, Easter, and birthdays are A + 2B“ (Douglas 1972, S. 68). Anne Murcott hat die mathematischen Gleichungen aufgelöst und statt dessen genauer hingeschaut, was tatsächlich gekocht wird. Für sie besteht ein „proper meal“ aus einer Kombination von Zutaten, die kulturell als „vollkommen“ angesehen werden. In England besteht ein „proper meal“ aus Fleisch, Kartoffeln, Gemüse und einer Sauce, die alle Zutaten miteinander verbindet (Murcott 1992).

Ein bekanntes Grundmodell hat Sidney W. Mintz, ein US-amerikanischer Anthropologe, vorgeschlagen: das „Core-Fringe-Leguminous-Model“ (Mintz 1992). Jede Küche setzt sich nach diesem Modell aus drei Komponenten zusammen: einem Zentrum (core), einer Peripherie (fringe) und einer Zugabe aus Hülsenfrüchten (leguminous). Die erste Komponente, das Zentrum der ganzen Küche, besteht im allgemeinen nur aus einem Nahrungsmittel - dem Grundnahrungsmittel. Nur extrem stärkehaltige Lebensmittel oder solche, die reich an anderen komplexen Kohlenhydraten sind, können zum Mittelpunkt einer Küche werden. Dazu gehören die Getreidearten, einige Knollengewächse wie Kartoffeln oder manche Wurzel wie Yams. Mit diesen Nahrungsmitteln wird der größte Teil des täglichen Kalorienbedarfes gedeckt. In der Küche sind sie aus physiologischen Gründen zentral, aber auch andere Bereiche dominieren sie, beispielsweise die Landwirtschaft. So nimmt der Anbau des Grundnahrungsmittels den Hauptteil der landwirtschaftlichen Arbeitskraft in Anspruch.

Die zweite Komponente, die Peripherie, umfaßt Lebensmittel, die um das Zentrum angeordnet sind und als eigenständige Speisen nicht existieren. Ihr Status in der Küche ist darauf beschänkt, Zutat zum Grundnahrungsmittel zu sein. Dabei besitzen sie die Funktion, die geschmacklich und farblich wenig ansprechenden Grundnahrungsmittel sensorisch reizvoller zu machen. Ihr Vorhandensein ist deshalb weniger physiologisch als vielmehr sinnlich begründet. Zu den peripheren Lebensmitteln zählt Mintz Gemüse, Fleisch, Fisch und würzende Saucen.

Die dritte Gruppe setzt sich aus Leguminosen zusammen. Sie liefern häufig den Hauptanteil der Proteine. Als eigenständiger Bestandteil der Küche werden sie selten wahrgenommen. Mintz weist ihnen trotzdem eine Extrakategorie zu, um ihren positiven Beitrag zur Proteinversorgung hervorzuheben. Auch diese Komponente ist für ihn hauptsächlich physiologisch bedeutungsvoll. Zu ihr gehören beispielsweise Bohnen, Erbsen und Soja; Lebensmittel, die traditionell als „Fleisch des armen Mannes“ bezeichnet wurden, wie Mintz erinnert (vgl. Mintz 1992, S. 17).

Diese drei Komponenten werden auf verschiedenste Weise miteinander kombiniert: „Manchmal werden sie in Form eines Eintopfes oder Breies zusammengestellt und mit dem Löffel gegessen - wie es in Europa der Fall war. Oder es werden Fladen und Brot gebacken und eine Portion Gewürze und Leguminosen hinzugefügt - die südamerikanische Variante. Die dritte Form ist vor allem in Afrika verbreitet: ein dicker Brei, eine Art Polenta mit Sauce.“ (Spittler 1996, S. 141)

Die Gewichtung von Zentrum, Peripherie und Leguminosen ist für Mintz grundsätzlich „unveränderlich“. Zwar gibt es interne Verschiebungen, abhängig von Wohlstand, Macht und Status, aber im Prinzip steht ein stärkehaltiges Grundnahrungsmittel im Zentrum, und alle anderen Speisen werden um dieses arrangiert (Mintz 1992, S. 25). Fleisch und andere periphere Nahrungsmittel können nie an die Stelle des Grundnahrungsmittels rücken. Dazu ist seine Position sowohl physiologisch, wirtschaftlich, sozial als auch politisch zu herausragend. Denn das Zentrum der Küche wird in jeder Gesellschaft auch zur „politischen und ideologischen Darstellung des Volkes“ genutzt und erfüllt damit soziale Aufgaben, die weit über die bloße Bedürfnisbefriedigung hinausreichen (vgl. Mintz 1992, S. 25).

Zentrum, Peripherie und Leguminosen stellt sich Mintz als ein kreisförmiges Modell vor: In der Mitte befinden sich die zentralen Speisen - das Grundnahrungsmittel, die „Geschmackslieferanten“ bilden den Innen- und die Leguminosen den Außenkreis.[82] Einen Wechsel des inneren Kreises an den Rand oder ins Zentrum oder andere gravierende Positionsverschiebungen hält er für weitgehend ausgeschlossen, weil dies den Zerfall des „Core-Fringe-Leguminous-Model“ bedeuten würde.

Mit seinem Modell will Mintz nicht die Küchen moderner Geselllschaften erfaßen. Es soll für „die alten, stabilen Ernährungssysteme gelten, die für die letzten sechs Jahrtausende typisch sind. In diesem Zeitraum schälten sich vielleicht zwölf, 20 oder sogar mehr Einzelsysteme heraus, die auf dem CFLM aufbauten.“ (Mintz 1992, S. 25) Doch begann seit dem 17. Jahrhundert, vor etwa 300 Jahren, der Verfall des Modells, der noch andauert und sich stetig geographisch ausweitet (Mintz 1992, S. 28).

Das „Core-Fringe-Leguminous-Model“ leuchtet auf den ersten Blick ein; wahrscheinlich, weil es so einfach und ohne innere Widersprüche aufgebaut ist. Schnell lassen sich Beispiele finden, die seine Richtigkeit belegen: die Pizza, Nudelgerichte, Kartoffeln und Quark. Es überzeugt nicht zuletzt deshalb so rasch, weil es die Küchengebräuche funktional erklärt, d.h. als physiologisch rationell darstellt. Offenbar werden in der Küche nicht willkürlich irgendwelche Lebensmittel miteinander kombiniert, so wie es am besten schmeckt, sondern dahinter verbirgt sich der geheime Plan, die Speisen genau so zuzubereiten, daß sie die physiologischen Bedürfnisse möglichst effektiv befriedigen. Denn erstaunlicherweise stimmt das CFLM mit unserem heutigen Ernährungswissen über eine optimale Versorgung weitgehend überein. Das CFLM unterstellt der Küche somit ein großes Maß an „Ernährungsrationalität“, so daß die Küche als sozio-kulturelles Regelwerk kaum in den Blick gerät.

Bei einem genaueren Blick werden jedoch Schwächen sichtbar. Die wichtigste ist, daß in diesem Modell alle sozialen Aspekte unberücksichtigt bleiben, und es erweckt den Anschein, als würden alle Mitglieder einer Gesellschaft im wesentlichen die gleiche Küche essen. Dies stimmt, wie später zu zeigen sein wird, aber nur für sehr wenige Gesellschaften. Auch wenn prinzipiell die gleiche Küche von allen zubereitet wird, so werden trotzdem die verfügbaren Nahrungsmittel sozial differenziert zugeteilt, wodurch sich das Verhältnis von Zentrum und Peripherie für sozial privilegierte Lagen in der Regel umkehrt.

82 Koctürk-Runefors (1991) hat dieses Modell auf Migrationsküchen übertragen, s. weiter unten.

Berücksichtigt man, daß Nahrung immer nach sozialen Kriterien zugeteilt wird, dann erhält die scheinbar nur kücheninterne Klassifikation in Zentrum und Peripherie eine soziale Dynamik, denn auch die Sozialstruktur kann mit den Kategorien von Zentrum und Peripherie beschrieben werden (vgl. Kreckel 1992). Die soziale Klassifikation läßt an der nur physiologischen Herleitung von Zentrum und Peripherie in der Küche zweifeln und drängt die Frage auf, in welchem Verhältnis die soziale und die kücheninterne Klassifikation zueinander stehen.

Hier ist nicht der Ort, ausgiebig zu erläutern, wodurch sich zentrale und periphere soziale Gruppen voneinander unterscheiden. Einige Sichworte sollen genügen, um die Dynamik und das Verhältnis von sozialer und kücheninterner Klassifikation zu charakterisieren. Zentrale soziale Lagen sind solche, bei denen sich Ressourcen aller Art konzentrieren, während sich bei peripheren Lagen Benachteiligungen, Unterversorgung und Ausschluß von Machtquellen häufen. Im Zentrum befinden sich somit sozial Privilegierte, während strukturell Diskriminierte an die Peripherie gedrängt werden. Ihnen ist der Zugang zu materiellen ebenso wie zu immateriellen Ressourcen erschwert, ihr Spielraum für autonomes Handeln ist eingeengt, und auch ihre Fähigkeit, Konflikte auszutragen oder eine Gegenmacht zu bilden, ist vergleichsweise gering.

Nun zeigt ein langfristiger historischer Vergleich des Nahrungsverzehrs, daß zentrale Lagen bevorzugt solche Lebensmittel essen, die Mintz zu den peripheren zählt; im Gegensatz zu den peripheren sozialen Gruppen, die, genau umgekehrt, hauptsächlich Speisen verzehren, die nach Mintz die zentrale Position in einer Küche einnehmen. Die Verkehrung von Zentrum und Peripherie hängt selbstverständlich mit der kulturellen Bewertung der einzelnen Lebensmittel zusammen und weniger mit deren physiologischer Wertigkeit. Besonders begehrte Speisen können sich nur wohlhabende Haushalte leisten, und dies waren und sind im allgemeinen eben nicht die stärkehaltigen Ackerbaufrüchte, die nur einen geringen Eigengeschmack besitzen und auch sonst keinen besonders großen Eßgenuß versprechen. Das Verhältnis von Zentrum und Peripherie in der Küche ist somit kein statisches, sondern ein dynamisches, das wesentlich von sozialer Ungleichheit geprägt wird. Diese Kritik ist in Mintz' Modell zu integrieren.

Zweitens ist zu berücksichtigen, daß sich nicht nur durch soziale Ungleichheit das Verhältnis von zentralen und peripheren Lebensmitteln umkehrt, sondern daß es auch im Laufe der Geschichte Zeiten gab, in denen insgesamt weniger stärkehaltige Nahrung und statt dessen vermehrt Fleisch verzehrt wurde, und zwar nicht nur von privilegierten sozialen Gruppen. Auch Ärmere partizipierten an dieser Umstellung - selbstverständlich in einem geringeren Maße. So wurden in Zeiten eines relativen Nahrungsüberflusses vermehrt sogenannte periphere Nahrungsmittel produziert - es wurde also Viehzucht betrieben. Dagegen wurde bei Nahrungsmangel diese Entwicklung wieder zurückgenommen und von neuem wurden hauptsächlich stärkehaltige Grundnahrungsmittel angebaut.

Ein häufig zitiertes Beispiel für einen solchen Wandel der Ernährung ist der Fleischkonsum im 14. und 15. Jahrhundert in Mitteleuropa. In dieser Epoche soll er bei ungefähr 100 kg/pro Kopf/pro Jahr gelegen haben. Danach sank er bis zum 18./19. Jahrhundert auf ein Minimum von ca. 14 kg/pro Kopf/pro Jahr (Abel 1937). Es ließen sich viele weitere Beispiele für eine Verkehrung von zentralen und peripheren Speisen finden. Dabei zeigt sich, daß offenbar ein enger Zusammenhang zwischen Bevölkerungswachstum und -rückgang auf der einen Seite und der Art der Agrarwirtschaft auf der anderen Seite bestand. Bei großem Bevölkerungswachstum ging man dazu über, die arbeitsextensive Viehwirtschaft, die nur wenig Kalorien erbrachte, aufzugeben und statt dessen den Ackerbau zu intensivieren, weil auf diese Weise mehr Menschen versorgt werden konnten. Sank die Bevölkerungsdichte, beispielsweise nach dem dreißigjährigen Krieg, geschah das Gegenteil (Mandrou 1962, Schmoller 1871, Braudel 1971).

Der „Verfall" des „Core-Fringe-Leguminous-Model" begann also nicht, wie Mintz behauptet, erst im 17. Jahrhundert. Vielmehr hat es in der Geschichte der Küchen stets eine Pendelbewegung zwischen zentralen und peripheren Lebensmitteln gegeben, die vom gesellschaftlichen Wohlstand beeinflußt war. Weiterhin ist die Differenzierung in Küchen, die nur von wenigen sozial bevorzugten Gruppen praktiziert werden, beispielsweise der höfische Kochstil, und Kochweisen, die eher von Not als von Überfluß geprägt sind, viel älter als 300 Jahre. Die soziale Ausprägung von Küchen setzt keineswegs, wie Mintz vermuten läßt, erst mit der relativen Nahrungssicherheit ein, also ab dem Zeitpunkt, als genügend Lebensmittel für alle vorhanden waren, sondern sie entstand wesentlich früher und resultiert aus sozialer Ungleichheit, die sich stets in den Kochtöpfen widerspiegelte.

6.2 Ähnlichkeiten der Küchen: Zentrum und Peripherie

Was kann man von Mintz lernen? Ein Grundmodell der Küchen darf nicht statisch sein, damit es sozialen Wandel abbilden kann. Weiterhin sollte es die kulturelle Vielfalt der Küchen als Ergebnis sozialer Differenzierung erfaßen. Mit dem Modell, das ich vorschlage, soll somit die historische Entwicklung der Küchen und deren zunehmende kulturelle Andersartigkeit als Ergebnis sozialer Prozesse beschrieben werden. Es betont drei Ähnlichkeiten der Küchen:

Die Grundnahrungsmittel

Die meisten Küchen basieren auf einem stärkehaltigen pflanzlichen Nahrungsmittel, einige wenige auch auf zwei. Das ist unbestritten. Auch Fernand Braudel macht darauf aufmerksam (Braudel 1971). Gleichermaßen sind die beiden Anthropologen Peter Farb und George Armelagos davon überzeugt: „Toutes les cuisines sont plus ou moins basées sur une denrée de base largement disponible." (Farb/Armelagoos 1985, S. 227) So ist die chinesische Küche nicht ohne Reis, die amerikanische Küche nicht ohne Mais und die europäische nicht ohne

Brot vorstellbar. Diese stärkehaltigen Grundnahrungsmittel prägen die Eigenart einer Küche und nehmen eine herausgehobene Position ein, wie dies Mintz in seinem Modell demonstriert hat. Wenn sie fehlen, kann keine vollständige Mahlzeit, kein „Proper Meal" (Murcott) zubereitet werden. Eine akzentuierte Stellung nehmen sie auch deshalb ein, weil häufig religiöse und festliche Bedeutungen mit ihnen verbunden werden. Eine derartig prominente Position hat in Europa wie schon erwähnt das Brot. Es steht im Zentrum des christlichen Abendmahls, in Hungerrevolten wurde nach mehr und besserem Brot verlangt, wie E. P. Thompson in seiner Untersuchung über „The Making of the English Working Class" eindrucksvoll gezeigt hat, und in Frankreich war bis vor wenigen Jahrzehnten der Brotpreis noch staatlich festgesetzt.

Die verbreitetsten stärkehaltigen Grundnahrungsmittel sind Kartoffeln und Getreidearten, wie Reis, Mais, Weizen, Gerste, Hirse und Roggen. Gemeinsam ist diesen, daß sie gekocht werden müssen, da rohes Korn unverdaulich ist und die stärkehaltigen Knollen meist giftige Stoffe enthalten. Wie sie gekocht werden und was aus ihnen zubereitet wird, ist jedoch Gegenstand *kultureller* Gestaltung, und daraus ergibt sich die *Vielfalt* der Küchen. So wird beispielsweise aus Getreide Brot gebacken, Mehlspeisen zubereitet, Brei gekocht, Teigwaren hergestellt und Bier gebraut. Bemerkenswert ist allerdings, daß zunächst überall ähnliche Verarbeitungsverfahren entwickelt wurden, durch die sich, wie wir heute wissen, funktionelle Eigenschaften der Lebensmittelinhaltsstoffe so verändern, daß sie verdaulich werden. Im wesentlichen wurden drei Speisearten erfunden: Getreide-Breie, Brot und gekochte Getreidespeisen.

Bei den Getreide-Breien wurden geröstete Körner mit Wasser, häufig auch mit Milch, gerührt und mit Gewürzen und anderen Zutaten verfeinert. So wurden der griechische Maza und der römische Puls zubereitet. Bei den Broten, anfänglich noch nicht durch Hefe oder Sauerteig gelockert, wurde Mehl mit Wasser und Salz, manchmal auch mit anderen Zutaten, zu einem Teig verknetet und auf verschiedene Weise ausgebacken. So die mexikanische Tortilla, das indische Chapati oder das äthiopische Injera. Die gekochten Getreide-Speisen wurden aus mit Wasser oder Milch gekochten Körnern zubereitet. Es entstand eine feste Getreidemasse, die man als Kloß oder polentaartige Speise bezeichnen könnte. Aus Hirse gekocht, bildet sie noch heute das tägliche Mittag- und Abendessen - ashin genannt - der Tuareg (Spittler 1989). Da verschiedene Getreidesorten - Hirse, Weizen, Mais oder Hafer - verarbeitet wurden, die Rezepturen differierten, waren die Produkte, ihr Aussehen, ihr Geschmack und ihre Konsistenz sehr unterschiedlich. Diese kurze Aufzählung zeigt, daß physiologisch und technisch bedingte Ähnlichkeiten beim Kochen nicht notwendig, sondern eher selten und zufällig ähnliche Rezepturen und einen ähnlichen Geschmack bedingen. Ganz im Gegenteil scheinen gerade diese „natürlichen Vorgaben" dazu zu motivieren, aus den gleichen Nahrungsmitteln eine große Speisenvielfalt zu schaffen. Wer die Rezepturen von Breien studiert, wird erstaunt sein, welche Abwandlungen und Verfeinerungen erfunden wurden, um diese einfache Speise zu variieren.

Der Geschmack

Die erste Ähnlichkeit der Küchen stimmt weitgehend mit der ersten Komponente des „Core-Fringe-Leguminous-Model" von Mintz überein. Unterschiede zeigen sich erst bei der zweiten Ähnlichkeit. Die pflanzlichen Grundnahrungsmittel verfügen kaum über Eigengeschmack und haben auch ansonsten sensorisch wenig zu bieten. Um diese „Reizarmut" zu beheben, werden sie in allen Küchen gewürzt. Bis hierhin folge ich der Fringe-Komponente.

Die Würzung besteht zumeist aus verschiedenen Bestandteilen wie Gewürzen, Kräutern, Blättern, Saucen- oder Pastenzubereitungen. Sie prägt die typische Geschmacksrichtung einer Küche und ist damit keineswegs eine periphere Komponente, sondern vielmehr von zentraler Bedeutung, weil sich auf sie - auf den besonderen Geschmack - die Überzeugung der kulturellen Überlegenheit der eigenen gegenüber fremden Küchen bezieht. Die Würzung legt den Eigengeschmack und damit die Identität einer Küche fest. Durch diesen wird jede Küche zu etwas Besonderem und von anderen Küchen unterscheidbar. Der typische Geschmack einer Küche vermittelt kulturelle Identität, die sich auf die Esser überträgt. Die Würzung, die den Geschmack einer Küche prägt, ist wortwörtlich die Trägersubstanz, auf die sich das Gemeinschaftsbewußtsein bezieht. Der Geschmack kommt hierbei in seiner doppelten Bedeutung als kulinarische Sensation und als kulturelles Differenzierungsvermögen zur Geltung. Für die indischen Küchen ist die typische Geschmacksrichtung Curry, für die ungarische Küche Paprika und für die italienische sind wichtige geschmacksgebende Substanzen Tomaten, Oliven und Basilikum. Aber auch Fleisch- und Fischsoßen können diese Funktion übernehmen. So beispielsweise die „Gravy" in England, eine Sauce, die in den Jahrhunderten stetig gewandelt wurde und in reichen wie armen Küchen bereitet wird (Murcott 1992).

Die hervorstechende Geschmacksrichtung verbindet und trennt die Küchen, weil sie gemeinsame und unterschiedliche Wurzeln deutlich macht. Ursprünglich war die Geschmacksrichtung typisch für einen geographischen Raum, eine Region oder einen Kontinent und weniger für bestimmte Positionen im sozialen Raum, also soziale Unterschiede und Ungleichheiten. Jedoch geben die Zusammensetzung und der Grad der Verfeinerung der Würzung bereits erste Hinweise auf die soziale Herkunft einer Küche. So hat man in höheren sozialen Lagen die „Gravy" kompliziert und mit teueren Zutaten aus Fleischsaft, Wein, Sardellen, Gewürzen und Kräutern gekocht und in weniger privilegierten Lagen eine einfache Variante dieser Sauce aus Bier, Zwiebeln, einigen Gewürzen und Pilzen oder Walnüssen zubereitet.

Die Beilagen

Deutlicher, ja eindeutig wird die soziale Herkunft einer Küche bei der dritten Ähnlichkeit. Diese besteht darin, daß zu dem pflanzlichen Grundnahrungsmittel Beilagen gegeben werden. Diese bestehen im wesentlichen aus Gemüsen, Milchprodukten, Fleisch und Fisch. Ihre Reichhaltigkeit, Ärmlichkeit oder ihr völliges Fehlen ist ein eindeutiges Indiz für die soziale Herkunft einer Küche.

Während Saucen in allen Küchen - in armen ebenso wie in reichen - existieren, wenn auch aus anderen Zutaten zusammengesetzt und unterschiedlich verfeinert, so fehlen in den Küchen sozial benachteiligter Gruppen Beilagen oftmals ganz. Für die reicheren Küchen ist dagegen beobachtbar, daß an die Stelle des pflanzlichen Basislebensmittels vermehrt Fleisch, Fisch und andere teurere Lebensmittel treten und diese sogar zum Haupt- und das Grundnahrungsmittel zur Beilage wird. Die Balance von Grundnahrungsmittel und Beilagen, von Zentrum und Peripherie, konkret von Getreide und Kartoffeln auf der einen Waagschale und Fleisch, Fisch, Gemüse und Milchprodukten auf den anderen, war und ist noch immer der wichtigste Schlüssel, um die soziale Stellung einer Küche zu identifizieren.

Aber nicht nur bei zentralen sozialen Lagen gewinnen vormals eher periphere Lebensmittel ein Übergewicht. Dieser Umschwung kann auch in Zeiten relativen gesellschaftlichen Reichtums stattfinden. So ist in den industriellen Wohlstandsgesellschaften seit der Mitte des 19. Jahrhunderts der Verbrauch von Kartoffeln und Getreideprodukten insgesamt stark gesunken, während der Konsum von Fleisch, Gemüse, Milchprodukten und Obst deutlich angestiegen ist. Hülsenfrüchte, denen Mintz eine Extrakategorie einräumt, finden kaum mehr Einlaß in die Küche, weil sie das Stigma, ein ungenügender Fleischersatz zu sein, nicht loswerden. Wie zeigt sich „der Wandel der Nahrungsgewohnheiten unter dem Einfluß der Industrialisierung" auf dem Teller? (Teuteberg/Wiegelmann 1972). In der Mitte thront das Fleisch. Kartoffeln, Getreideprodukte und Gemüse sind um dieses neue Zentrum der Küche arrangiert.

Not und Mangel

In Notzeiten wird diese Entwicklung wieder umgekehrt. Zunächst wird auf Fleisch verzichtet, danach auf andere Beilagen, und gleichzeitig steigt der Verbrauch des Grundnahrungsmittels an. Reichen diese Einschränkungen nicht aus, wird bei der Würzung, also den geschmacksgebenden Stoffen, gekürzt, indem teuere Gewürze oder andere Substanzen durch preiswertere ersetzt werden. Umstellungen beim Grundnahrungsmittel, beispielsweise von Reis auf Getreide, werden auch in großen Hungerzeiten nur sehr selten vorgenommen. Dies geschieht auch dann nicht, wenn ein anderes Grundnahrungsmittel preisgünstiger und in großen Mengen vorhanden ist, da eine solche Umstellung eine grundsätzliche Veränderung der gesamten Küche voraussetzen würde. So wären keine Kochtechniken oder Rezepturen bekannt, und der gewohnte Geschmack würde fehlen. Durch eine Ersetzung des Grundnahrungsmittels durch ein anderes verliert die Küche ihre kulturelle Eigenart, und Essen wird auf den physischen Zwang, sich ernähren zu müssen, reduziert (vgl. Spittler 1989).

Für moderne Wohlfahrtsstaaten trifft dieser Prozeß der Rückkehr zur traditionellen Balance von Zentrum und Peripherie nicht ganz zu. Es gibt Abweichungen: Auf Fleisch wird äußerst ungern verzichtet, denn: sich kein Fleisch mehr leisten zu können dokumentiert Verarmung eindeutiger als der Verzicht auf andere Lebensmittel. Fleisch symbolisiert auch noch heute, in der Zeit der Massentierhaltung, die Teilhabe am gesellschaftlichen Wohlstand. In Wohlfahrtsstaaten werden deshalb bei Verarmung zunächst weniger Gemüse, Milchprodukte und Obst verzehrt, danach, was schwerer fällt, wird der Konsum von Genußmitteln eingeschränkt, und gleichzeitig steigt der Brot- und Kartoffelverbrauch (vgl. Barlösius u.a. 1995; Köhler u.a. 1997).

Trotz dieser Restriktionen bleiben die Auffassungen darüber gleich, woraus gutes Essen, eine sättigende und wohlschmeckende Mahlzeit besteht. Die Differenz zwischen dem, was man zu essen gewohnt war, und dem, was man sich jetzt leisten kann, wird als Dürftigkeit und Mangel wahrgenommen. Die Bewertung bezieht sich nicht nur auf die Nahrungsmittel, sondern auch darauf, ob man Essen als sozio-kulturelle Situation, so wie es dem eigenen Habitus entspricht, gestalten kann, ob dazu die Mittel fehlen oder auch die persönlichen Fähigkeiten verlorengegangen sind. Beide Aspekte - die Speisen und die Mahlzeit als soziale Situation - repräsentieren kulturelle Entwertungen, bei denen Essen immer weniger als Chance ergriffen werden kann, um die eigenen Vorstellungen über das „gute Leben" zu verwirklichen. Die Ernährung wird mehr und mehr zum bloßen physischen Bedürfnis, welches es körperlich zu befriedigen gilt, um das Überleben zu sichern.

Obwohl enorme Unterschiede zwischen Not und Mangel in armen und in reichen Ländern bestehen, die sich daraus ergeben, daß unterschiedliche Lebensmittel eine zentrale bzw. eine periphere Position einnehmen, sind die Reaktionsweisen ähnlich. Auf Lebensmittel und Speisen, die innerhalb der Küche zentrale Bedeutung haben, wird kaum verzichtet, weshalb die Charakteristik einer Küche, deren Eigengeschmack, auf den sich auch die Überzeugung der kulturellen Überlegenheit der eigenen Küche bezieht, deutlicher hervortritt. In traditionellen Gesellschaften sind dies kohlehydratreiche Speisen und in Wohlstandsgesellschaften beispielsweise Fleisch und zuckerhaltige Getränke. Insgesamt wird jedoch der bisher gewohnte Kochstil beibehalten, und Einsparungen werden nur innerhalb des Stils vorgenommen. Diese bestehen darin, Lebensmittel, die nicht zur täglichen Mahlzeit gehören, wegzulassen oder durch preiswerte zu substituieren, weiterhin sich auf die Nahrungsmittel zu konzentrieren, die als Grundnahrungsmittel betrachtet werden, und auf solche, die als unverzichtbare und preisgünstige Genüsse gelten. Der gewohnte Kochstil wird somit weder aufgegeben noch wird einer adaptiert, der zwar preisgünstiger ist, aber als kulturell geringwertiger angesehen wird. Die Umstellung, das Balancieren von Zentrum und Peripherie, folgt somit nicht nur ökonomischer Rationalität, sie berücksichtigt insbesondere die kulturelle Eigenart der Küche, weshalb an dem gewohnten und geschätzten Geschmack möglichst lange festgehalten wird.

Müssen die kulturell, sprich geschmacklich besonders geliebten Speisen aufgegeben werden und repräsentieren die aufgenötigten Rezepturen und Zubereitungsweisen einen sozial weniger angesehenen Kochstil und Geschmack, dann besiegelt das die Erfahrung, in Armut zu leben. Das Beharren auf der habituellen Küche dient dem Zweck, den kulinarischen ebenso wie den Geschmack als kulturelles Differenzierungsvermögen zu bewahren, weil damit, auch wenn die sozio-ökonomischen Bedingungen einen Abstieg erzwingen, über die soziokulturelle Zugehörigkeit, den Lebensstil, die bisherige Position im sozialen Raum noch aufrechterhalten werden kann. Der Geschmack ist somit die kulturelle Vergewisserung der eigenen Stellung im sozialen Raum; muß er aufgegeben werden, dann ist der soziale Abstieg nicht mehr abwendbar. Die enge Verbindung von Küche und Geschmack erklärt, weshalb Armut sich auch in Wohlstandsgesellschaften, in denen Verarmung selten zum Verhungern führt, trotzdem lebhaft beim Essen äußert.

Rezepturen und Zubereitungsweisen

Die Balance von Zentrum und Peripherie in einer Küche ist abhängig von Wohlstand und sozialem Status. Sie allein reicht jedoch für ein Grundmodell der Küchen nicht aus. Bei sozialen Differenzierungsbestrebungen, die sich nicht nur auf die „Klassenlage" im Weberschen Sinn beziehen, sondern einen bestimmten Lebensführungsstil einsetzen, um sich so auf kulturelle Weise in eine privilegierte soziale Position zu bringen, setzt ein Abgrenzungsmechanismus ein, der nicht mehr nur quantitativ, d.h. über die Verteilung von Ressourcen, wirkt, sondern bei dem die kulturelle Gebrauchsweise von Gütern - sprich der qualitative Aspekt - immer wichtiger wird. Sozialstrukturell führt dies zur Formierung von Lebensstilgruppen, die Ausgangspunkt für Gemeinschaftshandeln werden können. Auf der Ebene des Konsums beginnt damit eine stetige Steigerung der „Spielarten" (Elias) der Gebrauchsgüter und eine Vergrößerung der „Kontraste" (Weber) zwischen diesen.

Beim Essen und in der Küche wirkt dieser Abgrenzungsmechanismus ähnlich wie auf dem gesamten Gebiet von Kunst und Kultur. Rezepturen und Zubereitungsweisen werden verfeinert und vervielfältigt, wodurch aus der ursprünglich mehr oder weniger einheitlichen Küche viele miteinander geschmacklich konkurrierende entstehen. Diese sozial motivierte Konkurrenz ist die Ursache für die kulturelle Vielfalt der Küchen.[83] Dazu ist ein relativer Überfluß an Ressourcen, zumindest Nahrungssicherheit notwendig, weil sonst die Voraussetzungen für eine Differenzierung der Küchen und eine Zunahme der Rezepturen und Zubereitungsweisen fehlen. Sozialstrukturell bedeutet dies, daß nicht alle Klassen, Schichten oder sozialen Lagen die Chance haben, sich an dem „Spiel" der kulturellen Differenzierung zu beteiligen, weshalb Bourdieu davon spricht, daß untere Klassen einen Geschmack ausbilden, zu dem sie ohnehin ökonomisch gezwungen sind (vgl. Bourdieu 1984, S. 290).

So war in der Regel nicht die arme Küche der soziale Ort, wo Rezepturen und Kochweisen ausprobiert wurden. Dazu fehlten die Mittel, auch wenn der Wunsch nach Verfeinerung sicherlich bestand. Abwechslung beim Kochen, nicht tagtäglich die gleichen Speisen zu essen, weil dieses zu einem Indiz von

---

83 Dies gilt selbstverständlich für andere kulturelle Gebrauchsgüter in ähnlicher Weise.

Armut, und zwar nicht nur materieller, sondern auch kultureller wurde, war insbesondere ein höfisches und bürgerliches Bestreben. Diese Schichten instrumentalisierten die Küche zur ihrer kulturellen Stilisierung und sozialen Selbstbehauptung. Sie schufen einen riesigen Fundus an Rezepturen und füllten mit diesen dicke Kochbücher. Damit entfernten sie sich immer weiter vom Geschmack der unteren Schichten, wodurch soziale Distanzen neben materiellen und herrschaftlichen auch kulturelle Qualitäten erhielten. Die Ergänzung der quantitativen Differenzierung durch eine qualitative führte eine zweite Achse sozialer Unterschiede ein: Neben dem „Raum der sozialen Klassen", der sozioökonomisch determiniert ist, wuchs dem „Raum der Lebensstile", der kulturell differenziert, eine größere Bedeutung zu. Der „praktische Operator" in dem zweiten Raum ist der Geschmack, weshalb dieser zu einem Merkmal für soziale Stellungen wurde (vgl. Bourdieu).[84]

Um Rezepturen und Zubereitungsweisen zu verfeinern und zu vervielfältigen, sind Ressourcen unerläßlich. Ausreichende Nahrungsmittel, genügend Zeit und eine komplizierte Küchentechnik zählen dazu. Ihre sozial ungleiche Verteilung ist die Ursache dafür, daß die kulturellen Qualitäten der Küchen immer nur sozial differenziert zugänglich werden. Diese soziale Differenzierung ist kein oberflächliches Phänomen, sondern sie durchdringt eine Küche bis auf das Niveau der Zubereitungstechniken und Zutaten. Auch die Rezepturen und nicht nur die Balance von Zentrum und Peripherie geben somit Auskunft über das soziale Umfeld einer Küche. Umgekehrt kann man am Beispiel der Küche studieren, wie kulturelle Unterschiede geschaffen werden, die dann soziale Grenzen und Ungleichheiten begründen.

In den Kochrezepten sind der Umfang der Zutatenliste, die eingesetzte Kochtechnologie, die investierte Zubereitungszeit enthalten - also Angaben, von denen auf die vorhandenen Ressourcen und damit indirekt auf die soziale Herkunft einer Küche geschlossen werden kann. Reichtum oder Armut einer Küche kann auch daran abgelesen werden, wieviel der eßbaren Bestandteile als Abfälle verworfen werden. In den Rezepturen ist das Wissen und die Erfahrung einer Küche enthalten. Dabei ist es relativ gleichgültig, ob die Rezeptur mündlich oder schriftlich tradiert wird, z. B. in Kochbüchern für den Vier-Personen-Haushalt, in Lehrbüchern für Küchenmeister niedergeschrieben oder im Computer der Großbäckerei gespeichert ist. Immer läßt sich die Zutatenliste und die technische Verarbeitung ablesen.

Die Zubereitung von Lebensmitteln zu Speisen ist aber nicht nur ein soziokulturelles Phänomen, sondern immer an die küchentechnischen Möglichkeiten gebunden, und es müssen ernährungsphysiologische Notwendigkeiten berücksichtigt werden. Auch bei der Küche stellt sich nochmals die Frage nach dem Verhältnis von Natur und Kultur, zu dem hier nur soviel gesagt sei, daß die Vielfalt der Kochstile und die Finessen der Rezepturen stets von neuem beweisen, daß die Küche ein kulturelles Phänomen ist, das immer auch ein bestimm-

84 Vgl. Kapitel 4.3.2.

tes soziales Umfeld reflektiert. Die natürlichen Anteile an diesem Phänomen sind gegenüber den kulturellen und sozialen minimal. Zu den natürlichen Zwängen gehört z. B., daß Kartoffeln wegen des Solanins nicht roh gegessen werden können, das Phasin in den Bohnen durch Erhitzen zerstört werden muß und die Verdaulichkeit von Fleisch durch Kochen verbessert wird. Diese physiologischen und technischen Bedingungen erklären jedoch nicht die Vielfalt der Zubereitungs- und Kochweisen. So werden Kartoffeln nicht nur gekocht, was physisch notwendig ist, sondern es werden aus Kartoffeln Pommes frites, Salzkartoffeln, Pommes duchesse, Gratin, Strohkartoffeln, Kartoffelbrei, Puffer und vieles andere zubereitet. Die Vielfalt der Rezepturen zeigt, daß die Kochweise kulturell vermittelt ist. Die kulturelle Qualität des Kochens wird auch daran deutlich, daß ein großer Teil der Rezepturen und Zubereitungstechniken, die historisch entwickelt wurden, keineswegs physiologisch optimal ist. Im Gegenteil, oftmals sind sie physiologisch problematisch. Grillen, Braten, Fritieren und viele andere Kochtechniken steigern den Geschmack und den Genuß der Speisen; die physiologische Qualität wie Bekömmlichkeit und Verdaulichkeit verbessern sie nicht unbedingt. Soweit ein Grundmodell der Küchen. Im weiteren soll dieses um die Gegenseite, die gesellschaftlichen Prozesse, ergänzt werden, weil jeder Wandel der Küchen fest in soziale Veränderungen eingebunden ist.

6.3 Die Gleichheit des Mahles und die Gleichheit der Esser

Nicht in allen Gesellschaften werden trotz relativen Nahrungsüberflusses, genügender Zeit und vorhandener Küchentechnik die Balance von Zentrum und Peripherie zugunsten letzterer vorschoben und die Rezepturen verfeinert. So berichtet Gerhard Spittler über die Küche eines nordafrikanischen Stammes, den Kel Ewey, die zu den Tuareg gehören und im Sahel leben:

> „Das Alltagsessen der Kel Ewey ist sehr einfach und jeden Tag gleich. Zum Frühstück trinken sie 'eghale', ein Gemisch von Hirse, Käse und Datteln, das mit Wasser angerührt wird. Zum Mittag- und Abendessen gibt es eine gekochte Mahlzeit 'ashin'. 'Ashin' ist eine feste Masse ..., was man bei uns früher einen Klump oder Kloß nannte, oder was in Italien als Polenta bezeichnet wird." „Die Kel Ewey rühmen" die „Vollkommenheit" beider Speisen, die sich für sie darin beweist, daß diese Gerichte „jeden Tag, Monat um Monat, Jahr für Jahr" „schmecken und dem Körper wohltun" (Spittler 1989, S. 150-153).

Nicht nur, daß jeden Tag das Gleiche mit Genuß gegessen wird, erstaunt aus mitteleuropäischer Sicht; noch mehr überrascht, daß alle Kel Ewey, Reiche wie Arme, Frauen wie Männer, Kinder wie Alte, unabhängig von ihrer sozialen Position hauptsächlich „eghale" und „ashin" zu sich nehmen. Sie kennen nur *eine* Küche, die von allen in der gleichen Weise praktiziert wird und deshalb etwas

Gemeinsames repräsentiert. Was Spittler für die Tuareg beobachtet, gilt in ähnlicher Weise für andere afrikanische Gesellschaften. In seinem Buch „Cooking, Class and Cuisine“ studiert Jack Goody (1982) exemplarisch die Küchen von zwei Stämmen aus Nordghana, den Lo Dagaa und den Gonja. Ähnlich wie die Küche der Kel Ewey kennen auch diese beiden Küchen kaum Wandel und streben nach Gleichförmigkeit. Tagtäglich wird ein sättigender, kohlehydratreicher Brei gekocht und von allen gleichermaßen gegessen.[85] Abwechslung in einem qualitativen Sinn, daß andere Speisen und andere Zutaten verwendet werden, gibt es kaum. Selbst in Fasten- oder Festtagszeiten steht die tägliche Speise im Zentrum und wird nur quantitativ, aber nicht qualitativ variiert.

> „Feasting ... is a matter of more of the same (but especially more meat) rather than an occasion for meals making use of different constituents ... A feast is a time of plenty rather than a time of difference.“ (Goody 1982, S. 78)

Ist diese Gleichförmigkeit, die uns als eintönig und karg erscheint, oder ist die permanente Abwechslung und die stetige Suche nach neuen Raffinements und dem vollkommenen Geschmack erklärungsbedürftig? Wahrscheinlich beides, da weder das „einfache Mahl“ noch die „raffinierte Kochkunst“ sich aus der Natur der Ernährung oder den natürlich, sprich klimatisch oder geographisch vorhandenen Lebensmitteln ergibt. Beide sind Ergebnis sozialer Prozesse und reflektieren die gesellschaftlichen Strukturen. Eine ähnliche Frage motivierte Goody zu seiner bereits zitierten Studie. Seine Ausgangsfrage lautet: Warum wurde in einigen Gesellschaften eine elitäre Küche (high cuisine) und damit korrespondierend eine einfache Küche (low cuisine) entwickelt und in anderen Gesellschaften nur eine einzige Küche, weshalb dort alle das Gleiche essen?

Die soziologisch naheliegende Antwort ist: Der Motor für die Herausbildung so unterschiedlicher Kochstile ist der Grad der politischen und sozialen Differenzierung. Die Sozialstruktur, gleichgültig, ob es sich um eine ständisch, klassen-, schicht- oder milieuspezifisch gegliederte Gesellschaft handelt, findet eine Entsprechung in den verschiedenen Küchen: die kulinarische Hierarchie ist ein Abbild der sozialen. Andersherum ist ein hoher Nuancenreichtum in den Küchen ein untrügliches Indiz für eine ausgeprägte Stufung der Sozialstruktur. Die Gleichheit des Mahles läßt somit eine relative Gleichheit der Esser vermuten; sozialstrukturell ausgedrückt: ein geringes Maß an sozialer Ungleichheit. Diese schlichte Gleichung geht jedoch nicht auf.

Der Grad der politischen und sozialen Differenzierung einer Gesellschaft reicht nicht aus, um den kulturellen Reichtum der Küchen zu erklären, ebensowenig wie es genügt, die „Steigerung“ und die Vergrößerung der „Kontraste“ beim kulturellen Konsum als Ausdruck wachsender sozialer Distanzen zu interpretieren. Für die meisten afrikanischen Gesellschaften, obwohl sie sozial, ökono-

85 Größere beobachtbare Unterschiede bestehen zwischen den Geschlechtern. Diese betreffen weniger die Speisen als die Mahlzeit. Männer und Frauen essen selten gemeinsam.

misch und ebenso politisch stark hierarchisch strukturiert waren, galt - selbstverständlich nur solange, bis die industrielle „Weltküche" auch dort einzog -, daß es nur eine - eine einfache - Küche gab, die trotz großer Ungleichheiten von allen gegessen wurde. Diese unkomplizierten Küchen können weitgehend mit dem „Core-Fringe-Leguminous-Model" erfaßt werden. In diesen Gesellschaften ist die Küche primär ein Träger kultureller Vergemeinschaftung und weniger ein Mittel, um soziale Distanzen und Grenzen sinnlich erlebbar zu machen.

Welche soziale Qualität besitzen vergemeinschaftende kulturelle Regeln? Kulturelle Regeln, gleichgültig, ob sie für die Küche, Kleidung oder Umgangsformen gelten, motivieren nach Max Weber zu sittenorientiertem Handeln. Für dieses ist ein „gleichmäßiges Verhalten" typisch, „welches lediglich" durch „Gewohnheit und unreflektierte 'Nachahmung'„ ausgerichtet ist und „in den überkommenen Gleisen" verläuft (Weber 1980, S. 187). Es besitzt keine verbindliche Geltung und ist somit auch „nicht äußerlich garantiert" wie beispielsweise Rechtsnormen. Kulturelle Regeln sind nur deshalb relativ stabil und beharrlich, weil die Handelnden sich freiwillig, „sei es einfach ‚gedankenlos' oder aus ‚Bequemlichkeit' oder aus welchen Gründen immer" an sie halten (Weber 1980, S. 15). Die „ursprünglichen Motive der Entstehung von Verschiedenheiten der Lebensgepflogenheiten werden vergessen, und die Kontraste bestehen als ‚Konventionen' weiter" (Weber 1980, S. 236). Warum bestimmte Alltagspraktiken entstanden, welcher Sinn mit diesen ehemals verbunden wurde, ist soziologisch oder historisch nicht rekonstruierbar. Gerade an diese „aus irgendeinem zufälligen historischen Grunde eingelebten Unterschiede der äußeren Lebensgewohnheiten" knüpft das „Gemeinsamkeitsbewußtsein der Gleichgearteten" an (Weber 1980, S. 236). Die Gleichförmigkeit der Sitten und des Habitus kann sowohl zur sozialen Anziehung als auch zur Abstoßung und sogar „zur bewußten monopolistischen Abschließung" eingesetzt werden.

Was heißt dies für die Küche? Die Küche gehört aufgrund ihrer herausragenden anthropologischen Stellung zu jenen auffälligen Unterschieden des Habitus, die im besonderem Maße für Gemeinschaft oder Gegensätzlichkeit stehen. Durch die Behauptung der Vortrefflichkeit und Überlegenheit der eigenen gegenüber allen anderen Küchen wird diese zu einem Instrument, das „Gemeinsamkeitsbewußtsein der Gleichartigen" zu formieren (Weber 1980, S. 236). Nicht in allen Gesellschaften bilden sich als Folge sozialer und politischer Komplexität „elitäre" Küchen heraus. Die soziale und politische Strukturierung muß von einer kulturellen Differenzierung begleitet sein, so daß die Klassen, Schichten, Milieus sich nicht nur durch ihre sozio-ökonomische Lage und ihre politische Machtposition unterscheiden, sondern sich zusätzlich bewußt kulturell voneinander abgrenzen. Die sozialen, ökonomischen und politischen Ungleichheiten werden dabei um die Annahme kultureller Höher- oder Minderwertigkeit ergänzt, und dies wird alltagsästhetisch, geschmacklich und habituell umgesetzt. Die Folge ist, daß kulturelle Praktiken immer weniger als Träger von kulturellen Vergemeinschaftungsprozessen fungieren, die die gesamte Gesellschaft überspannen. Statt dessen wurden sie zu einem Instrument, das Angehörige einer bestimmten sozialen Position nutzen, um sich als Einheit sozial „Gleichartiger" zu formieren, sich zu erkennen zu geben und sich gleichzeitig von anderen Positionen abzusetzen. Kultur, aber auch Kunst, wird dadurch zunehmend von Differenzierungsprozessen in Anspruch genommen. Verschiedene Küchen, die sich nicht gegenseitig als ebenbürtig oder kulturell gleichwertig beurteilen, sondern als mehr oder weniger genußvoll und sättigend bewerten, sind ein gutes Indiz dafür, daß die betreffende Gesellschaft nicht nur politisch, sozial und ökonomisch, sondern zusätzlich kulturell segmentiert ist. „As the cuisine became more elaborate, it also became differentiated in line with the social hierarchy." (Goody 1982, S.100)

Lebensbereiche, die sich zur Verfeinerung und Sublimierung, zur kulturellen Stilisierung anbieten und bei denen qualitative Gestaltungsabsichten wirksam werden, geraten in den Sog kultureller Differenzierung mit der Konsequenz, daß die Gemeinschaft und deren Sitten und Gewohnheiten nicht mehr als „Trägerin der objektiven Kulturgüter", wie Weber sich ausdrückt, akzeptiert wird (Weber 1980, S. 226). Es öffnen sich kulturelle Gestaltungsräume, die sozial differenzierend genutzt werden können. Der Herauslösungsprozeß folgt nach Weber zwei Arten von Motiven: *inneren* und *äußeren.*

„Von *innen* her wirkt die Entfaltung und Differenzierung der Fähigkeiten und Bedürfnisse". Der Einzelne „erträgt" „immer schwerer die undifferenzierten Lebensformen, welche die Gesellschaft vorschreibt und begehrt zunehmend, sein Leben individuell zu gestalten" (vgl. Weber 1980 S. 226). So individualistisch wie Weber sich an dieser Stelle den Prozeß der Individualisierung vorstellt, verläuft, wie wir heute wissen, die Herauslösung aus der Obhut der Vergemeinschaftung nicht. Neben den Wunsch, nach eigenem Belieben zu genießen, tritt die soziale Strategie, neue soziale Formen zu stiften und sie mit kulturellen Distinktionspotentialen auszustatten. Verfeinerung und Sublimierung elementarer menschlicher Bedürfnisse sind besonders geeignet, Geschmack zu zeigen, und Geschmack stellt ein bevorzugtes Merkmal dar, um soziale Unterschiede und Ungleichheiten auf kulturelle Weise zu artikulieren.

Von *außen* her ist beobachtbar: Wenn Kunst und Kultur immer mehr aus ihren ursprünglichen Vergemeinschaftungszwecken entlassen werden, treten an die Stelle der Gemeinschaft neue Institutionen und Handlungsweisen. Eine durch soziale Differenzierungsbestrebungen motivierte Steigerung kultureller „Spielarten" und „Kontraste" führt stets zu einer Vergesellschaftung ehemals gemeinschaftlich gestalteter Bereiche. Kunst und Kulturgüter werden dann in der Regel Gegenstand professionellen Handelns und ökonomischer Interessen. Individualisierung auf der einen Seite wird somit stets von Institutionalisierungs- und Vergesellschaftungsprozessen auf der anderen Seite „aufgefangen" und von neuem geregelt. Die „Zunahme des 'Subjektivismus'" bedingt eine „Zunahme" der „*objektiven* Sachverhalte", die außerhalb der gemeinschaftlichen Produktion geschaffen und statt dessen vermehrt von „Betrieben aller Art: Schule, Buchhandel, Theater, Konzertsaal“ geliefert werden (Weber 1980, S. 226-227).

Wie sieht diese zweigleisige Entwicklung für die Küche aus? Von *innen* her ist beobachtbar, daß die Gesellschaft sich immer weniger auf einen gemeinsamen Geschmack beruft, wie dies für die oben genannten afrikanischen Küchen der Fall ist. Entlang der sozialstrukturellen Gliederung der Gesellschaft wird der Speisengeschmack immer weiter voneinander differenziert. Jede Klasse, Schicht und jedes Milieu entfaltet einen eigenen Kochstil, präferiert einen eigenen Speisengeschmack. Dieser Differenzierungsprozeß ist gelenkt, aber nicht determiniert durch die Ökonomie der einzelnen Klassen oder Schichten, die aus materiellen Gründen nicht gleichermaßen über kulturelle Gestaltungsmittel verfügen.

Historisch besonders eindrucksvoll kann man diesen Prozeß am Beispiel der aristokratischen Küchen Europas studieren. Diese wurden ebenso wie alle anderen kulturellen Bereiche und die gesamte Kunst der sozialen Funktion unterworfen, ein sich vom aufstrebenden Bürgertum distanzierendes Wert- und Lebensgefühl auszudrücken. Weber qualifiziert die aristokratische Kunst und Kultur als „ein Mittel der sozialen Selbstbehauptung“ (Weber 1980, S. 651). Das Prinzip der Repräsentation nach außen war das ästhetische Leitmotiv, dem alle Gebrauchsobjekte und der gesamte Lebensführungsstil untergeordnet wurden. Für die Küche hieß dies: Es galt, die Tafel vollzustellen und die Augen zu reizen, geruchliche und geschmackliche Qualitäten der Speisen dagegen wurden zugunsten der visuellen vernachlässigt. Charakteristisch war, den Eigengeschmack zu überlagern und verschiedenste Lebensmittel miteinander zu vermischen. Es scheinen kaum Vorstellungen davon existiert zu haben, welche Lebensmittel geruchlich und geschmacklich zusammenpassen. Beim aristokratischen Kochstil war die ästhetische Gestaltung darauf konzentriert, Speisen zu dekorieren und repräsentativ darzubieten. Qualitative Bestrebungen, die Kochkunst entlang der geruchlichen und geschmacklichen Eigenschaften der Lebensmittel zu entfalten, wurden vernachlässigt. Der Grund dafür war, daß visuelle Reize viel mehr als andere sinnliche Erlebnisse dazu instrumentalisiert werden können, Reichtum und Luxus zu repräsentieren (vgl. Barlösius 1988). Die Grande Cuisine dagegen, die bürgerliche Variante der aristokratischen Küche, rückte den Geschmack ins Zentrum der Kochkunst. Nicht mehr die dekorative Speisenpräsentation, sondern ein exquisiter Geschmack wurde zur Abgrenzung der bürgerlichen Küche von der aristokratischen, ihrer historischen Vorgängerin, eingesetzt. Dies soll an dieser Stelle aber nicht weiter ausgeführt werden.[86]

Eine weitere Ursache, die zu einer Vervielfältigung der Lebensformen - in diesem Fall der Küchen - führt, sind, wie Weber schreibt, *äußere* Motive. Sie drängen auf eine zunehmende Rechenhaftigkeit der üblichen Alltagsversorgung

86 Dies ist bereits in Kap. 4 geschehen, wo dargestellt wurde, wann der kulinarische Geschmack zum dominanten Kriterium der kulturellen Gestaltung wurde.

und setzen Rationalisierungsprozesse in Gang, die meist in die Richtung einer größeren Zweckrationalität streben. Dabei werden Tätigkeiten, die der Befriedigung des Nahrungsbedürfnisses dienen, aus dem privaten Haushalt ausdifferenziert und in die Produktion hineinverlagert, was eine Ökonomisierung dieses Lebensbereiches zur Folge hat. Der Haushalt, der zuvor sowohl Ort der Produktion als auch des Konsums war, büßt dabei die erste Funktion immer mehr ein. Diese wird nun professionell erledigt, also Gegenstand von Verberuflichungsprozessen. Auch Goody sieht in der Verberuflichung des Kochens, die interessanterweise stets dazu führt, daß anstelle von Frauen, wie im privaten Haushalt, nun Männer kochen, eine wichtige Wurzel für die Herausbildung einer „elite cuisine". „The organisation of such consumption units was accompanied by the specialisation of culinary roles and by the sexual transposition of domestic tasks in the kitchens of the rich." (Goody 1982, S. 101) Die höfischen und die aristokratischen Küchen, die mit dem größten sozialen Prestige, waren von Anfang an Domänen männlicher Berufsarbeit. In weiblicher Zuständigkeit blieben nur die privat-familialen Alltagsküchen und der sozial weniger angesehene Kochstil bürgerlicher Haushalte. Dort arbeiteten Frauen als Köchinnen. Diese geschlechtsspezifische Arbeitsteilung war und ist hoch generalisiert. Sie galt und gilt für alle europäischen und asiatischen Gesellschaften. Im Gegensatz dazu wurden in afrikanischen Gesellschaften Frauen nicht aus der höfischen Küche verdrängt. Nach Goody ist dies der Grund dafür, daß dort anders als in Europa und Asien kein spezieller höfischer Kochstil entstand und damit die typische Trennung in „high" und „low cuisine" nicht existiert. In einen Satz gesagt: „There it was women who cooked at the courts of kings, and there were few any culinary changes from recipes and processes of ordinary life." (Goody 1982, S. 101)

Daß berufliches Kochen meist Sache von Männern war, ist nicht überraschend. Dies spiegelt nur das generelle Phänomen wider, daß Tätigkeiten, die aus dem privaten Haushalt ausdifferenziert und zu beruflichen werden, zunächst in der Mehrzahl von Männern ausgeübt und erst in einem langen Emanzipationsprozeß von Frauen wieder zurückerobert werden. Spannender ist, daß die Verberuflichung mit einem grundsätzlichen Wandel des Kochens verbunden ist, der darin besteht, daß die Köche Kochstile entwickeln - also einen Prozeß der kulturellen Differenzierung in Gang setzen -, die spezifisch auf den Geschmack ihrer Auftraggeber abgestimmt sind und sich von der Alltagsküche, also dem ehemals gemeinsam geteilten Geschmack abheben. Die Köche betreiben dies nicht zuletzt, um ihre Beruflichkeit zu definieren, ihr Tätigkeitsfeld zu monopolisieren und so die Ökonomie ihres Tuns zu sichern. Die Entwicklung des Kochberufs steht somit am Anfang der Individualisierungs- und Distinktionsprozesse mittels des Speisengeschmacks. Am Beispiel der Verberuflichung des Kochens kann deshalb exemplarisch demonstriert werden, daß und wie die Individualisierung von Lebensstilen mit einer Vergesellschaftung der Produktion, der Schaffung neuer sozialer Institutionen - in diesem Fall des Berufs - verbunden ist. Dies soll nun kurz für die europäische Entwicklung des beruflichen Kochens ausgeführt werden.

6.3.1 Koch und Köchin

Über den Beruf des Koches kann man sich im wesentlichen aus zwei Quellen informieren: aus Kochbüchern und Zunftordnungen.[87] Bei ersteren handelt es sich um idealisierte Schilderungen, die nur bedingt einen Einblick in das tatsächliche Geschehen in der Küche vermitteln. Kochbücher oder -manuskripte, die vor dem 16. Jahrhundert erschienen, enthalten nur wenige Hinweise darauf, wie man Koch wurde und welche Aufgaben dieser in der Küche übernahm. Dies ändert sich grundlegend ab dem 16. Jahrhundert. Ab dieser Epoche finden sich vermehrt „Tätigkeitsberichte". Es ist sicherlich kein Zufall, daß dies genau der Zeitpunkt war, ab dem der Adel sich der Küche zuwandte, um einen eigenen Kochstil zu entwickeln - also die Geschichte des Geschmacks auch in der Küche begann. Die zweite Quelle ist interessanter, weil aus ihr der Prozeß der Verberuflichung, insbesondere der Schließung der eigenen Berufstätigkeit gegenüber anderen Berufen, rekonstruiert werden kann. Zunftordnungen für Köche, und dies ist das Manko der zweiten Quelle, liegen jedoch nur für Frankreich vor. Da aber die Grande Cuisine und die französische Restaurantkultur stilbildend für die meisten „elitären Küchen" sowie für die Kochausbildung wurden, ist diese Beschränkung relativ unerheblich.

Bereits im 13. Jahrhundert existierte ein Zusammenschluß der Pariser Köche. Ihre Berufstätigkeit bestand darin, Fleisch zu grillen und einige Wurstsorten herzustellen. Sie boten nur Alltagsspeisen für den täglichen Bedarf an und versorgten die ärmere städtische Bevölkerung. Während der nächsten Jahrhunderte gab es keine speziellen Zunftordnungen für Köche. Wahrscheinlich waren sie in der Gruppe der Rôtisseure aufgegangen. Ihre Speisen, gebratenes Fleisch, verkauften sie über die Theke oder aus dem Fenster; Sitzplätze zum Verzehr boten sie nicht an. Dies legt nahe, die Rôtisseure mit den Garköchen im deutschsprachigen Gebiet zu vergleichen.

Der grundsätzliche Wandel des Berufes in Richtung des Selbstverständnisses, in dem sich noch heute Köche sehen - nämlich als Kochkünstler -, begann Ende des 16. Jahrhunderts. 1579 (1599) tauchten wieder Zunftordnungen speziell für Köche auf.[88] Von ihren Vorgängern unterschieden sich die neuen Köche grundsätzlich durch einen höheren Status, eine andere Ausbildung und ein neues Tätigkeitsfeld: „la satisfaction des goûts les plus délicats". In der Zunft organisierten sich hauptsächlich Köche, die in aristokratischen und großbürgerlichen Häusern beschäftigt waren. Der steigende Luxus in diesen Häusern, der wachsende aristokratische Stilisierungsdrang bewirkte einen starken Anstieg der zunftmäßig organisierten Köche. Zur Stützung ihrer beruflichen Ambition, in

87 Die nachfolgenden Ausführungen basieren auf Barlösius (1991a).

88 Aus den Zunftordnungen wird zitiert nach Darenne (1884) und Histoire générale de Paris (1886).

privaten Haushalten Kochkunst zu entfalten, diente die Aufnahme aller Köche in die neu gegründete und nun exquisit ausgerichtete Zunft, die in den Küchen des Königs, der Prinzen, der Herzöge und anderen ausgezeichneten aristokratischen Haushalten tätig waren. Sie setzte das Vorrecht durch, daß nur zunftmäßig organisierte Köche Hochzeiten, Bankette, Feste und andere herausgehobene Ereignisse ausrichten durften. Diese berufliche Schließung trug nicht unwesentlich dazu bei, das hochgesteckte Professionalisierungsziel der Köche zu realisieren. So durften die Küchenjungen zwar nach ihrer Lehre in bürgerlichen Haushalten arbeiten, aber es war ihnen untersagt, etwas zu unternehmen, was als Kochkunst - also typisch für den aristokratischen Kochstil - galt.

In die gleiche Richtung, nämlich ihre Berufstätigkeit zu monopolisieren und damit indirekt auch die aristokratische Küche nur wenigen sozial Privilegierten zugänglich zu machen, ging die Erweiterung der Sonderrechte für die Köche im Zunftstatut von 1663. Darin verboten sich die Köche selbst, für Festivitäten geeignete Häuser, Säle oder Appartements zu vermieten oder Küchengeräte und Tischwaren zu verleihen. So verhinderten sie, daß die für den aristokratischen Tisch und Speisesaal typischen Luxuswaren anderen sozialen Gruppen, die zu Geld gekommen waren, zugänglich wurden. Auch damit unterstützten die Köche soziale Schließungsprozesse des Adels gegenüber den aufsteigenden bürgerlichen Schichten.

Nach der Französischen Revolution war mit diesen Monopolisierungs- und Schließungsbestrebungen Schluß: Die Zünfte wurden abgeschafft und viele Aristokraten konnten es sich nicht mehr leisten, einen „salle à manger“ (Speisesaal) zu führen. In der Nachfolge des „salle à manger“ entstand das Restaurant. Durch Luxus und Prunk unterschieden sich die Restaurants grundsätzlich von bereits existierenden öffentlichen Einrichtungen, z.B. den Rôtisserien und Garküchen. In den neuen Feinschmeckertempeln wurden die räumliche Ausstattung, der Service und der Tafelluxus der aristokratischen Eßkultur nachgeahmt. Eröffnet wurden die Restaurants meist von Köchen, die zuvor in aristokratischen Haushalten gearbeitet hatten.

Während der „salle à manger“ die aristokratische Institution für gutes Essen war, entsprach das Restaurant von Anfang an bürgerlichen Interessen und Vorstellungen. Es war offen für jedermann, weil dort keine ständischen Grenzen galten. Allerdings war nun eine neue soziale Schranke aufgebaut. Formal konnte jedermann nun an der Nobelküche teilhaben, allerdings mußte man über das nötige Geld verfügen. Wo früher die ständische Lage soziale Grenzen zog, wirkte nun die Klassenlage ähnlich sozial schließend. In Worten von Habermas' „Strukturwandel der Öffentlichkeit“ kann man sagen, daß sich im Restaurant der neue „Takt der Ebenbürtigkeit“ gegen das „Zeremoniell der Ränge“ des „salle à manger“ durchsetzte, und sich eine vom sozialen Status absehende „Idee des Publikums“ institutionalisierte (Habermas 1980, S. 52). In den Restaurants gab es somit keine ständischen Zugangsbeschränkungen mehr. Kochkunst wurde zur Ware wie jede andere Ware auch, die sich jedermann, der genügend Geld besaß, beschaffen konnte.

Restaurantkoch ebenso wie sein Vorgänger galt sogleich als männlicher Beruf. In den privaten, insbesondere den bürgerlichen Haushalten, begann zeitgleich die Feminisierung des Kochens. Wo früher Köche kochten, bereiteten nun Köchinnen die Speisen zu. Sie erhielten weniger Lohn und kochten anders, weil sie nicht nach Kochkunst streben durften, sondern den täglichen Hunger befriedigen sollten. Damit setzte sich eine berufliche Arbeitsteilung durch, die noch heute als selbstverständlich hingenommen wird: Der Koch ist zuständig für den außeralltäglichen Genuß, der im Restaurant seinen sozialen Ort hat. Die Köchin hat sich am täglichen Nahrungsbedürfnis zu orientieren und praktiziert daher eine eher häusliche Küche.

Diese geschlechtsspezifische Differenzierung bestand vor der Französischen Revolution und dem Entstehen der Restaurants. Bereits in den Kochbüchern der vorangegangenen Jahrhunderte kann man nachlesen, daß die Köchinnen nicht ihren männlichen Kollegen nacheifern und sich statt dessen auf die Alltagsküche konzentrieren sollten. Am deutlichsten wird dies ab dem 17. Jahrhundert. Ab dieser Zeit waren zumeist Köchinnen in städtisch-bürgerlichen Haushalten beschäftigt. Daher entstand erst jetzt ein Bedarf an Kochanleitungen speziell für Köchinnen. Vorher war die Anzahl der Haushalte, die Köchinnen engagierten, zu gering. Erst der soziale Aufstieg des Bürgertums schuf überhaupt die Nachfrage nach einem eigenen Kochstil und damit ein Tätigkeitsfeld für weibliche Köche.

Aus den Kochbüchern, die sich speziell an Köchinnen richteten, können berufliche Anforderungen und Erwartungen herausgelesen werden. Man verlangte von ihnen Verhaltensweisen, die als typisch bürgerliche Tugenden galten, wie Reinlichkeit, Sparsamkeit, Pünktlichkeit und Ordnungssinn. Bei den berufsspezifischen Qualifikationen sollte die Köchin unbedingt den Grundsatz beachten, gesundes Essen und keinen „luxuriösen Gaumenkitzel" zuzubereiten. Sie sei zuständig für die „Küche des Mittelmannes", also für die bürgerliche, die eine Zwischenstellung zwischen der aristokratischen und der bäuerlichen einnähme. Dementsprechend habe sie sowohl das „Pöbelhafte in ihrer Küche" zu vermeiden „als auch sich der Nachahmung der Großen in ihrer Art meistens zu enthalten" (Morgenstern 1785, S. 355).

Davon, einen Koch, „der ehemals in einer fürstlichen Küche gedienet hatte", zu beschäftigen, wurde immer wieder abgeraten, denn seine „Kochkunst verzärtele den Gaumen", was dem bürgerlichen Lebensstil zuwider sei (Morgenstern 1785, S. 357). Statt die aristokratische Küche nachzuäffen, sollte die Köchin den natürlichen Geschmack nicht verderben und eine gesunde Küche bereiten. Die letzte Forderung fehlte in der höfischen Eßkultur weitgehend. Von der Köchin wurde dagegen erwartet, daß sie stets diätetische Grundsätze berücksichtigte.

Aus dem Berufsbild der Köchin läßt sich nicht nur der städtisch-bürgerliche Kochstil rekonstruieren, es gibt auch Hinweise auf die soziale Lage und den Lebensstil derjenigen, die eine Köchin anstellten. Die soziale Zwischenlage zwischen der Aristokratie und den „einfachen Leuten", den Bauern und Arbeitern, und das bürgerliche Bestreben, einen Lebensstil zu entwickeln, der gegenüber den beiden anderen soziale Distanz aufbaut und damit zur kulturellen Selbstbehauptung beiträgt, spiegelt sich in den Kochbüchern anschaulich wider. Die doppelte Abgrenzung - nach oben und nach unten - zeigt sich beispielsweise in der Art, wie die aristokratische und die bäuerliche Küche kulturell abgewertet werden. Die aristokratische Kochweise sei überkünstelt, extravagant und luxuriös und die „einfache Küche" dagegen pöbelhaft, unkultiviert und grob. Ihre eigene Küche - die bürgerliche - sollte möglichst natürlich - dies war gegen den verfeinerten höfischen Kochstil gerichtet - und sie sollte gesund und leicht sein; damit sollte sie Distanz gegenüber der schwer verdaulichen und auf die Menge konzentrierten „einfachen Küche" beweisen.[89]

Das Beispiel der Berufe Koch und Köchin zeigt, daß Prozesse der Individualisierung und kulturellen Differenzierung nicht nur zur Herausbildung von Institutionen (Betrieben wie Weber sagt) führen, in denen ehemals gemeinschaftlich hergestellte Kulturgüter nun professionell und marktökonomisch produziert werden. Es demonstriert noch mehr. Nach ihrer beruflichen Etablierung beteiligen diese sich selbst - indirekt über ihre Produkte vermittelt - am Individualisierungs- und Differenzierungsprozeß, wie dies ihren ökonomischen Interessen entspricht. Dabei beliefern sie immer größere Kulturbereiche mit ihren Produkten, wodurch die neu entstandenen Stilisierungswünsche sofort befriedigt werden können. Der Konsum kultureller Güter kann somit nicht ohne die Institutionen, die sie offerieren, verstanden werden, und selbstverständlich kann das Wachsen von Institutionen, wie Restaurants, Museen, Theater, Kinos, nicht begriffen werden, wenn die steigenden kulturellen Differenzierungsbestrebungen außer acht bleiben. Bezogen auf das Beispiel Küche heißt dies: Der Differenzierung der Eßstile entspricht die Vervielfältigung der Angebote an Lebensmitteln, Speisen und Restaurants. Und diese wiederum bilden das zur Differenzierung notwendige Material.

Ein weiterer sozial differenzierender Aspekt darf allerdings nicht übersehen werden. Am Beispiel des Verhältnisses von Koch und Köchin ist deutlich geworden, daß beide nicht nur Kochstile für unterschiedliche soziale Klassen oder Schichten entwickelt haben, sondern daß auch ihre Bezahlung, das soziale Ansehen ihrer Berufsarbeit damit korrespondiert, für welche soziale Gruppe sie tätig sind. Dies bedeutet, daß durch kulturelle Differenzierung nicht nur soziale Distanzen auf der Seite der Konsums, sondern auch auf der Seite der Produktion, bei denjenigen, die die Güter herstellen, vergrößert werden. Das geflügelte Wort: „Der Mensch ist, was er ißt" kann deshalb ergänzt werden durch den Satz: „Sage mir, für wen du kochst, und ich sage dir, wer du bist". Nicht nur die

89 Mit diesen Küchen korrespondieren die in Abs. 5.3. dargelegten Eßstile.

kulinarische Hierarchie ist somit nur ein Abbild der sozialen Ungleichheit, sondern auch die Verberuflichung, allgemeiner formuliert die Vergesellschaftung der Küchen, reflektiert soziale Differenzen, und beide Seiten verstärken sich gegenseitig.

6.4 Die „Erfindung“ von Küchen am Beispiel von National-, Regional- und Migrationsküchen

Während in den ersten drei Abschnitten die materielle Realität der Küche und des Kochens im Zentrum standen, die Gemeinsamkeiten und Unterschiede untersucht und in Beziehung zu sozialen Prozessen gesetzt wurden, soll nun der andere Blickwinkel: die Küche als Produkt des Denkens und Phantasierens, in den Mittelpunkt rücken. Dabei soll gezeigt werden, wie Küchen, die in einem jeweils begrenzten Raum praktiziert werden, zur Erzeugung von sozialer Nähe und Distanz instrumentalisiert werden.

Küchen grenzen nicht nur regionale und nationale Räume voneinander ab, sondern auch ethnische und soziale, um die wichtigsten aufzuzählen. In ihrem jeweils eigenen Raum haben sie identitätsstiftende Wirkung - so die Pasta in Italien oder die Polenta in der bäuerlichen Küche. Die Reichweite der Küchen ist weniger durch biologische oder klimatische Dimensionen vorgegeben als vielmehr durch soziale und kulturelle Grenzen festgelegt. Und dies macht deutlich, daß Räume konstruiert oder, wie Bourdieu sagt, „erzeugt“ werden. Dies gilt nicht nur für soziale und kulturelle Räume, sondern auch für geographische, denn auch deren Grenzen werden konstruiert. Die unterschiedlichen Räume, die Küchen voneinander abgrenzen, entsprechen jeweils einem bestimmten sozialen Integrations- und Abgrenzungsniveau: Region, Nation, soziale Klasse oder Lebensstil usw. Küchen besitzen integrierende und abgrenzende Wirkungen hauptsächlich in bezug auf vier Dimensionen.[90] Es gibt Küchen,

- die sich auf politische oder regionale Räume beziehen, wie Regional- und Nationalküchen,
- die auf sozialen Unterschieden und Ungleichheiten basieren, wie aristokratische, bürgerliche, bäuerliche oder proletarische Küchen,
- bei denen ethnische und soziale Differenzen miteinander verbunden sind, z.B. Migrationsküchen,
- die sowohl soziale als auch persönliche Ereignisse hervorheben sollen, wie die Festtagsküchen.

---

90 Welche Dimensionen herausgegriffen werden, ist relativ willkürlich, da es sich bei der Festlegung von Dimensionen um einen soziologischen Konstruktionsakt handelt. Nicht genannte Dimensionen, wie Geschlecht oder alternativer Protest, besitzen ebenfalls große soziale Relevanz.

Um herauszufinden, welche Barrieren oder Zusammengehörigkeiten durch eine Küche kulturell gefördert oder geschaffen werden, verführt die obige Aufzählung zu voreiligen Antworten. Für Regionalküchen läßt sich zeigen, daß regionaltypische Kochtraditionen im allgemeinen von solchen sozialen Schichten kulturell aufgewertet werden, die sich durch nationale Zentralisierungsprozesse an die Peripherie gedrängt sehen. Dabei sind zwei Dimensionen miteinander verknüpft: Erstens erheben die sozialen Klassen, die am Prozeß der Schaffung von Regionalküchen beteiligt sind, innerhalb der Region den Anspruch, gegenüber anderen sozialen Gruppen kulturell zu dominieren. Zweitens verbinden sie damit die Intention, die Region als eigenständige, der Zentralmacht kulturell gleichwertige Einheit zu begründen. Seltener werden Regionalküchen genutzt, um eine Vormachtstellung gegenüber anderen, konkurrierenden Regionen zu gewinnen - zumindest nicht zu Beginn der Schaffung von Regionalküchen. Dies ist ein Beispiel dafür, daß von der Bezeichnung einer Küche nicht immer abgeleitet werden kann, auf welche Dimension die einigende und trennende Wirkung einer Küche zielt. Mit Küchen, die üblicherweise als regionale oder nationale betrachtet werden, können ursprünglich Interessen verbunden sein, die vertikale Gliederung der Gesellschaft zu stabilisieren. Die gleichen Küchen können dann später dazu instrumentalisiert werden, nationale oder regionale Zugehörigkeitsgefühle zu erzeugen - also eine horizontale Vergemeinschaftung zu begünstigen - und entsprechende Distanzen nach außen aufzubauen.

Norbert Elias hat in seinem Werk über den Prozeß der Zivilisation gezeigt, in welcher Weise Staatenbildungsprozesse - die Schaffung von Gewaltmonopolen - mit einem Wandel der Verhaltensstandards, ja der Art, wie alltägliche Bedürfnisse befriedigt werden, verbunden sind (Elias 1981). Die Zivilisierungsprozesse auf beiden Ebenen korrespondieren miteinander. In Bezug auf Essen hat Elias dies hauptsächlich für die Zivilisierung von Verhaltensweisen bei Tisch dargestellt. In vergleichbarer Weise läßt sich dies auch für die Kochweisen zeigen. Es verwundert deshalb nicht, daß Küchen, die mit dem Merkmal „national" versehen werden, oft während einer entscheidenden Phase des Staatenbildungsprozesses „erfunden" werden. Sie repräsentieren keineswegs, wie ihr Name vorgibt, alle in einem Staat vorhandenen Küchen oder eine gleichberechtigte Mischung aus einer Vielzahl der Küchen. Vielmehr gibt es viele Belege dafür, daß es der sozialen Klasse, die wesentlich den Staatenbildungsprozeß betreibt, gelingt, ihren Kochstil als nationalen durchzusetzen: so der städtische, genauer Pariser Adel in Frankreich, die Gentry in England, die britischen Einwanderer in Nordamerika. Die Attribuierung von ständischen oder klassenspezifischen Kochstilen als Nationalküche sollte somit die bestehende vertikale Strukturierung der Gesellschaft sichern und nicht, wie man vom Namen der Küche ableiten könnte, die horizontale Vergemeinschaftung der Staatsangehörigen fördern. Die schwierige deutsche Nationalstaatsbildung, aber auch die Schwierigkeiten des Bürgertums der Aristokratie die kulturelle Vorherrschaft abzuringen, lassen sich u.a. auch an der Behauptung ablesen, daß es keine deutsche Nationalküche, sondern nur deutsche Regionalküchen gäbe.

Bei der Herausbildung von Nationalküchen handelt es sich somit um fiktive Konstruktionen, denn ihr Anspruch gründet ja nicht auf der Realität des täglichen Essens. Hobsbawm hat diesen Prozeß als „inventing traditions“ bezeichnet, bei dem idealisierte Selbstbilder, die erst durch Ritualisierung und Folklorisierung entstehen, mit der Referenz einer langen Tradition ausgestattet werden (Hobsbawm 1984, S. 4). Nationalküchen sind somit idealisierte Selbstbilder, die geeignet sind, Gefühle kultureller Überlegenheit gegenüber anderen Nationen zu fördern. Daneben existieren abschätzige Kennzeichnungen über fremde, angeblich national übliche Kochstile. Dabei wird meist nur eine Speise herausgegriffen, die zum „kulinarischen Stereotyp“ nicht nur für die Küche, sondern für ganze Menschengruppen gemacht wird. Die Küche ist dann nur Material, um distanzierende Fremdbilder zu erzeugen. Populäre Beispiele sind: die Schärfe des Gulaschs habe die Ungarn geprägt, die Spaghetti die Italiener, die Paella Spanier, der Eintopf die Deutschen, die Knödel die Tschechen, die Hamburger die Amerikaner.[91] Von den semantischen Übergriffen durch „kulinarische Stereotype“ sind besonders Nachbarstaaten und Arbeitsmigranten betroffen. So beschimpfen Deutsche Holländer als „Kaskoppen“ und umgekehrt titulieren Holländer Deutsche als „Sauerkrautindianer“. Italienische Arbeitsmigranten, gleich, ob sie in die USA, die Schweiz oder nach Deutschland einwanderten, werden als „Spaghetti- und Makkaronifresser“ oder „Polenta-Schlucker“ beschimpft (vgl. Sandgruber 1997, S. 183).

Oftmals werden gerade die absichtsvollen „Erfindungen von Kochtraditionen“, die den nationalen Zusammenhalt stärken und ein idealisiertes Selbstbild schaffen sollen, zum Anlaß genommen, abwertende „kulinarische Stereotype“ zu entwickeln. Diese sofortige Verkehrung von positivem Selbst- in abwertendes Fremdbild fand beispielsweise beim ungarischen Gulasch, dem schweizerischen Käsefondue und dem deutschen Eintopf statt. Das Gulasch, „um 1790 vom ungarischen Adel als Zeichen der Opposition gegen Wien kreiert - scharf, mit dem damals neuen Paprika -, war wohl ursprünglich ein einfaches Bauerngericht, das aber durch die Verwendung des neuen, exotischen Paprikagewürzes Modernität beanspruchen konnte.“ (Sandgruber 1997, S. 183) Die Schärfe dieses Gerichts wurde beim Fremdbild als Beleg für das ungehaltene, unzivilisierte Temperament angeführt. Ähnliches passierte mit dem Käsefondue in der Schweiz. Es wurde zur Zeit der Weltwirtschaftskrise erfunden, um die heimischen Käsehersteller gegenüber den bereits industrialisierten Käseproduzenten, beispielsweise aus Holland, wirtschaftlich zu stärken. Dies erklärt auch, weshalb die Rezeptur Käsesorten aus verschiedenen Schweizer Regionen verlangt. In „Asterix und Obelix bei den Schweizern“ steht der tadellose und ansehnliche Verzehr des Fundues für übertriebenen Ordnungssinn und Sauberkeitswahn, der den Schweizern unterstellt wird. Auch die während der Zeit des Nationalsozialismus propagierte „freie Verpflichtung, an je einem Sonntag“ im Monat Eintopf zu kochen und das damit ersparte Geld dem Winterhilfswerk zur Verfügung zu stellen, wurde in den Nachbarstaaten schnell zu einem „kulinari-

91 Diese Aufzählung habe ich von Sandgruber (1997) übernommen.

schen Stereotyp" der Deutschen. Die ideologische Überhöhung eines bis dahin selbstverständlichen Gerichtes, des *Zusammen*gekochten, konnte sofort genutzt werden, um auf Distanz zum Nationalsozialismus zu gehen und seine Ideologie bloßzulegen.

Man kann also zwei Arten von Kennzeichnungen nationaler Küchen unterscheiden:

- Nationalküchen als idealisierte Selbstbilder, teilweise auch als idealisierte Fremdbilder,
- die abschätzige Etikettierung fremder Küchen, über die distanzierende Fremdbilder popularisiert werden.

Die idealisierten Bilder besitzen primär binnennationale Bedeutung, so z.B. die österreichische oder schweizerische Küche. Andere Küchen haben daneben auch internationale Bedeutung. Die französische Küche ist ein herausragendes Beispiel dafür, wie ein idealisiertes nationales Selbstbild globalisiert, ihm Weltgeltung verschafft und so zu einem idealisierten Fremdbild gemacht wurde. Ähnliches gilt für die japanische Küche.

Die sogenannten Nationalküchen oder besonders angesehene Regionalküchen, wie die badische Küche in Deutschland, gelten in allen Gesellschaften als verfeinert und genußorientiert, und sie sind mit dem Begriff Kochkunst verbunden. Meistens werden sie von professionellen Köchen zubereitet, und das Restaurant ist der soziale Ort, an dem sie genossen werden. Innerhalb der „kulinarischen Hierarchie" des jeweiligen Landes oder der Region nehmen sie einen der ersten Plätze ein. Dieser Rang auf der kulinarischen Stufenleiter korrespondiert mit der sozialen Umgebung, in der sie konsumiert werden. Es sind teure Küchen, und der soziale Rahmen, in dem sie gekocht und gegessen werden, ist nicht allen Schichten gleichermaßen zugänglich. Nicht nur die ökonomische Barriere verhindert den „sozialen Abstieg" dieser Küchen in sozial weniger privilegierte Schichten. Die strenge kulturelle Normierung der Mahlzeiten bewirkt dies ähnlich effektiv. Denn das benötigte kulturelle Wissen und die notwendigen Fertigkeiten, wie der korrekte und elegante Gebrauch des Bestecks, die Weinansprache und die Menüzusammenstellung, werden nur sozial gebrochen weitergegeben. Beherrschung oder Nicht-Beherrschung des Repertoires der Kochkunst und der Tischkultur entlarven schnell die soziale Zugehörigkeit.

Bei der zweiten Art, wie nationale oder regionale Küche gekennzeichnet werden, handelt es sich um abschätzige Etikettierungen, die zwischenstaatliche Distanzen und Machtgefälle widerspiegeln. Material dieser distanzierenden Fremdbilder sind zumeist Speisen unterer sozialer Schichten, die entsprechend dieser sozialen Lagen eher zu einer sättigenden, nahrhaften und preiswerten Küche gehören. Im Gegensatz zu den idealisierten Selbstbildern sind es Speisen, die in der sozialen Hierarchie der Küchen des Herkunftslandes einer unteren Stufe zugeordnet werden. Weil sie schon innerhalb der eigenen Gesellschaft kulturell abgewertet werden, bieten sie sich für abschätzige nationale Etikettierungen an. Vermarktet werden diese Speisen üblicherweise als Fast-Food-Produkte an der Imbißbude, zubereitet von ungelernten Arbeitskräften. Häufig handelt es sich um Speisen aus sogenannten Migrationsküchen. Die soziale Stellung der Migranten in den Aufnahmegesellschaften wirkt sich offenbar auf die Art aus, wie die fremden Speisen in die bestehende „kulinarische Hierarchie“ integriert werden: ebenfalls in die unteren Ränge.

Die Herausbildung idealisierter Selbstbilder durch die Küche läßt sich am besten am Beispiel der französischen Küche exemplarisch nachzeichnen, nicht zuletzt deshalb, weil diese auch international zu einer besonders genußvollen und kulturell anderen Küchen überlegenen stilisiert wurde. Dieses möchte ich im folgenden Abschnitt zeigen. Die Schaffung distanzierender Fremdbilder, negativer „kulinarischer Stereotype“, findet in den letzten Jahren am aggressivsten bei den abschätzigen Etikettierungen von sogenannten Migrationsküchen statt. Auf diese werde ich weiter unten eingehen.

6.4.1 Die französischen Küchen

Die französische Küche gilt in westlichen Gesellschaften und auch in den Oberschichten der Gesellschaften anderer Kontinente als die kulturell entwickelste Art der Speisenzubereitung.[92] Dieser Ruf bezieht sich hauptsächlich auf die Grande Cuisine, die von noblen Restaurants angeboten und als Nationalküche angesehen wird. Ihren herausgehobenen Status konnte die Grande Cuisine erlangen, weil sie als genußorientierte Speisengestaltung betrachtet wird. Zwar wurden in allen Küchen Vorstellungen von Eßlust und -genuß entwickelt, aber nur in Frankreich, genauer in Paris zu Beginn des 19. Jahrhunderts, wurde eine Küche etabliert, die vorgab, sich nur an Genußsteigerung zu orientieren und alle anderen Zwecke wie Repräsentation und Traditionsbildung nachzuordnen.

Dort nutzten bereits etablierte bürgerliche Schichten diese Küche zu ihrer kulturellen Selbstbehauptung gegenüber der zuvor kulturell stilbildenden Aristokratie, die nach der Revolution dieses Privileg eingebüßt hatte. Auch um ihre kulturelle Überlegenheit gegenüber solchen sozialen Gruppen zu behaupten, die nach der Revolution wirtschaftliche Macht erlangt hatten und potentielle Aufsteigerschichten bildeten - den nouveaux riches -, setzten sie die Grande Cuisine ein, um kulturelle Distanzen zu schaffen. Die schnelle und kulturell verbindliche Institutionalisierung dieses Kochstils gelang, weil ein neuer sozialer Ort für die Grande Cuisine geschaffen wurde: das Restaurant. Dort wurde sie zu einer öffentlichen Angelegenheit und damit zum Gegenstand des Redens und Diskutierens (Aron 1973). Dieses kam der typisch bürgerlichen Art, sich durch die Herausbildung einer eigenen Öffentlichkeit zu emanzipieren, entgegen.

Bis ins 17. und 18. Jahrhundert galt die aristokratische Haute Cuisine sowohl in Frankreich als auch an den europäischen Höfen unbestritten als die kulturell

92 Im weiteren greife ich auf eigene Vorarbeiten zurück (Barlösius 1999).

führende Küche. Sie war im „salle à manger“ (Speisesaal) institutionalisiert, der nur Angehörigen der Aristokratie offen stand. So mokierte sich Alexandre Dumas darüber, daß, während im Salon Bürgerliche wie Montesquieu, Voltaire und Diderot die großen sozialen Fragen vernünftig, aufgeklärt und grundsätzlich diskutierten, raffinierte Kochkunst nur Aristokraten genießen durften (Dumas 1873, S. 30). Auch bürgerliche Ideen und Vorstellungen, die aristokratische Kochkunst zu wandeln, waren aus dem „salle à manger“ ausgegrenzt. Die große Küche war damit in der zweiten Hälfte des 18. Jahrhunderts eines der letzten kulturellen Gebiete, auf dem der aristokratische Geschmack ungebrochen weiterhin dominierte und stilbildend blieb.

Die Gründung von Restaurants war der entscheidende Schritt für die Verbürgerlichung der Haute Cuisine zur Grande Cuisine, weil dort jedermann, der über genügend finanzielle Mittel verfügte, essen gehen konnte und damit Kochkunst nicht mehr nur exklusiv Aristokraten zugänglich war (Aron 1973; Barlösius/Manz 1988). Dies bewirkte, daß die genußorientierte Küche nicht mehr vom klassenspezifischen Geschmack der Aristokratie geprägt wurde und es den Köchen gelang, sie zu einer ästhetischen Geschmackssache zu erklären, die angeblich keinen klassenspezifischen Geschmacks- und Genußansprüchen mehr verpflichtet war. Der sinnlich-ästhetische Geschmack, so das bürgerliche Argument, um ihren Kochstil als nationalen auszugeben und ihre sozialen Interessen zu verbergen, sei das gestaltende Prinzip der Grande Cuisine, und dieser sei sozial ungebunden, weil er nur der „reinen Kunst“ gegenüber verantwortlich sei.

Die Institutionalisierung der Grande Cuisine wurde neben dem Restaurant über drei weitere Einrichtungen abgesichert. Erstens professionalisierten sich die Köche zu Restaurantköchen, die danach strebten, als Künstler anerkannt zu werden. Sie erklärten Kochen zur Kunst und unterwarfen ihre Küche einem ständigen ästhetischen Wandel, was notwendig war, um wirtschaftlich zu bestehen. Zweitens orientierten sich viele Esser am Leitbild des Gourmands, der als wohlunterrichteter Esser einen sinnlich-ästhetisch ausgebildeten Geschmack besitzt. Für ihre Geschmacksbildung nutzten die Gourmands die entstehende gastronomische und gastrosophische Literatur, in der der ästhetische Geltungsanspruch der Kochkunst diskutiert und verankert wurde. Wichtige Werke waren Grimod de la Reynières „Almanach des Gourmands“ (1803-12) und „Le Manuel des Amphitryons“ (1808) und Brillat-Savarins „La Physiologie du Goût“ (1833). Drittens etablierten sich professionelle Gastronomiekritiker, die hauptberuflich die Restaurants bewerteten und gastronomische Wegweiser herausgaben.

Alle Institutionen stellten sich so dar, als wäre die Grande Cuisine prinzipiell für jeden, der über das nötige Geld verfügte, sozial offen, als gäbe es keine Barriere. Die einzige Schranke sei die persönliche Befähigung zu Geschmack und Genuß. Da gerade die Anerkennung und Absprache dieser Fähigkeit eines der wirkungsvollsten Mittel ist, über kulturelle Unterschiede soziale Grenzen zu ziehen, machte die Grande Cuisine zu einem herausragenden Instrument, um neue soziale Schranken zu etablieren und diese als kulturell begründet auszugeben. Während die sozialen Grenzen der Haute Cuisine ständische waren und als solche auch deutlich formuliert wurden, waren die der Grande Cuisine wesentlich subtiler. Bei ihr wurde der ästhetische mit dem kulinarischen Geschmack - dem Schmecken von Zunge und Gaumen - verknüpft. Diese Verknüpfung bewirkte, daß der Geschmack als soziales Distinktionsmittel in der Grande Cuisine quasi sein ureigenes Gebiet erhielt.

Die Grande Cuisine hatte Folgen, die über den engen sozialen Rahmen derjenigen, die sich diese Küche finanziell leisten konnten und über die kulturelle Kompetenz verfügten, diese zu genießen, hinausreichten. Eine war, daß Essen in Frankreich mehr als in anderen europäischen Gesellschaften ins Zentrum der Vorstellungen über ein „gutes Leben" rückte (Zeldin 1973). Diese kulturelle Bedeutung gewann die Küche in allen französischen Schichten und nicht nur in den privilegierten, die die Grande Cuisine zu ihrem Eßstil machten. Kochen, Gespräche über Speisen und Diskussionen über die Qualität der Speisen erhielten gegenüber der Befriedigung und Gestaltung anderer Lebensbedürfnisse einen übergeordneten Stellenwert. Der Eßstil wurde zu einem wichtigen Merkmal, um den gesamten Lebensstil zu beschreiben und darüber soziale Nähe und Distanz auszudrücken. Essen ist deshalb in Frankreich ein kulturelles Gebiet, auf dem intensiver und subtiler als auf anderen kulturellen Gebieten soziale Unterschiede und Ungleichheiten gezeigt und wahrgenommen werden.[93]

Die bewußte Stilisierung des Essens in der ganzen französischen Gesellschaft hat bewirkt, daß andere Gesellschaften, insbesondere benachbarte europäische, die französische als besonders genußorientiert beschreiben. Sinnbildlich wird diese Charakterisierung der französischen Lebensart als „savoir vivre" bezeichnet. Die Institutionalisierung der Grande Cuisine hatte damit Folgen, die weit über die französische Gesellschaft hinausreichten. Sie wurde international zum Vorbild und Fundus für andere Länder, genußorientierte Nationalküchen „zu erfinden". Das Ergebnis ist zumeist eine internationalisierte französische Küche, die die regionalen und nationalen Küchen kulturell überschichtet - also die jeweils gebräuchlichen Landesküchen aus dem Zentrum drängt.[94] Die Internationalisierung der Grande Cuisine hat zur Übernahme von Rezepturen, Menüfolgen, Speisendekorationen etc. geführt und damit die kulturelle Hegemonie der französischen Küche weltweit gefestigt. Am stärksten zeigt sich ihr internationales Übergewicht daran, daß Speisekarte, Küchensprache, Arbeitsorganisation in der Küche und die Ausbildung der Köche und Köchinnen weitgehend am französischen Modell orientiert sind.

---

93 Vielleicht hat dies Bourdieu motiviert, in seiner Studie „La Distinction" dem Essen so große Bedeutung beizumessen.

94 Dies zeigt sich beim Preis am deutlichsten. Französische Restaurants sind nicht nur mit hohem Eßgenuß assoziiert; sie sind zudem in allen Ländern die teuersten.

In Frankreich selbst hat die Grande Cuisine eine vergleichbare Vormachtstellung gegenüber den regionalen Küchen. Zwar hat sie außerhalb Frankreichs den Ruf einer Nationalküche, aber tatsächlich gibt es in Frankreich ebenso wie in allen anderen regional differenzierten Ländern verschiedenste Küchen, die in einem jeweils landschaftlich begrenzten Umfeld gekocht werden. Regionalküchen sind auf einen geographischen Raum bezogen, der zumeist durch politische, verwaltungstechnische oder ethnische Grenzen definiert ist. Die Genese einer Regionalküche wird meist mit klimatischen, biologischen, geographischen und anderen natürlichen Gegebenheiten erklärt. Diese natürlich bedingten Differenzen begründen beispielsweise die grobe Zweiteilung zwischen nord- und südfranzösischen Kochweisen, aber die Entstehung kleinräumlicher - regionaler - Unterschiede beim Kochen läßt sich darauf nicht zurückführen (Flandrin 1983).

Die Küchen Südfrankreichs sind durch den Kulturraum des Mittelmeeres geprägt. Es sind mediterrane Küchen, die den italienischen und spanischen Regionalküchen ähnlicher sind als den Küchen Nordfrankreichs. Diese besitzen Ähnlichkeiten mit beispielsweise der Belgischen und der Badener Küche. Die natürlich bedingten Unterschiede zwischen den mediterranen und den nordfranzösischen Regionalküchen können am besten an der Verwendung von Fetten veranschaulicht werden. Die südlichen Küchen basieren auf Speiseölen, wie Nuß- und Olivenöl, während in den nördlicheren Küchen hauptsächlich mit Butter und Schmalz gekocht und gebacken wird. Auch bei den bevorzugten Getränken ist tendenziell eine Zweiteilung erkennbar. In Südfrankreich wird traditionell mehr Wein und in Nordfrankreich eher Bier und Cidre getrunken (Hémardinquer 1970, Mandrou 1961).

Diese Differenzen, die im wesentlichen durch die jeweils verfügbaren Nahrungsmittel verursacht sind, genügen aber nicht, um die Herausbildung von Regionalküchen zu erklären. Die Entwicklung von Regionalküchen setzt voraus, daß übliche Zubereitungsweisen als Besonderheiten wahrgenommen, bewußt weiterentwickelt und Gegenstand kultureller Identitätsbildung werden. Durch diese Prozesse werden überhaupt erst Abgrenzungen von anderen Küchen möglich. Die verschiedenen Küchen grenzen sich über unterschiedliche Zubereitungsweisen von Lebensmitteln zu Speisen voneinander ab, aber die Entwicklung von Regionalküchen folgt kulturellen und sozialen Motiven. Insofern ist die Küche ein soziales und kulturelles Phänomen, das durch die unterschiedlichen Rezepturen und Zubereitungsweisen vergegenständlicht wird. Erst dadurch, daß diese zu kulturellen Charakteristika gemacht werden, werden die Küchen differenzierbar und als eigenständige kulturelle Hervorbringungen betrachtet. Und erst dann sind Küchen geeignet, auf kulturelle Weise soziale Gemeinsamkeit zu unterstreichen oder umgekehrt kulturelle Differenzen zu behaupten, die soziale Unterschiede legitimieren sollen.

Diese sozialen Zusammenhänge erklären, warum landschaftlich verschiedene Kochtraditionen erst dann zu Regionalküchen stilisiert werden, wenn die Region insgesamt als kulturelle und politische Einheit wahrgenommen wird. Meist war der Prozeß der Regionalisierung eine Gegenreaktion auf tiefgreifende staatliche Zentralisierungsprozesse. Sie war weiterhin eine Abwehr der Vormachtstellung sogenannter Nationalkulturen, die zumeist angestammte kulturelle Eigenarten entwerteten. Die ersten expliziten Regionalkochbücher wurden im Laufe des 19. Jahrhunderts publiziert. Sie können als Indiz für eine bewußte kulturelle Aufwertung von regional typischen Kochweisen angesehen werden (Capatti 1989). Gerichtet waren die Kochbücher gegen die zunehmende kulturelle Dominanz der Grande Cuisine, die ihrem Ursprung nach eine Pariser Küche war. Dies erklärt, weshalb in den Regionalkochbüchern nicht bäuerliche Traditionen aufgenommen wurden, sondern eine städtisch-bürgerliche Küche beschrieben wurde. Denn das städtische Bürgertum in den Regionen sah sich durch die zunehmende Zentralisierung in Paris immer mehr nicht nur räumlich, sondern auch sozial und kulturell in eine periphere Randposition gedrängt. Die Ausbildung einer eigenständigen kulturellen Identität, auch beim Essen, ist deshalb als Versuch einer kulturellen Selbstbehauptung zu interpretieren.

Bei dem Prozeß der bewußten Herausbildung von Regionalküchen wurden zumeist einige Gerichte, beliebte Getränke und oftmals auch eine Käseart als typisch hervorgehoben. In der Elsässer und Lothringer Küche sind dies beispielsweise Würste mit Sauerkraut, Quiche Lorraine, Elsässer Weine und der Münster als bekannte Käseart. Für die Küche der Normandie sind dies Fruits de Mers, Cidre und Calvados und Camembert, Brie und Pont l'evêque. Die provenzalische Küche basiert auf Knoblauch, Tomaten und Olivenöl. Die Bouillabaisse, die aus Fischen und Schalentieren des Mittelmeeres bereitet wird, gilt dort als typisches Gericht. Die bekanntesten Speisen der bretonischen Küche sind Crêpes und Galettes: dünne süße und salzige Pfannkuchen. Die als charakteristisch für die Regionalküchen herausgehobenen Gerichte und Getränke stammen aus den jeweiligen Regionen. Der Eindruck aber, daß sie dort und nur dort besonders häufig gegessen und getrunken werden, ist nicht immer richtig. Die alltäglichen Eßgewohnheiten, wie sie aus Verbrauchs- und Verzehrstatistiken entnommen werden können, belegen, daß diese Annahme nur bedingt stimmt. Die Gründe dafür sind vielfältig.

Ein Grund ist, daß viele als typisch geltende Regionalspeisen traditionell zur Festtags- und nicht zur Alltagsküche gehörten. Ein anderer Grund ist, daß diese Gerichte mengenmäßig, im Vergleich zu Grundnahrungsmitteln wie Brot, kaum ins Gewicht fallen. Der wichtigste Grund ist aber, daß Regionalküchen, wie dargestellt, nicht Abbild der alltäglichen Küchen sind, sondern kulturell hergestellt werden und dabei bestimmten Speisen eine herausgehobene Position zugewiesen wird, die sie jedoch in der täglichen Speisenzubereitung gar nicht besitzen. Insofern sind Regionalküchen ähnlich wie Nationalküchen oftmals kulturelle Konstrukte mit fiktionalen Elementen. An der provenzalischen Küche kann veranschaulicht werden, daß häufig solche Lebensmittel, die als besonders heimisch und unerläßlich für eine Küche angesehen werden, keineswegs originär aus dieser Region stammen. Tomaten, Bohnen, Kartoffeln und

Artischocken sind Grundbestandteile der provenzalische Küche. Sie prägen ihren Geschmack. Diese Lebensmittel sind aber erst im fünfzehnten Jahrhundert nach Südfrankreich gekommen und damit dort nicht ursprünglich heimisch, wie ihre Bedeutung in der provenzalischen Küche vortäuscht (vgl. Flandrin/Hyman 1986, Stouff 1982).

Die verschiedenen Regionalküchen sind, wie diese sozialen Mechanismen zeigen, weniger durch gemeinsame Kochtraditionen miteinander verbunden als vielmehr durch ein kompliziertes kulturelles Bewertungsschema, bei dem aus der regionalen und sozialen Herkunft einer Küche auf eine angebliche kulturelle Über- oder Unterlegenheit gegenüber anderen Küchen geschlossen wird. Diese kulturelle Bewertung wird auf diejenigen, die die jeweilige Küche kochen und genießen, übertragen. Dies bedeutet, kulturelle Differenzen zur Symbolisierung räumlicher Grenzen und zur Herstellung sozialer Ungleichheit einzusetzen.

Beispielhaft kann dieser soziale Prozeß an der Grande Cuisine und den regional geprägten Küchen veranschaulicht werden. Die Grande Cuisine, entstanden im städtisch-großbürgerlichen Milieu, wird dabei den ländlich-kleinbürgerlichen und bäuerlichen Kochweisen gegenübergestellt, um die kulturellen Unterschiede zwischen diesen beiden Kochtraditionen darzustellen. Somit werden sie nicht als ebenbürtige Variationen, sondern als Gegensatz, ausgestattet mit unterschiedlichem „kulturellen Kapital" (Bourdieu), beschrieben. Die Grande Cuisine gilt als entwickelt, verfeinert und luxuriös; die kleinbürgerlichen und bäuerlichen Küchen werden dagegen als einfach, schlicht und bescheiden beschrieben. Mit diesen Attributen werden nicht nur Koch- und Eßstil kulturell typisiert, sondern mit diesen Merkmalen sind soziale Qualitäten assoziiert. Sie drücken aus, welche Bedeutung und Funktion Essen in den sozialen Klassen und Schichten besitzt, die eine bestimmte Küche haben. So transportieren die mit der Grande Cuisine verbundenen kulturellen Bedeutungen, daß es sich die großbürgerlichen Klassen leisten können, in ihrer Küche von der körperlichen Notwendigkeit, sich ernähren zu müssen, weitgehend zu abstrahieren und sie genußorientiert auszurichten. Über die kleinbürgerlichen und bäuerlichen Klassen sagt die Charakterisierung ihres Kochstils aus, daß bei ihnen die körperliche Seite der Ernährung immer im Vordergrund steht und daß sie nicht über das „kulturelle Kapital" verfügen, Essen nach anderen als körperlichen Kriterien gestalten zu können. Küchen können somit zur gegenseitigen kulturellen und sozialen Abgrenzung verwendet werden. In ihnen spiegelt sich zudem wider, daß soziale Ungleichheit meist auch Machtungleichheit bedeutet. Die Grande Cuisine beansprucht eine nationale Küche zu sein, während sich die bäuerlichen und kleinbürgerlichen Küchen nur auf eine Region beziehen und sich damit dem nationalen Geltungsanspruch der Grande Cuisine unterordnen.

In den letzten Jahren ist beobachtbar, daß die französische Küche nicht mehr selbstverständlich als die geschmacklich raffinierteste anerkannt wird. Andere Küchen, beispielsweise die italienische und die japanische, gelten mittlerweile zumindest tendenziell als kulturell ebenbürtig. Warum verliert die französische Küche, die über 300 Jahre stilbildend war, ihre dominante Stellung? Dies hat sicherlich viele Gründe. Zwei eng miteinander verknüpfte sind besonders wichtig. Der erste ist, daß die europäische Aristokratie und die etablierten bürgerlichen Schichten, die sich an der französischen Sprache, Küche und Zivilisation orientierten und damit Frankreich zur „Kulturnation" erhöhten, selbst in ihren Staaten keine kulturprägende Stellung mehr innehaben. Die neuen Kultureliten übernehmen und popularisieren andere Lebensstile, weshalb Frankreich seine kulturelle Vormachtstellung verloren hat und die französische Zivilisation zu einer unter anderen geworden ist. Der zweite Grund ist die internationale Verschiebung der Machtzentren, der politischen, wirtschaftlichen und auch kulturellen. Während die französische Küche die Dominanz des alten Kontinents gegenüber anderen behauptete, zeigt sich in der steigenden Akzeptanz der japanischen Küche beispielhaft, daß an der Wende zum 21. Jahrhundert andere Kontinente zu Machtzentren der entstehenden Weltgesellschaft aufsteigen.

6.4.2 Die Gleichförmigkeit von sozialen und kulinarischen Abwertungen: die Küchen der Migranten[95]

Wer auf Küchen oder einzelne Speisen, wie Pizza, Zaziki oder Döner, als Beispiele von Kulturdiffusionen hinweist, kann sicher sein, daß er Kritik hervorruft. Sie lautet: Wer auf einzelne Gerichte hinweist, verstärkt eher die kulturelle Ignoranz der Mehrheitsgesellschaft gegenüber Minderheiten, als daß er dazu beiträgt, diese abzubauen. Gerade die Küche ist ein Gebiet, das dazu benutzt wird, auf kulturelle Weise soziale Benachteiligungen zu rechtfertigen. Es ist richtig, daß die gegenseitige Anerkennung von Kochpraktiken mehr als Geschmacksvorlieben ausdrückt. Auch für Migrantenküchen gilt: Die soziale Hierarchie zwischen den Klassen, Schichten, Milieus und Lebensstilen spiegelt sich auf dem Gebiet des Kochens wider. Die Homologie der sozialen und kulinarischen Hierarchie resultiert aus einem grundlegenden Mechanismus. Dieser besteht darin, daß periphere soziale Lagen nicht nur von den jeweils dominierenden Machtressourcen ausgeschlossen sind, sondern auch ihre Wertsysteme - also Kulturen und Zivilisationen - an den Rand der Peripherie gedrängt und entwertet werden. Für Migrationsgruppen und ihre Küchen trifft dies in besonderer Weise zu. Bei ihnen wird das gesellschaftliche Konstrukt Ethnizität anderen innergesellschaftlichen Differenzierungsmerkmalen vorgelagert, wodurch sie in eine Randlage gedrängt werden, die mehr von zwischengesellschaftlichen Klassifikationen denn durch interne soziale hergestellt wird. Die gebräuchlichen politischen und rechtlichen Benennungen, beispielsweise Ausländer, Fremde, Asylbewerber, Flüchtlinge, drücken dies deutlich aus. Die periphere soziale Lage von Migranten läßt sich somit indirekt daraus ablesen, wie ihre Eßgewohnheiten von den Mehrheitsgesellschaften wahrgenommen und bewer-

95 Die nachfolgenden Ausführungen basieren auf einem Buchbeitrag von mir (Barlösius 1997c).

tet werden. Trotz enormer Unterschiede zwischen den Küchen und den Migrationsprozessen lassen sich einige typische Muster identifizieren.

Wie werden fremde Küchen in die bestehende kulinarische Hierarchie integriert? Dies hängt davon ab, *wie* sie bekannt gemacht werden. Wird die Küche als Küche, als sozio-kulturelles Regelwerk namhaft gemacht, beispielsweise von professionellen Köchen oder anderen Vermittlern von Kochwissen, dann wird die zuvor fremde Küche in der Regel in die höheren Ränge der einheimischen kulinarischen Rangleiter eingeordnet. Gegenstand einer solchen Aneignung von Kochwissen und -fertigkeiten sind die Küchen, die in ihren Herkunftsländern und -kontinenten kulturell dominieren und von den dort herrschenden sozialen Klassen bevorzugt werden. Der neue Kochstil wird von den Ober- und höheren Mittelschichten adaptiert, die damit ihre binnengesellschaftliche Vorherrschaft unterstreichen, denn die Übernahme von angesehenen fremden Küchengebräuchen ist eine kulturelle Praxis, die ein hohes soziales Prestige vermittelt (vgl. Otterloo 1987). Die französische Küche ist dafür ein exzellentes Beispiel. So wurde der aristokratische Kochstil von vielen europäischen Herrschaftshäusern übernommen, die französische Köche beschäftigten. Die Rezepte der bourgeoisen Grande Cuisine wurden im 19. Jahrhundert in etlichen deutschen bürgerlichen Kochbüchern abgedruckt, um so deren Verkaufserfolg zu sichern.

Für die Küchen, die Migranten bekannt machen, gilt das Gegenteil. Sie werden selten in die einheimische kulinarische Ordnung aufgenommen, weil sie mit dem sozialen Schicksal der Migration assoziiert sind. Die Migrantengruppen, die in ihren Heimatgesellschaften zumeist unteren sozialen Schichten angehören, unterschichten die Einwanderungsgesellschaften und werden in diesen in periphere soziale Lagen gedrängt. Auch ihre Wertsysteme, Kulturen und als wichtiger Bestandteil davon ihre Küchen werden an den peripheren Rand gedrückt und von der Mehrheitsgesellschaft kulturell entwertet. Harvey Levenstein, ein US-amerikanischer Nahrungshistoriker, behauptet deshalb, daß offenbar eine wichtige Voraussetzung dafür, daß fernere Küchen probiert, genossen und gleichberechtigt in die bestehende kulinarische Ordnung integriert werden, die Abwesenheit von Migrantengruppen aus dem Herkunftsland der Küchen ist (Levenstein 1993). Umgekehrt gilt: „The greatest compliment one country can pay to another is to borrow it's diet and to imitate it's cooking." (Driver zitiert nach Otterloo 1987, S. 127) Die Übernahme von Küchengebräuchen und deren Einordnung in die höheren Ränge der nationalen kulinarischen Ordnung bedeutet somit die Anerkennung kultureller Ebenbürtigkeit und teilweise auch von Überlegenheit. Es ist deshalb ein Ausdruck von Distanz gegenüber der eigenen Gesellschaft, wenn einflußreiche Gruppen ihren Eßgeschmack beim Genuß „fremder Küchen" befriedigen.

Die Küchen von Migranten werden ebenso ausgegrenzt wie die Einwanderer selbst. Sie werden beispielsweise als körperlich wenig zuträglich, stark gewürzt, die Sinne reizend und wenig vertrauenswürdig abgelehnt. Um die Speisenzusammensetzung, die Schlachtpraktiken, die Hygiene der Migrantenküchen ranken sich viele Legenden. Man denke nur an den Knoblauch. Der Duft einer Küche gilt als Gestank, der auch den Essern nachgesagt wird. Der geruchlichen Ablehnung der Küche entspricht die soziale Ausgrenzung der Migranten. Die kulinarische Deklassierung reflektiert und legitimiert die soziale Deklassierung von Migranten. Beispiele sind die italienische Küche um die Jahrhundertwende in den USA; seit der Mitte des 20. Jahrhunderts die mexikanische Küche in den USA, die türkische Küche in den ersten Jahrzehnten türkischer Migration in der Bundesrepublik Deutschland und die vietnamesische Küche in der DDR. Wie fremde Küchen aufgenommen werden, welche sozialen Schichten sie auf ihrem Speisezettel notieren, hängt davon ab, welchen sozialen Status sie in ihren Herkunftsländern haben, und weiterhin von zwischenstaatlichen Machtbilanzen.

Ob ethnische Minderheiten die Küche der Mehrheitsgesellschaft übernehmen, wird von beiden Gruppen oft als Indiz für kulturelle Assimilierung gewertet. Dies möchte ich am Beispiel der USA um die Jahrhundertwende zeigen und fragen, ob und in welcher Weise die politisch-ideologische Selbstbeschreibung der US-amerikanischen Gesellschaft als „melting pot" auch für den „cooking pot" zutraf.[96] Die Einwanderer, die ab ca. 1880 bis zur Jahrhundertwende in die USA kamen, siedelten sich in den Städten an und bildeten eine neue städtische Arbeiterschicht. Sie stammten in der Mehrzahl aus süd- und osteuropäischen Ländern. Bereits ihre Titulierung als „New Immigrants" im Gegensatz zu den „Old Immigrants", denen aus Großbritannien und Irland, veranschaulicht, daß diejenigen, die bereits längere Zeit in den USA lebten, sich als Etablierte aufführten und die Neuankömmlinge mit dem schlichten Argument der kürzeren Anwesenheit in eine Außenseiterposition drängten. Diese Außenseiterposition implizierte nicht nur, daß ihnen eine sozio-ökonomische Lage zugewiesen wurde, die zur Unterschichtung des bestehenden Ungleichheitsspektrums führte, sie beinhaltete weiterhin, wie für alle Migrationsprozesse beobachtbar ist, daß ihre kulturellen Praktiken abgewertet wurden. Ein Gebiet, auf dem diese soziale Positionierung kulturell durchgesetzt wurde, war das der Küche. Von den etablierteren Amerikanern wurden die Küchen der „neuen" Migranten als wenig zivilisiert gescholten und für die körperliche Reproduktion ungeeignet qualifiziert. Sie seien dem amerikanischen Stil, genauer dem britischen, unterlegen. Die gewöhnliche amerikanische - sprich britische - Arbeiterkost sei reichhaltiger und abwechslungsreicher als die süd- und osteuropäischen Küchen der neuen Arbeiterschicht. Diese solle ihre traditionellen Kochweisen aufgeben und sich an die amerikanische anpassen, um den amerikanischen Arbeits- und klimatischen Bedingungen gewachsen zu sein (Levenstein 1988, S. 103). Soziale Unterschichtung war auch in diesem Fall mit kultureller Entwertung gekoppelt.

Staatlich bezahlte Sozialarbeiter, Hauswirtschaftlerinnen und studierte Ernährungsexperten übernahmen die Aufgabe, die Migranten zu amerikanisieren,

96 Zum Begriff des „melting pot" s. Bischoff/Mania (1991).

konkret: ihnen amerikanisches Kochen beizubringen und sie von der kulturellen, hygienischen, ökonomischen und gesundheitlichen Überlegenheit der amerikanischen Küche zu überzeugen. Diese mit neuem, universitärem Fachwissen ausgestatteten Experten benoteten die süd- und osteuropäischen Küchen als unökonomisch, weil kompliziert zusammengesetzt, als wenig nahrhaft und wegen der scharfen Würzung als Animation zu einem hohen Alkoholkonsum. Viele dieser staatlich bezahlten Integrationspezialisten waren davon überzeugt, daß die Einwanderer ihre bisherigen Einstellungen gegenüber Arbeit, Gesellschaft und Politik nicht aufgeben würden, bevor sie ihre Lebens- und Ernährungsweise nicht amerikanisierten. Der scharfe Knoblauch- und Zwiebelgeruch in den Immigrantenvierteln wurde als Beleg dafür gewertet, daß sie das amerikanische Leben für geschmacklos und für wenig begehrenswert hielten. Kochpraktiken wurden zum Markstein für gelungene Assimilierung gemacht. Das staatliche Drängen darauf, daß in den Töpfen britisch-amerikanisch gekocht wird, läßt auch an der ideologischen Selbstbeschreibung des „melting pot“ zweifeln. So lautete beispielsweise die Notiz eines Sozialarbeiters nach dem Besuch einer italienischen Migrantenfamilie: „Still eating spaghetti, not yet assimilated“ (Levenstein 1988, S. 105). Zum Assimilierungsprogramm gehörten Besuche, besser Überprüfungen, Kocherziehung, soziale Etikettierungen wie „Spaghetti-Esser“. Das Instrumentarium umfaßte somit staatliche Maßnahmen und die Preisgabe fremder Küchen für soziale Stigmatisierungen.

Das Vermögen, auf der Herkunftsküche zu beharren, war zwischen den einzelnen Migrantengruppen unterschiedlich ausgeprägt. Russen, Ukrainer und Polen beispielsweise brachten dem amerikanischen Essen weniger Widerstand und Mißtrauen entgegen und verzichteten relativ schnell auf ihre eigene Küche. Der Gegensatz dazu waren die Italo-Amerikaner, die ihre Speisen weiter pflegten, unter anderen Migrantengruppen popularisierten, sogar amerikanisierten und den „Old Immigrants“ schmackhaft machten, wie die Pizza und das sogenannte „Pasta and tomato sauce syndrome“ (Levenstein 1993, S. 216). Beide Speisen gelten heute als originär amerikanisch. Sie sind jedoch nur in die unteren Ränge der kulinarischen Hierarchie aufgenommen worden. „On the one hand ... Italian immigrants in major United States cities were soon able to maintain their consumption of pasta, sausages, olive oil, and other products“ in the neighborhood; „on the other hand these ethnic foods became available to non-Italians as well“ (Pelto 1983, S. 516/7).

Die nobelitalienischen Restaurants, die in den USA wie in Mitteleuropa zu den kulturell angesehenen Küchen zählen, öffneten erst in den 60er Jahren des 20. Jahrhunderts. Ihre Speisen werden als italienische Nationalküche, direkt aus dem Heimatland importiert, gepriesen. Jede Verbindung oder Nähe zur italoamerikanischen Kochweise und damit zu den Einwanderern im eigenen Land wird vermieden, weil dies ihre soziale Plazierung in die höheren Ränge der kulinarischen Hierarchie, beinahe gleichberechtigt zur französischen Küche, behindern würde. Dies ist nochmals ein Beleg für Levensteins These, daß die Assoziierung einer Küche mit Migranten deren Akzeptanz von den dominanten sozialen Schichten unmöglich mache, weil diese Verbindung stets in eine kulturelle Randstellung gezwungen werde (Levenstein 1993, S. 216).

Döner, Tacos, Tortillas, Pizza sind Speisen, deren Namen mit einem Herkunftsland verbunden ist: Türkei, Mexiko, Italien. Die Kritik, daß die einzelnen Herkunftsküchen mit diesen wenigen Speisen nicht umfassend charakterisiert sind, ist banal. Interessanter ist, weshalb gerade in der Migration einige wenige Gerichte plakativ hervorgehoben werden und wie diese „Ein- oder Zweigerichtküchen“ in die kulinarische Stufenleiter der „neuen Gesellschaft“ eingepaßt werden. Vom Ursprungsland stammt bei diesen Gerichten nur der Name und einige Hinweise für die Rezeptur, mehr nicht. Es handelt sich deshalb um eine soziale und kulturelle Vereinnahmung, weil die Speisen aus ihren ursprünglichen Kontexten herausgelöst werden oder diese unbekannt sind. Wann, wie man Döner in der Türkei ißt, Pizza in Italien, Tacos und Tortillas in Mexiko, interessiert im Migrationsland weder die Anbieter der Speisen noch die Esser. Diese Art der Aneignung unter Absehung aller sozialen und kulturellen Qualitäten bedeutet eine Statusdegradierung der Küchen, da sie nicht als soziokulturelles Regelwerk respektiert und nur als Fundus genutzt werden. Ein solcher Umgang mit der französischen oder japanischen Küche würde als Barbarei, faux pas und kulturelle Unwissenheit klassifiziert werden. Hier fiele die Mißachtung auf die Esser zurück. Sie würden sozial degradiert, was eine exakte Umkehr wäre.

Wann diese Gerichte gegessen werden, meist auf die Schnelle zwischen den Mahlzeiten und damit weniger sozial normiert und institutionalisiert, wie sie verspeist werden, mit den Fingern, im Stehen, auf Wegwerftellern, wo sie verschlungen werden, an der Imbiß-Bude, am Fast-Food-Stand, ist kaum durch sozial eingeübte Verhaltensweisen reglementiert. Diese und andere soziale und kulturelle Gebrauchsweisen stehen in einem Spannungsverhältnis zu den gebräuchlichen Eßregeln. Die ursprünglich nicht heimischen Speisen werden somit mit Verhaltensweisen verknüpft, die als wenig verfeinert und zivilisiert gelten. Sie repräsentieren einen Eßstil, der freimütige und ungezwungene Verhaltensweisen erlaubt und deshalb dem „bürgerlichen“ Eßstil als entgegengesetzt wahrgenommen wird. Die Verbindung der „fremden Gerichte“ mit einer Verzehrweise, die von etablierteren sozialen Gruppen als „proletarisch“ oder „jugendlich“ gekennzeichnet werden, korrespondiert mit der kulturellen Bewertung der Speisen als grob und sättigend.

Ob der deutsche Döner türkisch schmeckt, ist eine Frage nach kultureller Authentizität, der nicht nachgegangen werden soll. Kulturen wandeln sich stetig und jede Festlegung des Ursprünglichen bedeutet eine Folklorisierung und damit das Ende von Authentizität, wie man von der Volkskunde lernen kann. Entscheidend ist: Wer Döner ißt, meint etwas Türkisches zu essen, wer in die Pizza beißt, glaubt sich Italien nahe, und wer Tortillas bestellt, ist überzeugt, sich ein Stück Mexiko einzuverleiben. Tatsächlich bleibt er Zuhause, denn er verläßt seine kulinarische Ordnung nicht. Döner, Pizza und andere Speisen werden als

Fast Food beschimpft, und genau dies wird zum kennzeichnenden Merkmal gemacht, durch welches das Ansehen der Speisen und auch das der Herkunftsküchen bestimmt wird.

Man kann dies in Anlehnung an die „Erfindung“ von National- und Regionalküchen als „Konstruktion von Nationalgerichten“ in der Migration bezeichnen, was sicherlich etwas gewagt ist. Darunter soll verstanden werden, daß die kulturelle Bedeutung von Speisen wie Döner oder Pizza in der Migration durch die Attribuierung nationaler Qualitäten so gesteigert wird, daß sie zu einem zentralen Kennzeichen der Küchen gemacht werden, obwohl sie in den Ursprungsländern nur für das regionale und soziale Umfeld charakteristisch waren, aus dem die Auswanderer stammen. In einigen Fällen wird die veränderte kulturelle Stellung in das Herkunftsland reexportiert, wodurch dann sogar die Heimatküche gewandelt wird. Ein besonders eindrucksvolles Beispiel für einen solchen Wandel ist die Pizza, ein fast vergessenes neapolitanisches Gericht, das praktisch in Neapel schon verschwunden war und jahrelang nur von wenigen italienisch-amerikanischen Bäckereien angeboten wurde. In den späten 60er Jahren wurde die Pizza, ähnlich wie Hot Dogs und Hamburger, zu einen beliebten Fast-Food und damit ungemein populär. Seine Popularität schwappte schnell über den Atlantik zurück, auch nach Italien, wo die Pizza ziemlich unbekannt war (vgl. Levenstein 1997, S. 472). Auch der Döner erfuhr durch seine steigende Beliebtheit in Deutschland in seinem Heimatland einen erstaunlichen Aufschwung und möglicherweise eine Veränderung in der Rezeptur. So weist Seidel-Pielen, der Autor des Buches „Wie der Döner über die Deutschen kam“, darauf hin, daß der Döner in Brot, so wie er in Deutschland bekannt ist, eine deutsche Variante sei und nicht ursprünglich türkisch. In der Türkei würde der Döner als Tellergericht serviert, also ohne Brot, statt dessen mit Reis und Salat. Die deutsch-türkische Rezeptur wird nun aber auch verstärkt in der Türkei angeboten (Seidel-Pielen 1996).[97] Die „Konstruktion oder Erfindung“ von Gerichten befähigt dazu, in der Fremde ein vergemeinschaftendes Selbstbild zu schaffen und sich bewußt von den Küchen des Einwanderungslandes abzugrenzen. Dies geschieht zumeist durch die Ritualisierung von Verhaltensweisen bei Tisch und die Folklorisierung des alltäglichen Kochens, weshalb die in der Migration konstruierte kulturelle Identität immer traditionalistische Qualitäten besitzt.

Beispiele sind die Makkaroni der italienischen Arbeitskräfte um 1900 in der Schweiz oder die Pizza ebenfalls italienischer Arbeitskräfte, die um 1900 emigrierten, allerdings in die USA. Pizza und Makkaroni waren in Italien Regionalspeisen unterer sozialer Schichten. Nationalen Stellenwert, selbst als kulinarisches Stereotyp, besaßen sie nicht. Bemerkenswerterweise wurden beide Ge-

97 Ob dies so richtig ist, ist allerdings zweifelhaft. Denn Graf von Moltke berichtet in seiner Reise in den Jahren 1835-1839 nach Brussa, daß er an jenem Ort, ganz türkisch, „kleine Stückchen Hammelfleisch, am Spieß gebraten und in Brotteig eingewickelt“ aß: „ein sehr gutes, schmackhaftes Gericht“ (zitiert nach Bender 1985, S. 62).

richte zu den charakteristischen Speisen der gesamten italienischen Küchen erhoben, und sie bestimmen das nationale Selbstbild in der Migration (Tanner 1997, Levenstein 1988 u. 1993). Das Konstruktivistische dieses Prozesses zeigt sich darin, daß abhängig von der Arbeits- und Lebenssituation unterschiedliche Gerichte zu den markanten gemacht wurden. Die Vorliebe für Makkaroni oder Pizza wurde zum gemeinsamen Erkennungszeichen der heterogen zusammengesetzten Gruppe der Migranten, und die kulturelle Distanz gegenüber dem Migrationsland wurde durch sie täglich „am Kochen gehalten", wenn dieses Bild erlaubt ist. Zum binnennationalen Selbstbild der italienischen Küche gehörten sie allerdings weniger. Auch eine Kolonialisierung der italienischen Küche, z.B. durch die italo-amerikanische Küche, fand nicht statt, wenngleich die italo-amerikanische Pizza- und Pasta-Tomatensauce-Küche beinahe weltweit das Fremdbild von der „einfachen und schnellen" italienischen Küche prägt. Eine Kolonialisierung der türkischen Küche durch die deutsch-türkische Döner-Küche ist nicht ausgeschlossen, wenn Technik und Rezepturen zukünftig aus Deutschland importiert werden (vgl. Seidel-Pielen 1996).

Bei der „Konstruktion von Nationalgerichten" in der Migration handelt es sich um einen zweigleisigen Prozeß: Erstens werden in der Migration vergemeinschaftende Kulturtechniken entwickelt, durch die die Migranten sich als soziale Gruppe kulturell konstituieren und damit ihre internen kulturellen Differenzen latent, teilweise absichtsvoll überdecken. Zweitens popularisieren sie diese in der „neuen Gesellschaft", insbesondere durch Vermarktung. Am Beispiel der Küchen läßt sich zeigen, daß sie damit Voraussetzungen für Stereotype schaffen, die dann über ihre Herkunftskulturen kursieren. In den Imbißstuben werden nicht nur Speisen angeboten, sondern es wird auch Material geliefert, aus dem die Esser sich ein Bild darüber machen, wie in dem Land, aus dem die neuen Arbeitskräfte stammen, gekocht und gegessen wird. Denn auch wenn der in Deutschland verspeiste Döner nicht türkisch ist, die Pizza kaum italienisch schmeckt, prägen diese Speisen die Vorstellungen über die namenliefernden Küchen.

Die kulinarische Stereotypenbildung, die durch die Vermarktung der „fremden Nationalgerichte" befördert wird, ist im Prozeß der „Erfindung einer Migrationsküche" angelegt, weil durch ihn die Kochweise dem permanenten kulturellen Wandel entzogen, folklorisiert und ritualisiert wird. „Folklorisierte Kulturerscheinungen" sind erstarrt und verfestigt, wodurch sie zu Relikten werden (vgl. Bausinger o.J.). Ihre Erscheinung bleibt zwar oftmals gleich, aber ihre sozial wirksamen Qualitäten werden verändert, weil „folklorisierte Kulturerscheinungen" sowohl gegenüber politischen, rechtlichen als auch ökonomischen Zielen „funktional offen" sind (Bodemann 1983, S. 102). Die Tradierung von „Kulturgütern", die keine eigenständigen kulturellen Aufgaben mehr erfüllen und die nur noch durch wirtschaftliche Zwecke oder politische Funktionen stabilisiert werden, tragen zur Stereotypenbildung bei. Dies bedeutet, daß die Migranten selbst, wenn auch vermittelt, an der Schaffung von kulinarischen Stereotypen beteiligt sind. Ob sie kulturelle Distanzierung oder Annäherung begründen, unter welchen sozialen Bedingungen sie zu gewaltsamen semantischen Übergriffen werden und unter welchen sozialen Bedingungen sie beispielsweise das Interesse anregen, in das Land der fernen Küche zu reisen, hängt, wie bereits einige Male betont, von der sozialen Stellung der Migranten in der Einwanderungsgesellschaft ab.

Ein bemerkenswerter Mechanismus läßt sich allerdings bereits bei oberflächlicher Analyse feststellen. Kulinarische Stereotype sind nicht so konstant, wie sie zunächst erscheinen. Sie werden beispielsweise veränderten zwischenstaatlichen Beziehungen angepaßt. Deutlich zeigt sich dies bei den Gründen, die dafür genannt werden, weshalb „ausländische" Speisen und Restaurants in Deutschland so beliebt sind. Für die italienische und spanische Küche wird behauptet, die Deutschen hätten diese während ihrer Urlaubsreisen und nicht in den von Migranten betriebenen Restaurants kennengelernt, obwohl dies empirisch nicht nachgewiesen oder gar einsichtig ist. Wo sind die Mehlspeisen-Restaurants? Schließlich war Österreich lange Zeit das von deutschen Urlaubern am meisten bereiste Land. Und es ist sicherlich nicht zu vermuten, daß alle Sushi-Liebhaber rohen Fisch zum ersten Mal in Japan gegessen haben. Nicht Reisen, sondern daß in diesen Restaurants typischerweise ein als gehoben geltender Kochstil praktiziert wird, hat zu einer kulturellen Umwertung der Küchen geführt. Denn die „typischen Migrationsspeisen" aus diesen Ländern, wie Pizza und Gyros, blieben auf den unteren Rängen der kulinarischen Hierarchie hängen. Bei der türkischen Küche zeichnet sich seit einigen Jahren eine vergleichbare „Spaltung" ab. Ob dies zu einer Aufteilung in türkische Restaurantküche auf einem höheren Platz in der kulinarischen Hierarchie und Dönergrill als Migrantenküche führt, ähnlich wie Levenstein dies für die gehobene italienische Küche und die Pizzastände in der US-amerikanischen Gesellschaft gezeigt hat, wird sich in den nächsten Jahren zeigen. Ob dieser Wandel der kulinarischen Stufenleiter mit einem auf der sozialen verbunden sein wird, ist eine noch völlig offene Frage.

Über die Anpassung der Küchengebräuche der Migranten an die Küchen der Mehrheitsgesellschaften ist noch wenig bekannt. Da die Küche in besonderer Weise kulturelle Identität vermittelt und zudem im Gegensatz zu anderen Kulturtechniken relativ leicht in das Migrationsland mitgenommen werden kann, beginnen Adaptionsprozesse auf diesem Gebiet spät. Koctürk, eine türkische Soziologin in Schweden, hat dies so ausgedrückt: „Food is that component of culture which is easiest to carry along when one moves to another country. Provided there is access to basic foods, almost anybody can compose a familiar meal from home country at any given time" (Koctürk/Runefors 1991, S. 188). Sie entwickelt ein Schema dafür, wie Wandel und Festhalten an der heimischen Küche beschrieben werden kann. Interessanterweise ist dieses dem von Mintz entwickelten und hier vorgestellten „Core-Fringe-Leguminous-Model" sehr ähnlich. Ihrer Meinung nach verläuft der Wandel der Migrationsküchen in vergleichbarer Weise wie der Übergang von einer traditionell-bäuerlichen zu einer modern-städtischen Küche. Zunächst werden geschmacksgebende Zutaten wie

Gewürze und Lebensmittel mit peripherer Bedeutung wie Früchte, Nüsse und Süßigkeiten an die Gewohnheiten der Mehrheitsküche angepaßt, weil bei diesen der Geschmack entscheide, wie Koctürk meint.[98] Die Grundnahrungsmittel, die das Zentrum der Küche bilden, würden dagegen nicht aufgegeben werden.

> „The closer the change proceeds toward the center, the greater the resistance and the slower the change. Attachment to traditional staple foods is strongest. Italiens who emigrated to the USA at the turn of the century still regularly consume old country staples such as pasta and bread. A Chinese family eating potatoes, steak and sauce for dinner can be assumed as totally assimilated to a North European food culture.“ (Koctürk 1996, S. 110)

Es drängt sich allerdings die Frage auf, ob es, angesichts der gegenseitigen Durchdringung der verschiedensten regionalen, nationalen und ethnischen Küchen, überhaupt noch Sinn macht, jeweils eine Entwicklungsrichtung anzugeben, oder ob es nicht realitätshaltiger wäre, die gegenseitigen Beeinflussungen in den Vordergrund zu stellen. Auch wenn auf der materiellen Seite der Küchen, also bei den jeweils typischen Lebensmitteln und Rezepturen, Angleichungsprozesse beobachtbar sind, so bedeutet dies keineswegs, daß Küchen nicht mehr dazu eingesetzt werden, soziale Räume und Grenzen zu erzeugen. Die Küche als kulturelle und soziale Konstruktion, auf „kulinarische Stereotype“ und werthaltige Selbst- und Fremdbilder reduziert, ist offenbar nicht - zumindest weniger - von dem Annährungsprozeß berührt: Denn noch immer wird die Küche als Argument angeführt, um Menschen zu einigen und zu trennen, obwohl die kulturell hervorgehobenen Unterschiede immer seltener der tatsächlichen Nahrung auf dem Teller entsprechen.

98 Dies verwundert, weil die Identität einer Küche auf ihrem besonderen Geschmack basiert.

7. Mahlzeiten und Tischgemeinschaften: Soziale Situationen des Essens

„Kommt herein, ihr guten Leute, ihr seid alle meine Gäste, seid willkommen hier beim Feste, scherzt und laßt uns fröhlich sein! Führt sie alle nun zum Tanze, denn auf reichgedeckten Tischen lockt das Mahl."
(Don Giovanni)

Mit dieser Strophe lädt Don Giovanni im ersten Akt der gleichnamigen Oper von Wolfgang A. Mozart zum Fest. Wie bei jedem Fest ist auch hier das gemeinsame Mahl - das Gastmahl - das Wichtigste. Es bildet das Zentrum. Tanzen, Feiern, Trinken, Lachen und Scherzen gruppieren sich darum. Am Ende der Oper steht nochmals „ein mit Speisen gedeckter Tisch" auf der Bühne. Diesmal bleibt Don Giovanni jedoch allein. Selbst Leporello, sein treuer Diener, setzt sich nicht zu ihm, sondern rückt beiseite. Schließlich setzt sich doch jemand zu ihm an den Tisch: der Komtur, den Don Giovanni gleich in der ersten Szene mit dem Degen erstach und der längst im Reich der Toten weilt. Der Komtur erwidert Don Giovannis Einladung und fragt ihn eindringlich: „Gib Antwort nun: kommst du zu mir auch zum Mahle?" Übermütig sagt der einstige Frauenheld zu, reicht dem Toten seine Hand, und dieser nimmt ihn mit in sein Reich.

Was ist zwischen diesen beiden Mahlzeiten geschehen? Die von Don Giovanni Verführten und Geprellten haben sich gegen ihn zusammengeschlossen und wollen ihn in der Gemeinschaft nicht mehr dulden. Sie stoßen ihn aus ihrer Gruppe aus und verurteilen ihn damit zu Einsamkeit, was einem Todesurteil gleichkommt. Um zu symbolisieren, daß Don Giovanni nicht mehr zur Gemeinschaft gehört, sozial ausgegrenzt wird und als Verstoßener nicht überlebensfähig ist, hat Mozart Mahlzeiten inszeniert. Warum gerade *Mahlzeiten* und keine anderen sozialen Situationen?

Durch die Teilnahme an einer Mahlzeit, das Teilen der Nahrung, wird man Mitglied einer Gemeinschaft. Die kollektiv geteilte Nahrung - diese „naturalistische" Basis - verwandelt die Tischpartner in einen sozialen Körper, in eine Gemeinschaft, in eine stabile Gruppe. Der Akt der physischen Einverleibung von Speisen, nach Simmel „das Egoistische" überhaupt, weil die Nahrungsaufnahme „am unbedingtesten und unmittelbarsten auf das Individuum" beschränkt ist, wird durch die Mahlzeit zu einem „soziologischen Gebilde"[99], das

99 An dieser Stelle müßte es nach heutigem soziologischem Sprachgebrauch „soziales Gebilde" heißen.

eine „ungeheuere sozialisierende Kraft“ ausübt (Simmel 1957, S. 243 u. 244). Es gibt unzählige Beispiele dafür, daß durch ein gemeinsames Mahl soziale Zugehörigkeit hergestellt, gefestigt oder besiegelt wird. Der nachfolgende Bericht zeigt dies besonders eindringlich:

> „Um die Mitte des vergangenen Jahrhunderts wehrten sich auf Neuseeland die kriegerischen Maori erbittert gegen die britischen Streitkräfte. Als ihr Kampf schon verloren schien, führten Propheten sie in einen heiligen Krieg gegen die Weißen. Damals lief ein britischer Soldat zu den Maori über. Weil zum Feind überlaufen etwas ganz Neues für die Maori war, mußte der Flüchtling stündlich um sein Leben bangen, bis er einem Propheten begegnete. Der nahm eine Süßkartoffel, von den Maori als heilige Pflanze verehrt, brach sie in zwei Hälften, ließ die eine Hälfte den Überläufer essen und aß selber die andere. Von Stund an brauchte sich der Fremde nicht mehr zu fürchten; es war, als sei er einer der Ihren geworden, wie ein Stammesbruder.“ (Greschat 1980, S. 32)

Die Mahlzeit ist eine Institution, die scheinbar universelle Bedeutung und Gültigkeit besitzt.[100] Jedenfalls ist keine Gesellschaft bekannt, in der sie nicht existiert. Gleichgültig welche Funktion man ihr zuordnet oder wie man ihre Existenz erklärt, ob beispielsweise mit physischen Notwendigkeiten oder Stilisierungsbedürfnissen, unbestritten ist, daß es keine andere soziale Institution gibt, die in ähnlicher Weise Gleichheit, Gemeinschaft, Zugehörigkeit symbolisiert. Und keine andere Form der Vergemeinschaftung verbindet so stark wie die des gemeinsamen Tisches - man denke nur an die sagenhafte Tafelrunde des König Artus.

Es wundert darum nicht, daß im Griechischen das alte Wort für Mahl ursprünglich Teilung war (vgl. Baudy 1983). Auch der altfranzösische Ausdruck „compain“ (Genosse) weist in diese Richtung: Es ist derjenige, mit dem man sein Brot teilt. Die gleiche Bedeutung hatte ursprünglich das deutsche Wort „Kompanie“, das ethymologisch sich von dem lateinischen „companium“ herleitet und mit „Brotgenossenschaft“ zu übersetzen ist, weil es die beiden Silben „con“ und „panis“ miteinander verbindet. Auch das althochdeutsche Wort „gileibo“ faßt das gemeinschaftliche Teilen des Brotes als Kennzeichen des Gefährten-, des Genossenseins auf.

Warum wurden Essen und Gemeinschaft in so vielen Sprachen zu einem Wort zusammengefaßt, so daß das eine zum Symbol des anderen wurde? Das ge-

---

100 In der Literatur werden die Begriffe „Tischgemeinschaft“ und „Mahlzeit“ weitgehend synonym verwendet. Hier sollen jedoch, soweit dies nicht eine künstliche Trennung bedeutet, die beiden Begriffen unterschieden werden. Bei der „Tischgemeinschaft“ steht im Vordergrund, daß Teilnehmer sich persönlich kennen, eine Gruppe bilden, die durch das Teilen der Nahrung bei Tisch stets neu bestätigt und stabilisiert wird. Mahlzeit meint dagegen eine soziale Institution, die im wesentlichen aus Regeln über den Ablauf eines gemeinsamen Essens besteht und die unabhängig von den jeweiligen Teilnehmern Geltung hat.

meinschaftliche Teilen der Nahrung gilt als die erste gesellschaftliche Tat, und die frühesten überlieferten gesellschaftlichen Regeln gelten der „gerechten“ Nahrungszuteilung. Ihre Aufgabe ist es zu verhindern, daß sich „rohe Gewalt“ durchsetzt, und zu garantieren, daß auch Schwächere genügend Nahrung erhalten. Vielleicht kann man soweit gehen, wie Baudy, zu behaupten, daß die Gesellschaft als soziales Gebilde mit festen Strukturen, Austauschbeziehungen und Regeln erst im Zusammenhang mit der Distribution der Nahrung entstand und die Mahlzeit insofern die Gesellschaft en miniature repräsentiert.[101] Dafür spricht, daß in der griechischen Antike Handlungsweisen, die drohten, „die ganze Polis ins Verderben“ zu reißen, „mit einer Metaphorik bedacht“ wurden, „die rücksichtsloses Benehmen beim gemeinsamen Mahl bezeichnete“ (Baudy 1981, S. 19). Tischordnung und Gesellschaftsstruktur als gegenseitige Widerspiegelung wahrzunehmen ist somit eine eingeübte Analogie (Baudy 1983, S. 133).

Die Distributionsregeln enthalten moralische Vorstellungen vom „gerechten Tausch“. Gerechtigkeit meint jedoch nicht Gleichheit, sondern nicht mehr, als daß jeder erhält, was ihm zusteht. Das Maß dafür leitet sich vom Ausmaß der vorhandenen und als legitim akzeptierten sozialen Ungleichheit her. Die sozialen und politischen Vorstellungen von Gerechtigkeit und „vertretbarer“ sozialer Ungleichheit haben somit ihren Ursprung in den Regeln der Nahrungszuteilung. Verläßliche und als gerecht akzeptierte Distributionsregeln gelten als eine wesentliche zivilisatorische Hervorbringung. Die Institution, in der diese und noch einige andere zentrale soziale Qualitäten gebündelt sind, ist die Mahlzeit.

Es verwundert deshalb nicht, daß, obwohl „Essen“ ein soziologisch stark vernachlässigtes Thema ist, sich viele der „soziologischen Riesen“ Gedanken über die Tischgemeinschaft und die Mahlzeit gemacht haben; allerdings nur selten mit systematischer Absicht. Meist handelt es sich um Randbemerkungen, einige wenige Sätze, um allgemeinere soziale Prozesse zu veranschaulichen und keineswegs, um die Eigenart dieses Lebensbereiches zu verstehen. Im wesentlichen wird bei zwei Aspekten auf die Tischgemeinschaft oder die Mahlzeit verwiesen:

- Um die Wirkungsweise von Vergemeinschaftungsprozessen aufzuzeigen, wird die Tischgemeinschaft erwähnt, weil sie als die ursprünglichste Gemeinschaft gilt;
- um am Beispiel der Verfeinerung und Stilisierung von Mahlzeiten Prozesse der sozialen Distinktion durch kulturelle Differenzierung darzustellen.

Eine Ausnahme von dieser eher instrumentalisierenden Behandlungsweise ist Georg Simmels kleiner Essay „Soziologie der Mahlzeit“ (1957). Eine weitere ist selbstverständlich Norbert Elias’ sozio- und psychogenetische Untersuchung

101 Für moderne Gesellschaften gilt dies selbstverständlich weniger als für traditionelle, in denen viele der heute aus der Institution Mahlzeit ausdifferenzierte Funktionen noch in diese inkorporiert waren.

„Über das Verhalten beim Essen" in seinem zweibändigen Werk „Über den Prozeß der Zivilisation". Beide Arbeiten werden sowohl national als auch international in der Essensforschung immer wieder ausführlich zitiert.

7.1 Warum essen Menschen gemeinsam? Warum gestalten sie die Nahrungseinnahme als soziale Situation?

Daß Menschen gemeinsam essen, ist keineswegs so selbstverständlich, wie man meinen könnte. Ganz im Gegenteil ist es außerordentlich erklärungsbedürftig: denn „was ich denke, kann ich andere wissen lassen; was ich sehe, kann ich sie sehen lassen; was ich rede, können Hunderte hören - aber was der einzelne ißt, kann unter keinen Umständen ein anderer essen." (Simmel 1957, S. 243) Die Nahrungsaufnahme trennt die Menschen also eher voneinander, als daß diese sie miteinander verbindet. Gemeinsam ist ihnen nur der physische Zwang, sich ernähren zu müssen. Dieser allein reicht aber als Ursache oder Begründung für die Tischgemeinschaft und die Mahlzeit nicht aus. Denn bemerkenswert ist, daß andere physische Bedürfnisse, wie Schlafen, Kleiden, Reinigung und Körperentleerung, keineswegs gemeinschaftlich befriedigt werden. Für diese Bedürfnisse ist eine stetig steigende Personifizierung und Intimisierung typisch, weshalb sie weniger mit vergemeinschaftenden und statt dessen mit individualisierenden Qualitäten verknüpft sind. Anstatt sich zum gemeinsamen Essen zu versammeln, wäre es in der Geschichte der Menschheit, angesichts von Nahrungsmangel, vielleicht sogar sinnvoll gewesen, sich zum Essen zurückzuziehen, um sich so der Pflicht, die verfügbare Nahrung zu teilen, zu entziehen.

Welche Gründe gibt es, Essen als soziale Situation zu gestalten? Im folgenden werden drei gebräuchliche Begründungen vorgestellt, um das Spektrum möglicher Argumente aufzuzeigen und um weiterhin ein Fundament dafür zu legen, die Bedeutung von Tischgemeinschaften und Mahlzeiten in unserer Zeit zu verstehen.

Die soziale Kontrolle der physischen Bedürfnisse

Es gibt eine lange Tradition, die Tischgemeinschaft ebenso wie andere Eßregeln in der Physiologie der Menschen begründet zu sehen.[102] Da die Natur das Nahrungsbedürfnis beim Menschen nicht eindeutig geregelt hat, sei es notwendig, dieses gesellschaftlich zu kanalisieren. Stellvertretend für viele andere sei hier die Argumentation von Margot Berghaus vorgestellt, die sich auf Emile Durkheims Theorie, insbesondere auf seinen Anomie-Begriff, stützen will.

In ihrem Aufsatz: „Von der Tischgemeinschaft zur Konsumgesellschaft" geht Berghaus davon aus, daß der „Mensch weder nach seiner organischen noch

102 Vgl. die biokulturelle Erklärung und die Annahme einer Paradoxie der doppelten Zugehörigkeit des Essens (Kap. 2).

nach seiner psychologischen Konstitution einen natürlichen Maßstab in sich trägt", weshalb eine „Autorität außerhalb seiner Person" einen solchen setzen müsse (Berghaus 1984, S. 256). Daß der Mensch überhaupt einen Maßstab benötigt, steht für sie außer Frage. Die Autorität, verbindliche soziale Regeln aufzustellen, besitzt niemand anderer außer der Kollektivität, weil nur sie mit moralischer Kraft ausgestattet ist. Die traditionelle Tischgemeinschaft repräsentierte eine moralisch gefestigte Kollektivität, die die „physiologisch-kreatürlichen Anteile" kontrollierte und damit die Nahrungsaufnahme in einen sozialen Akt umformte.[103]

In der Konsumgesellschaft, wie bereits Durkheim gezeigt hätte, stiegen mit dem Wohlstand auch die Bedürfnisse, und „die althergebrachten Regeln verlieren ihre Autorität". „In der Abnahme sozialer Reglementierungen beim Essen (liegt) ein Verlust an maßstabsetzender Autorität vor, und der Versuch, verlorengegangene allgemeine soziale Maßstäbe durch individuelle aufzufangen, muß scheitern." Wenn die Maßregelung nicht sozial erfolgt, ist der Einzelne „grundsätzlich in der Gefahr, seinen maßlosen Begierden und Leidenschaften zu verfallen", weil ihm jegliche Orientierung fehlt (Berghaus 1984, S. 257). Damit fallen die Menschen an den Anfang ihrer Geschichte zurück. Die natürlichen-kreatürlichen Anteile werden wieder dominant, was Unsicherheiten und Ängste hervorruft, da nun der Eßlust oder -unlust keine Grenzen mehr gesetzt sind. Die steigende Zahl von Übergewichtigen und Magersüchtigen resultieren aus genau dem Zurückdrängen der „verbindlichen Sozialmoral" zugunsten von individueller „Genußmoralität" (Berghaus 1984, S. 253).

Nur durch soziale Normierung könne diese Gefahr gebannt werden. Die Tischgemeinschaft sei der soziale Ort der Eßkontrolle, und diese „wiederum stellt die Basis für das besonders ausgeprägte Vergemeinschaftungspotential von Essen" dar (Berghaus 1984, S. 248). Nur die Tischgemeinschaft besitzt nach Berghaus die moralische Autorität, die physiologisch notwendige soziale Kontrolle beim Essen zu gewährleisten.

Gemeinsam wirtschaften - gemeinsam verzehren

Die zweite Erklärung sieht die Ursache der Tischgemeinschaft darin, daß eine regelmäßige und verläßliche Versorgung mit Nahrungsmitteln nur durch Arbeitsteilung, also gemeinschaftliches Wirtschaften, möglich war. Der Einzelne allein konnte nicht für genügend Nahrung sorgen. Besonders populär ist es, um diese Herleitung zu stützen, das einleuchtende Argument anzuführen, daß die Jagd von Großtieren nur in Gruppen erfolgreich war und das erlegte Tier gemeinsam verzehrt wurde, um die Arbeitsbeziehungen zu stabilisieren. So behauptet Baudy:

103 Eine ähnliche Argumentation findet sich bei Fischler, der ebenfalls der Meinung ist, daß die physischen Bedürfnisse notwendigerweise gesellschaftlich verbindlich geregelt werden müssen.

„Stammesgeschichtlich entstanden muß die menschliche 'Tischordnung' in jener Zeit sein, zu der die männlichen Hordenmitglieder sich ganz und gar auf Jagd verlegten, denn das konnten sie nur, wenn die jeweils erfolgreichen Wildtöter bereit waren, die andern regelmäßig an der Beute teilhaben zu lassen, so daß der Austausch der Nahrung das wechselnde Jagdglück ausbalancierte." (Baudy 1983, S. 141)

Eine weitere häufig angeführte Begründung ist, daß es rationell war, gemeinsam zu essen, da das notwendige Feuer „nicht überall verfügbar und transportierbar" war (Rath 1984, S. 141).

Diese Erklärungen sehen also funktionale Gründe dafür, daß Menschen Tischgemeinschaften bildeten: Arbeitsteilung, fehlende Technik, Unzuverlässigkeit der Nahrungsbeschaffung. Materialistisch gesprochen zwang der niedrige Stand der Produktionstechnik die Menschen, Gruppenstrukturen aufzubauen: gemeinsam wirtschaften und das Erwirtschaftete gemeinsam verzehren.

Dieses Erklärungsmuster wird je nach wissenschaftlicher Disziplin variiert. Zwei Variationen sollen vorgestellt werden: die entwicklungsgeschichtliche, exemplarisch anhand von André Leroi-Gourhan, und die soziologische, beispielhaft dafür Max Webers und Ferdinand Tönnies' Sicht der Tischgemeinschaft.

Zunächst zur entwicklungsgeschichtlichen Sichtweise: Aufgrund seiner physischen Organisation kann der Mensch keine Zellulose verdauen und muß sich deshalb von „fleischigen" Nahrungsmitteln („aliments charnus") ernähren, so Leroi-Gourhan. Dazu zählt er Pflanzenteile wie Früchte, Knollen, Triebe und selbstverständlich auch Tiere. Der Mensch bedient sich somit sowohl vom Reich der Pflanzen als auch vom Reich der Tiere. Diese Art der Ernährung bedingt, daß Menschen Gruppen bilden müssen, weil sie sich alleine nicht mit genügend Nahrung versorgen können.[104] Denn „fleischige" Nahrungsmittel, im Gegensatz beispielsweise zu Gräsern, sind in der Natur rar, und sie unterliegen zusätzlich dem Jahresrhythmus: Früchte, Knollen und Triebe wachsen und reifen nur zu bestimmten Jahreszeiten. Diese natürlichen Tatsachen schreiben den Menschen präzise Gruppenstrukturen vor. Dies sei zwar eine banale Feststellung, wie Leroi-Gourhan meint, aber ohne diese Vorgaben gäbe es keinen Ausgangspunkt, menschliche Gruppen zu studieren (Leroi-Gourhan 1969, S. 212). Explizit beschäftigt sich Leroi-Gourhan nicht mit der Tischgemeinschaft als einer typischen Gruppenbildung. In seinen Ausführungen ist jedoch angelegt, diese Gemeinschaft als anthropologisch notwendig zur Nahrungssicherung anzusehen.

Nun zwei soziologische Herleitungen der Tischgemeinschaft. Max Weber unterscheidet zwei Quellen des „Instituts der Tischgemeinschaft": die Hausgemeinschaft und die vergemeinschaftende Verbrüderung, die durch eine Mahl-

---

104 „Ce type d'alimentation pose une première condition de la forme du groupe primitif" (Leroi-Gourhan 1969, S. 212).

zeit herbeigeführt werden soll. Bei der ersten Form handelt es sich um die alltägliche Tischgemeinschaft, die der Befriedigung des Nahrungsbedürfnisses dient und die traditionellerweise identisch mit der Hausgemeinschaft war. Diese bildete eine Wirtschaftgemeinschaft zur Deckung des „regulären Güter- und Arbeitsbedarfs des Alltages" (Weber 1980, S. 214). Das gemeinschaftliche Wirtschaften war im Gegensatz zu den späteren marktvergesellschafteten Wirtschaftsformen, die rein interessenorientierte Beziehungen knüpften, durch ein „sehr kontinuierliches und intensives Gemeinschaftshandeln" und „streng persönliche Pietätsbeziehungen" geprägt (Weber 1980, S. 223 u. 214). Das Heraustreten des Einzelnen aus der Wirtschaftsgemeinschaft ist für Weber unmittelbar mit der „Abschichtung von der Tischgemeinschaft" verbunden, was bedeutet, daß nun jeder zu selbständigem Wirtschaften auf eigenes Risiko gezwungen wird (Weber 1980, S. 599). Alle vergemeinschaftenden Momente werden vom Wirtschaftshandeln abgeschieden, und es tritt als ein rein interessenorientiertes Handlungsfeld immer klarer hervor.

Die alltägliche Tischgemeinschaft kann von ihrem Anlaß, das stets wiederkehrende Bedürfnis nach Nahrung zu stillen, nicht getrennt werden. Bei der zweiten Form der Tischgemeinschaft - der außeralltäglichen - ist genau dies geschehen. Die Nahrungsversorgung tritt in den Hintergrund und die vergemeinschaftenden Qualitäten der sozialen Situation des Essens rücken in den Vordergrund. Diese Form der Tischgemeinschaft soll beispielsweise religiöse oder politische Vergemeinschaftungen herbeiführen, die in Konkurrenz und Konflikt mit der alltäglichen Tischgemeinschaft - der Familie und der Hausgemeinschaft - geraten können, weil sie den Einzelnen tendenziell aus diesen ursprünglichen Vergemeinschaftungsformen herauslösen. Bei der außeralltäglichen Tischgemeinschaft steht also die vergemeinschaftende Wirkung einer Mahlzeit im Zentrum, der ursprüngliche Anlaß, die Nahrungsaufnahme, ist weitgehend abgestreift.[105]

Auch für Ferdinand Tönnies resultiert die Tischgemeinschaft aus der regelmäßig wiederkehrenden Alltagsnot, die nur durch gemeinschaftliches Arbeiten und Genießen bewältigt werden kann. Dies ist für Tönnies die Quelle sozialen Handelns überhaupt. „Der sich gleich Atemzügen immer wiederholende menschliche Genuß ist die Ernährung, daher Schaffung und Bereitung von Speise und Trank die notwendige und regelmäßige Arbeit." Der Herd, auf dem die Speise zubereitet wird, ist „gleichsam der Kern und die Wesenheit des Hauses selbst". Um ihn versammeln sich alle zum Mahl. „Die Tafel ist das Haus selber, insofern, als jeder daran seinen Platz hat und sein gebührend Teil zugewiesen erhält." Hinter der „gesetzmäßigen Verteilung" der Nahrung und dem „Mitgenuß an der gedeckten Tafel" verbirgt sich schon die „Idee des Austausches" von Gütern - das Modell der „einfachen Warenzirkulation" (Tönnies 1963, S. 28). Die Quelle der Tischgemeinschaft ist somit für Tönnies wie für

105 Im Abschnitt über die außeralltägliche Tischgemeinschaft gehe ich ausführlich auf diese Form ein. Sie wird hier nur der Vollständigkeit halber erwähnt.

Weber das Nahrungsbedürfnis, das nur durch eine stabile soziale Gruppe sichergestellt werden kann. Die gegenseitige Verläßlichkeit dieser Gruppe ist quasi überlebensnotwendig, und dies ist der Grund dafür, daß die Tischgemeinschaft zu *dem* sozialen *Ausdruck von Gemeinschaft* wurde.

Offenbar läßt sich, auch wenn der wissenschaftliche Drang groß ist, nicht nur *eine* Ursache dafür benennen, weshalb Menschen die Nahrungsaufnahme als soziale Situation, und zwar universell, einrichten. Die physiologische Notwendigkeit, „fleischige Nahrungsmittel" zu verzehren, die Großtierjagd, die nur in Gruppen möglich ist, das stets gefährdete Feuer usw. Alle diese Punkte waren sicherlich Gründe, Tischgemeinschaften zu bilden. Da sich nicht nur eine Quelle identifizieren läßt, sollte die abstrakte Herleitung, wie sie Weber und Tönnies vorschlagen, nicht weiter spezifiziert werden: Die physische Not bringt die Menschen dazu, gemeinschaftlich zu wirtschaften und das Erwirtschaftete auch gemeinsam zu verzehren.

Dies bedeutet nun aber, daß die Auflösung der Wirtschaftsgemeinschaft die Tischgemeinschaft überflüssig macht, jedenfalls geht ihre ursprüngliche Begründung verloren. Wenn Menschen trotzdem noch Tischgemeinschaften bilden, muß dies andere Gründe haben, denn die gemeinschaftliche Versorgung mit Nahrung kann nicht mehr das alleinige Motiv sein.

Es bleibt die Frage: Warum wurde die Tafel und nicht die Arbeit, obwohl beide gemeinschaftlich organisiert waren, mit vergemeinschaftenden Qualitäten verbunden? Vermutlich konnte die anlaßbezogene Arbeit ihr Schicksal, der physischen Not zu entspringen, nicht ablegen, während Essen immer auch die Chance, Lust und Genuß zu erleben, beinhaltet, weshalb hier der ursprüngliche Zwang, sich ernähren zu müssen, nicht mehr so präsent war. Dies wäre eine eher anthropologische Begründung. Wahrscheinlicher ist aber, was zuvor oben angedeutet wurde. Die tagtägliche Notwendigkeit, sich mit Nahrung zu versorgen, die Ausgangspunkt stetigen Arbeitens war, enthielt bereits in sich den Ansporn, die Nahrungssuche möglichst rationell zu gestalten, was Weber als den Ursprung des rationalen Handelns überhaupt sieht (vgl. Weber 1980, S. 35). Daß durch die stetige Rationalisierung des wirtschaftlichen Handelns vergemeinschaftende Anteile, die Gefühle subjektiver Zusammengehörigkeit vermittelten, aus der Wirtschaft abgezogen wurden, ist konsequent, so wie es auch naheliegend ist, daß die Tafel zum Ort von Gemeinschaft wurde.

Mahlzeit als „Überwindung des Naturalismus"

Nun zu einer dritten Erklärung der Quelle der Tischgemeinschaft, die im Gegensatz zu den beiden ersten keine funktionale - weder eine physiologische noch eine wirtschaftliche - Begründung gibt, sondern den Ursprung der Tischgemeinschaft, genauer der Mahlzeit als der sozialen Institution von gemeinschaftlichem Essen in dem Wunsch begründet sieht, den „bloßen Naturalismus des Essens" zu überwinden. Stellvertretend für diese Position werden Georg Simmels und Norbert Elias' Ausführungen über die Mahlzeit skizziert.

Für Simmel schlägt die Mahlzeit eine Brücke von der „so primitiv und niedrig gelegenen Tatsächlichkeit", daß Menschen sich ernähren müssen, „in die Sphäre des Geistigeren und Sinnvolleren". Sie baut also eine Brücke von der Natur zur Kultur, indem sie den physischen Eßvorgang in eine kulturelle Angelegenheit umwandelt. Die Mahlzeit verbindet nicht nur Natur und Kultur miteinander. Indem sie das „primitiv Physiologische", das „ein absolut Menschliches ist", „zum Inhalt gemeinsamer Aktionen" macht, bringt sie ein „soziologisches Gebilde" von „unermeßlicher Bedeutung" hervor. Dies gilt für alle Institutionen, die physische Bedürfnisse in eine soziale Form gießen, die von allen Gesellschaftsmitgliedern praktiziert wird. Das Besondere der Mahlzeit besteht darin, daß Essen - laut Simmel - das egoistischste Bedürfnis überhaupt ist, weil das, was der eine ißt, unmöglich von anderen gegessen werden kann. Kleidung, Wohnung und andere „primitive Tatsächlichkeiten" kann man teilen, Essen schließt dagegen den Anderen aus. Die „unermeßliche" soziale Bedeutung der Mahlzeit resultiert daraus, daß sie diesen Naturalismus überwindet und Essen zu einem sozialen Akt macht (Simmel 1957).

In dem Augenblick aber, in welchem die Nahrungsaufnahme zu einer sozialen Angelegenheit wird, die alle miteinander verbindet, beginnt bereits die Stilisierung der Mahlzeit, um die „Widrigkeit, ja Häßlichkeit des physischen Eßvorganges" zu überformen. „In dem Maße, in dem die Mahlzeit eine soziologische Angelegenheit wird, gestaltet sie sich stilisierter, ästhetischer, überindividuell regulierter." (Simmel 1957, S. 245) Es werden Vorschriften und Regeln über das Essen, insbesondere bezüglich der „*Form* der Konsumierung" entwickelt: „Jeder Schritt, der die Mahlzeit in den unmittelbaren und sinnbildlichen Ausdruck höherer, synthetischer Werte aufwärts führt, läßt sie eben damit einen höheren ästhetischen Wert gewinnen." (Simmel 1957, S. 247) Die sozialen Motive, die Mahlzeit immer weiter ästhetisch zu stilisieren, läßt Simmel außer acht, da für ihn nur das Motiv, über die „materialistische Pointierung des Eßzweckes hinweg(zu)helfen", zählt (Simmel 1957, S. 247). Damit übersieht er, daß die Gestaltung der Mahlzeit bereits den Keim der sozialen Abgrenzung in sich trägt.

Dies hat Norbert Elias überzeugend gezeigt. Er spricht nicht von der Überwindung des Naturalismus durch eine zunehmende Stilisierung, sondern macht darauf aufmerksam, daß „die Durchformung des alltäglichen Verhaltens ... nie ganz ihre Bedeutung als Instrument der sozialen Auszeichnung verliert" (Elias 1981, S. 142). Tendenziell beschreibt Elias einen ähnlichen Prozeß wie Simmel: die zunehmende Verfeinerung und Sublimierung der Verhaltensweisen bei Tisch, die Regulierung der Eßgebärden, die Entfaltung des Repertoires an Besteck und Geschirr, die Reglementierung der Tischgespräche. Der Motor für diesen Prozeß und dessen Wirkungsweise sind jedoch für Elias andere. Er begreift den Wandel bei Tisch als Ausdruck eines allgemeineren gesellschaftlichen Geschehens: als den Prozeß der Zivilisation. Am Beispiel der Tischmanieren veranschaulicht er das Vorrücken der „Peinlichkeitsschwelle" und „Schamgrenzen", wodurch der Zwang zur Selbstkontrolle wächst. Tischsitten wie die

Einführung der Gabel begreift er „als die Inkarnation eines bestimmten Affekt- und Peinlichkeitsstandards“, dem die Wandlung des Trieb- und Affekthaushalts vorausgeht. Der neue Eßstil entspricht „den neuen Bedürfnissen des Beieinander“.

Während Simmel meint, daß die Aufhebung der materialistischen Pointierung des physischen Eßvorganges die Herausbildung der Tischmanieren motivierte, zeigt Norbert Elias, daß die „Verhaltensformen beim Essen nichts Isolierbares (sind). Sie sind ein Ausschnitt - ein sehr charakteristischer Ausschnitt - aus dem Ganzen der gesellschaftlich gezüchteten.“ (Elias 1981, S. 87) Die Gestaltung der Mahlzeit gilt Elias als Zeugnis „für einen bestimmten Aufbau der menschlichen Beziehungen, der Gesellschaft, und für eine bestimmte Art des menschlichen Verhaltens“ (Elias 1981, S. 75).

Obwohl Simmels „Soziologie der Mahlzeit“ und Elias' Untersuchungen „Über das Verhalten beim Essen“ innerhalb ihres Gesamtwerkes einen jeweils ganz anderen Stellenwert einnehmen - bei Simmel handelt es sich um einen kleinen, wahrscheinlich eher zufällig entstandenen Essay, während bei Elias das Kapitel über das Essen eine zentrale Position in seinem Werk einnimmt - wurden sie hier hintereinander vorgestellt. Beide, und dies ist in diesem Zusammenhang wichtig, beschäftigen sich nicht mit der Tischgemeinschaft, sondern mit der Mahlzeit, weil sie sich für die Habitualisierung und Standardisierung der Verhaltensweisen bei Tisch - also für die Institutionalisierung des Essens als soziale Situation - interessieren. Sie fragen nicht nach dem Ursprung der Tischgemeinschaft, sondern danach, weshalb gerade die „Form der Konsumierung“ der Nahrung Sinnbild von Lebensstil und Zivilisierung wurde. Ihre Antworten sind nicht so unterschiedlich: Simmel sieht den Grund dafür im Naturalismus des Essens und Elias darin, daß die Fähigkeit, seine unmittelbaren Triebbedürfnisse zu unterdrücken und seine Verhaltensweisen zu kontrollieren, beim Essen besonders gut demonstriert werden können. Die Motive, die Natur des Essens sozial zu überformen, differieren jedoch bei ihnen: Für Simmel ist das Motiv, die Nahrungsaufnahme zu einer sozialen Angelegenheit zu machen und damit dem menschlichen Egoismus vergemeinschaftende Qualitäten abzugewinnen. Elias hat eher das Gegenteil im Blick. Der Motor der Stilisierung ist für ihn, Distinktionsmittel zu schaffen.

Welche dieser drei Erklärungen des Ursprungs der Tischgemeinschaft und der Mahlzeit überzeugt? Daß es physiologisch weder notwendig ist, in Gruppen zu essen, noch die Nahrungsaufnahme sozial zu reglementieren, bedarf keiner ausführlichen Begründung. Auch die Unterschiedlichkeit der Eßregeln beweist, daß die Tischgemeinschaft nicht physiologischen Zwecken dient. Ansonsten müßte die soziale Reglementierung der Nahrungsaufnahme überall ähnlich organisiert sein. Dies ist aber keineswegs der Fall.

Überzeugender ist die Annahme, daß die Notwendigkeit, gemeinsam zu wirtschaften, um die Nahrungsversorgung sicherzustellen, der Anlaß dafür war, gemeinsam zu speisen. Dies aber bedeutet, daß die Gestaltung der Nahrungsaufnahme als soziale Situation an eine bestimmte Form der gesellschaftlichen Arbeitsteilung - die Hausgemeinschaft - gebunden war, die nicht nur eine Konsum-, sondern auch eine Wirtschaftsgemeinschaft bildete. Im Zusammenhang mit der zunehmenden Ausdifferenzierung der Produktion aus dem Haushalt wird die gemeinsame Tafel funktional überflüssig und statt dessen sozial üblich. Obwohl der ursprüngliche Anlaß der Tischgemeinschaft wegfällt, lebt diese Gemeinschaftsform weiter. Allerdings wird sie mit anderen sozialen Zwekken ausgestattet, d.h., sie wird zu einer Institution, die unterschiedliche soziale Aufgaben erfüllen kann, je nachdem für welche sie gesellschaftlich eingesetzt wird. Die soziale Institution gemeinsamen Essens: die Mahlzeit, die zu ihrem Stattfinden nicht an die Anwesenheit bestimmter Personen gebunden ist wie die Tischgemeinschaft, sondern ein soziales Eigenleben entfaltet, haben Simmel und Elias dargestellt. Mit dieser Institution befaßt sich der folgende Abschnitt.

7.2 Die soziale Institution der Mahlzeit

Was gehört zu einer Mahlzeit? Speisen, die den kulturellen Vorstellungen eines „proper meal" genügen.[106] Weiterhin verlangt eine Mahlzeit, wie Mary Douglas in ihrem Aufsatz „Deciphering a Meal" aufzählt: einen Tisch, eine Sitzordnung, das Verbot, den Tisch ohne Erlaubnis zu verlassen oder sich mit anderen Dingen als Essen zu beschäftigen. „There is no question of knitting during a meal. Even at Sunday breakfeast, reaching for the newspapers is a signal that the meal is over. The meal puts its frame on the gathering." (Douglas 1972, S. 66)

Ulrich Tolksdorf hat, angeregt von Douglas' strukturalistischen Entzifferungen von Mahlzeiten, ein Modell entworfen und in einem Schaubild zusammengefaßt. Es soll die Verflechtung allgemeiner gesellschaftlicher Prozesse und Strukturen mit der Eigenbewegung (cultural drift) des Essens veranschaulichen. Die Mahlzeit (M) repräsentiert nach Tolksdorf eine komplexe, aber trotzdem universale Einheit, in der alle wichtigen Aspekte des Essens gebündelt sind (Tolksdorf 1975, S. 286). Sie besteht aus zwei „Hauptkonstituenten": der „Speise (SP)", die bestimmt, „*was* und *wie* (zubereitet) gegessen wird", und der „Situation (S)", die festlegt, „wann und wo (unter welchen Umständen) die Speise" verzehrt wird (Tolksdorf 1975, S. 288). Die Speise wiederum setzt sich aus zwei Bestandteilen zusammen: dem Nahrungsmittel (N) und der kulturellen Technik (T), mit der es zubereitet wird. Auch die Situation enthält zwei Komponenten: die „soziale Zeit (Z)", darunter versteht Tolksdorf die lebensgeschichtliche Situation, und den „sozialen Raum (R)", worunter er den Verzehrort verstanden wissen will. Die Mahlzeit regelt somit, was, wie, wann und wo gegessen wird. Die „materielle Kultur" der Mahlzeit wird durch eine „Ebene der Bewertung" (Normen, Konventionen usw.) ergänzt. „Diese Bewertungen entsprechen Bedürfnissen und Normen ($_W$(G)), es sind jene 'Werte der Gesell-

106 Was unter einem „proper meal" verstanden wird, s. Kap. 6.1.

schaft' [$N_W(G)$, $T_W(G)$, $Z_W(G)$, $R_W(G)$], die eigentlich erst das 'soziologische Gebilde der Mahlzeit' errichten." (Tolksdorf 1975, S. 289)

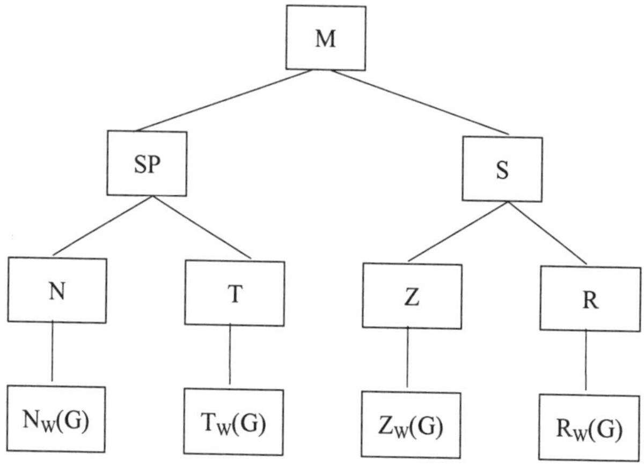

Schema aus: Tolksdorf 1975, S. 289

Tolksdorf zergliedert die Mahlzeit in einzelne materielle Komponenten, aus denen sich seiner Meinung nach jede Mahlzeit zusammensetzt. Die Mahlzeit als soziales Phänomen ist aber wesentlich mehr als die Summe dieser einzelnen Bestandteile. Sie besitzt eine eigenständige Qualität, die sich nicht aus der Analyse der materiellen Kultur erschließen läßt. Zwar läßt sich für jede Nahrungsaufnahme ein Was, Wie, Wann und Wo angeben, aber nicht jedes Essen erfüllt die Bedingungen für eine Mahlzeit. Beispielsweise werden der Imbiß, das Picknick oder das Eis am Stiel, obwohl Nahrungsmittel, Technik, Ort und Zeit bestimmbar sind, im allgemeinen nicht als Mahlzeiten angesehen, weshalb diese Situationen des Essens ja auch mit speziellen Begriffen beschrieben werden, die bereits deutlich machen, daß sie nicht die Voraussetzungen für eine Mahlzeit erfüllen - alltagssprachlich handelt es sich bei ihnen um keine „richtige Mahlzeit".

Was ist eine Mahlzeit? Eine Mahlzeit ist ein „fait social", genauer eine soziale Institution, das heißt ein Modell von Handlungs- und Verhaltensweisen. Nun kann hier nicht die Institutionensoziologie in ihrer ganzen Breite entfaltet werden, was zudem überflüssig ist, da es sich ja bei der Mahlzeit um eine Institution mit einem relativ geringen Grad an verbindlicher Reglementierung handelt, für die deshalb auch keine zusätzlichen Sanktionsmechanismen entwickelt wurden. Ich gehe hier von dem Begriff der Institutionalisierung von Peter Berger und Thomas Luckmann aus, weil damit die Habitualisierung und Standardisierung von Handlungen - was ja für Mahlzeiten typisch ist - als erste Stufe der Institutionenbildung begriffen werden kann.

Habitualisierung meint, daß Handlungen zu einem Modell verfestigt und so zur Gewohnheit werden. Sobald diese habitualisierten Handlungen von anderen erwartet werden - reziprok typisiert sind, wie Berger/Luckmann sagen -, findet eine Institutionalisierung statt. Jede Typisierung von Handlungen, „die auf diese Weise vorgenommen wird, ist eine Institution“ (Berger/Luckmann 1987, S. 58). Die bloße Existenz von Institutionen wirkt sozial kontrollierend, weil sie die Handlungen in eine bestimmte Richtung treiben und dadurch den Möglichkeitsraum beschränken. Dies erklärt, weshalb eine so niedrigschwellige Institution wie die Mahlzeit überhaupt in der Lage ist, Verhaltensweisen zu reglementieren und zu normieren.

Wichtig für das Zustandekommen von Institutionen ist, daß die habitualisierten Handlungen gegenseitig erwartbar und damit Allgemeingut werden - also gesellschaftliche Geltung erhalten. Indem sie Allgemeingut werden und den Menschen wie etwas erscheinen, daß nicht von ihnen geschaffen wurde, sind Institutionen „nun etwas, das seine eigene Wirklichkeit hat, eine Wirklichkeit, die dem Menschen als äußeres, zwingendes Faktum gegenübersteht“ (Berger/Luckmann 1987, S. 62). Genau dies ist die Grundlage dafür, weshalb Mahlzeiten auch bei Abwesenheit des ursprünglichen Zwecks, der Nahrungsaufnahme, jederzeit und überall inszeniert werden können. Die Mahlzeit als Institution existiert und kann auch stattfinden, ohne daß die Befriedigung des Nahrungsbedürfnisses eine Bedeutung hat. Und auch diejenigen, die alleine speisen, können eine Mahlzeit zu sich nehmen.

Die Institutionalisierung der Mahlzeit reicht im allgemeinen nicht über Habitualisierung und Standardisierung hinaus. Der Grad ihrer sozialen Verbindlichkeit ist deshalb relativ gering. Habitualisierung meint im allgemeinen nicht mehr als Gewohnheit oder, eher altmodisch ausgedrückt, daß etwas Sitte - also üblich - ist. Dies hat auch Max Weber so gesehen: „Es ist heute ‘Sitte’, daß wir am Morgen ein Frühstück ungefähr angebbarer Art zu uns nehmen; aber irgendeine ‘Verbindlichkeit’ dazu besteht (außer für Hotelbesucher) nicht, und es war nicht immer Sitte“ (Weber 1980, S. 15). Unter Standardisierung, diese Stufe der Institutionalisierung führen Berger/Luckmann nicht explizit an, soll hier verstanden werden, daß die Verhaltens- und Handlungsweisen nicht durch Gewöhnung aneinander angeglichen und reziprok typisiert werden, sondern im Sozialisationsprozeß bewußt weitergegeben werden und dadurch eine Normierung in Gang gesetzt wird. Diese Standardvorschriften werden im allgemeinen mit Wissen begründet und beispielsweise für die Mahlzeit in Manierenbüchern niedergeschrieben und damit rigide standardisiert. Den Mechanismus der internen Begründung von institutionalisierten Verhaltensmustern beschreiben Berger/Luckmann so: „Jede Institution (hat) einen Bestand an überliefertem Rezeptwissen; das heißt: Wissen, das die institutionseigenen Verhaltensvorschriften mit Inhalt versorgt.“ (Berger/Luckmann 1987, S. 70)

Es gibt aber auch Mahlzeiten, und zwar nicht nur im Hotel, die zu einem stärkeren Grad institutionalisiert sind. Dazu gehören beispielsweise die Mahlzeiten, die während der Arbeitszeit eingenommen werden. Für diese Mahlzeiten existierten stets Regeln darüber, wann sie stattfinden, wie lange sie dauern und wie die Arbeitenden mit Nahrungsmitteln versorgt werden. Früher waren diese Fragen über Normen, Pflichten und Konventionen beantwortbar; heute sind sie zumeist tarifvertraglich geregelt. Damit wurde der Rahmen der Mahlzeiten rechtlich institutionalisiert. Der Grad der Institutionalisierung der Mahlzeit reicht somit von Habitualisierung über Standardisierung bis hin zur Verrechtlichung.

Ein weiteres Kriterium, um Institutionen zu beschreiben, ist, den Umfang der Tätigkeiten, die institutionalisiert und damit wechselseitig typisiert werden, anzugeben. Ist jede kleine Gebärde habitualisiert oder existieren nur Standardvorschriften über den Ort und die Zeit der Mahlzeiten? In seinem kleinen Aufsatz über die „Soziologie der Mahlzeit" hat Georg Simmel, wie erwähnt, sich hauptsächlich auf die „Form der Konsumierung" konzentriert und die Entwicklung der Verhaltensstandards bei Tisch rekonstruiert. Sein Stufenschema soll hier kurz vorgestellt werden, weil damit der Umfang der Institutionalisierung - die verbindlichen „Vorschriften über Essen und Trinken" - deutlich wird.

Die „überindividuelle Regulierung" des Essens beginnt mit „der *Regelmäßigkeit* der Mahlzeit", weil die „Gemeinsamkeit des Mahles" nur möglich ist, wenn „zu vorbestimmter Stunde ... ein Kreis sich zusammenfinden (kann)" - die erste Überwindung des Naturalismus des Essens (Simmel 1957, S. 245). In ähnliche Richtung geht die Einführung einer „Hierarchie der Mahlzeit", die regelt, in welcher Reihenfolge man sich bedient. Drittens ist die „ästhetische Stilisierung" zu nennen, die „dem Essen außer dem Sättigungszweck auch noch eine ästhetische Befriedigung abverlangt" (Simmel 1957, S. 246). Letztlich gehört auch die „Regulierung der Eßgebärde" zur Institution Mahlzeit.

Für einen weiteren standardisierten Bereich während der Mahlzeit - das Tischgespräch - hat Immanuel Kant in seiner „Anthropologie in pragmatischer Hinsicht" ein Modell herauspräpariert, das weitgehend mit dem Verlauf der heutigen Tischgespräche übereinstimmt: Gewöhnlich durchläuft ein Tischgespräch drei Stufen: „1) Erzählen, 2) Räsonieren und 3) Scherzen." Zu Beginn werden die Neuigkeiten des Tages ausgetauscht, die privaten wie die öffentlichen. Wenn der erste Appetit gesättigt ist, wird räsoniert. Die Tischgemeinschaft wendet sich kontroversen Themen zu: solche, bei denen verschiedene Meinungen ausgetauscht werden und leicht ein Streit entstehen kann, der selbstverständlich nicht ausbrechen darf. Am Schluß der Mahlzeit beim Dessert „fällt die Unterredung natürlicherweise auf das bloße Spiel des Witzes". „So endet die Mahlzeit mit Lachen", welches die Natur zum körperlichen Wohlbefinden bestimmt hat. (Kant § 88) Soweit Kant. Annette Keppler hat in ihrer empirischen Studie über Tischgespräche, die sie in den 80er Jahren im Schwäbischen aufgezeichnet hat, ebenfalls einen festgefügten Ablauf der Mahlzeit entdeckt. Sie unterscheidet vier Etappen: Versammlung, die Eröffnung der Mahlzeit, die Einnahme der Nahrungsmittel und den Abschluß oder das Nachspiel. Auch bei der Unterhaltung bei Tisch hat sie eingeübte Gewohnheiten gefunden. So gibt es Regeln, worüber gesprochen wird, in welcher Reihenfolge, welche Themen angeschnitten werden, über die Heftigkeit, mit der unterschiedliche Meinungen ausgetauscht werden. Diese ganzen Einzelaspekte sind offenbar relativ fest geregelt und damit auch für Tischpartner verläßlich und kalkulierbar.

Betrachtet man den Grad und den Umfang der Institutionalisierung der Mahlzeit gleichzeitig, dann fallen zwei große Bereiche auf, in denen jeweils unterschiedliche Formen der Institutionalisierung dominieren.

1. Habitualisierung und Standardisierung von Handlungen und Verhaltensweisen bei Tisch. Dazu zählen beispielsweise die Regulierung der Gesten und Gebärden sowie die Regeln über Tischgespräche. Diese Reglementierungen werden ästhetisch oder moralisch begründet und fließen in den Gesamtkorpus distinktiver Zeichen ein. Auf diesen Bereich soll hier nicht weiter eingegangen werden, weil Norbert Elias dazu bereits soviel Grundlegendes geschrieben hat, daß Wesentliches nicht mehr beigetragen werden kann. Interessant wäre dagegen, auf den aktuellen Aspekt der „Entinstitutionalisierung", worunter hier verstanden werden soll, daß der „Spielraum für institutionalisierte Tätigkeiten ... kleiner" wird, einzugehen (Berger/Luckmann 1987, S. 86). Darauf soll aber zugunsten des zweiten Bereiches verzichtet werden.

2. Standardisierung und rechtliche Verankerung von Ort und Zeit der Mahlzeiten. Damit ist der äußere Rahmen gemeint. Dieser Bereich ist hochgradig institutionalisiert, beispielsweise durch Vorschriften und Tarifverträge, die das Wann, Wie lange und Wo der Mahlzeiten regeln (vgl. Köhler 1990). Derartig obligatorische Mahlzeitenordnungen entstehen überall dort, wo der Tagesablauf streng reglementiert ist, um Zeit für Arbeit, Studium oder andere Zwecke zu gewinnen. Eine der ersten Einrichtungen, in der die Nahrungsaufnahme zeitlich und räumlich verbindlich festgelegt wurde, war das Kloster. In anderen mehr oder weniger „totalen Institutionen", wie Gefängnissen, Arbeitshäusern, Krankenhäusern, Militär, herrschen ähnlich strenge Regelungen. Den größten Bereich bilden jedoch Fabrikordnungen und Tarifverträge, in denen die Dauer und der Rhythmus der Pausen- und Essenszeiten verbindlich festgeschrieben sind. Durch alle diese Regelungen wird die Mahlzeit in ein enges zeitliches und räumliches Korsett gezwängt und zusätzlich ein Sanktionsapparat bei Verstößen aufgebaut.

Neben diesen Vorschriften, die die Mahlzeiten einem standardisierten und disziplinierten Tagesrhythmus unterwerfen, gibt es solche Mahlzeitenordnungen, die genau das Gegenteil ausdrücken: Man hat Zeit, kann diese selbst einteilen und muß sich nicht einem fremdbestimmten Zeitregime fügen. Idealtypisch traf dies für die aristokratischen Essenszeiten zu, an denen sich später das Bürgertum orientierte und sie ihren Vorstellungen von einem „gelungenen Tagesablauf" anpaßte. Die Zeit, zu der man ißt, wurde, weil es im wesentlichen zwei Arten von Zeitregimes gab: ein „Selbstbestimmtes" und ein „Fremdbestimmtes", zum Statusmerkmal und zu einem Instrument, um soziale Grenzen zu symbolisieren. Mit späten Mahlzeiten, beispielsweise einem Nachtmahl kurz vor Mitternacht, läßt sich demonstrieren, daß man seine Zeit nicht darauf verwenden muß zu arbeiten oder daß man eine berufliche Tätigkeit ausübt, die keine streng reglementierte Zeitstruktur erzwingt. Diese beiden Aspekte der Mahlzeitenordnung - Distinktion und Herrschaft - sollen im weiteren grob skizziert werden, weil die Festlegung der Essenszeiten, also der Zeitpunkte, wann man das existentielle Bedürfnis nach Nahrung befriedigen, seinen Hunger stillen darf, ein herausragendes Instrument der „'Konditionierung' und 'Fassonierung', der Einpassung des Einzelnen an jene Verhaltensweisen (ist), die der Aufbau und die Situation einer Gesellschaft erforderlich macht.“ (Elias 1981, S. 109)

Das zeitliche Regime: Distinktion und Herrschaft

Unter der Zeitperspektive meint Mahlzeit die Stunden, zu denen man sich zu Tisch setzt, und die Dauer, die man dem Essen widmet. Ich beschränke mich hier auf den Zeitpunkt und vernachlässige die Länge der Mahlzeiten, weil für beide dieselben sozialen Mechanismen gelten. Erst im 19. Jahrhundert hat sich in den mitteleuropäischen Ländern so etwas wie ein Standardmodell herausgebildet, das uns ganz selbstverständlich und kaum anders vorstellbar erscheint: Drei Mahlzeiten sind gebräuchlich, eine morgens nach dem Aufstehen, eine in der Mitte des Tages und eine abends. Dieser Mahlzeitenrhythmus findet sich mehr oder weniger variiert, aber als allgemeingültige Struktur in allen Klassen, Schichten und den verschiedensten sozialen Gruppen wieder. Claude Grignon, der viel über die Zeit des Essens gearbeitet hat, macht darauf aufmerksam, daß dieses Standardmodell keineswegs ohne soziale Herkunft ist: es bedeutet eine Verbürgerlichung der Essenszeiten (Grignon 1993). Die bäuerlichen und proletarischen Eßrhythmen orientierten sich, soweit die Arbeit dies zuließ, am bürgerlichen Modell; während die zuvor mit dem größten Sozialprestige ausgestattete Mahlzeitenordnung - die aristokratische - weitgehend abgeschafft wurde.

Damit büßte das Zeitregime des Essens viel an sozialer Distinktionswirkung ein. Diese war wahrscheinlich dort am größten, wo der ständische und danach der klassenspezifische Habitus sich u.a. über eine bestimmte Verwendung der Zeit, insbesondere der Arbeits- und Mahlzeiten, formierte. Am Beispiel der Mahlzeitenordnung der französischen Aristokratie kann Jean Louis Flandrin zeigen, daß vom 12. bis zum 18. Jahrhundert die Essenszeiten immer später in den Tag verlagert wurden und teilweise die erste Mahlzeit nicht vor 12 Uhr stattfand. Begründet wurde dieses mit dem „bon usage“, also geschmacklich und als Ausdruck kultureller Überlegenheit.

In der Regel besaßen spätere Essenszeiten ein hohes Prestige, so daß man von einer Hierarchisierung der Essenszeiten sprechen kann, die der Gesellschaftsstruktur entsprach (Grignon 1993, S. 283). Roman Sandgruber faßt dies in dem Satz zusammen: „Früh aufstehen, frühzeitig die jeweilige Mahlzeit einnehmen, früh zu Bett gehen, wurde zum Erkennungszeichen der einfachen Leute, alles spät zu tun, das der besseren“ (Sandgruber 1988, S. 459). Zur Veranschaulichung schildert er die Pariser und die Wiener Mahlzeitenordnung jeweils des späten 18. Jahrhunderts. Um 1600 nahmen die Pariser ihre Hauptmahlzeit gegen zwölf Uhr mittags ein; „heute speist der Handwerker um zwei Uhr nachmittags, der Kaufmann um drei, der Angestellte um vier, der Neureiche, der Unternehmer, der Wechselagent um fünf, der Minister, der Abgeordnete, der reiche Junggeselle um sechs. Die Letzteren beendeten gewöhnlich ihre Mahlzeit zu der Stunde", zu der im 16. Jahrhundert zu Abend gegessen wurde. Eine ähnliche Tendenz stellte man im späten 18. Jahrhundert in Wien fest: „Die Bürger und Handwerker speisten um 12 Uhr, zwischen 12 und ½ 1 Uhr die Kanzlisten, Kaufmannsdiener und Handwerksburschen, der Mittelstand, die Beamten und Geschäftsleute um 1 Uhr, der Adel um 2, der Hochadel aber erst um 3 Uhr und der Staatskanzler Fürst Kaunitz um 5 Uhr." (Sandgruber 1988, S. 460) Während sich die bürgerlichen und aristokratischen, entsprechend der steigenden internen sozialen Differenzierung dieser beiden Gruppen, in der Mikrostruktur auseinander entwickelten, blieben die bäuerlichen Essenszeiten und die der einfachen Arbeiter über die Jahrhunderte hinweg relativ stabil. Dort setzte ein grundlegender Wandel erst mit der Ausdehnung der Arbeitszeiten während der Industrialisierung ein.

Wie sehr Essenszeiten Gegenstand sozialer und politischer Auseinandersetzung sind, wurde in der Französischen Revolution deutlich, während der mit der etablierten, aristokratisch geprägten Mahlzeitenordnung als Orientierungsmodell gebrochen wurde. In der Phase der Restauration wurde dieser Bruch teilweise, aber nicht grundsätzlich wieder zurückgenommen. Hatte die Feudalgesellschaft vor der Revolution morgens ein Déjeuner, mittags ein Diner und gegen 9 Uhr abends ein Souper gegessen, wurde dieser Mahlzeitenrhythmus nun den Zeiten der Deputierten angepaßt. Diese führten ein Petit Déjeuner ein, das Déjeuner - ein Gabelfrühstück - verschoben sie auf den Mittag und gegen 6 Uhr, nachdem die revolutionären Reden und Debatten beendet waren, dinierten sie. Das nächtliche Souper, als aristokratisch und großbürgerlich verschrien, wurde der Revolution geopfert. Erst um 1825 wurde wieder hier und da soupiert, aber es war nun zur Mahlzeit derjenigen geworden, die sich von der bürgerlichen, streng regulierten und auf die Arbeitszeit hin ausgerichteten Lebensführung abgrenzen wollten. Schriftsteller und Künstler nutzten das nächtliche Souper, um einen Lebensstil zu pflegen, der sich von den üblichen Zeitstrukturen absetzte und sich absichtsvoll in die Skandal umwobene Gegenwelt begab (Aron 1973).[107]

Abgesehen von denjenigen gesellschaftlichen Gruppen, deren Lebensstil antibürgerlich ausgerichtet war, blieb die Mahlzeitenordnung: Petit Déjeuner, Déjeuner und Diner, bis auf kleine zeitliche Verschiebungen bestehen und wurde sogar zum gesellschaftlichen Orientierungsmodell, das mit zeitlichen Verschiebungen mehr oder weniger gesellschaftlich verbindlich durchgesetzt wurde. Für die bäuerlichen und proletarischen Mahlzeitenordnungen, von denen ja

107 Flandrin dagegen betont die Kontinuität in der Mahlzeitenentwicklung (1993).

die überwiegende Mehrheit der Bevölkerung betroffen war, blieb es ein Ideal und wurde nicht alltägliche Selbstverständlichkeit. Hier bestimmten Erntezyklen und Produktionsbedingungen, wann die Arbeit unterbrochen wurde, um sich zu stärken, und wieviel Zeit man darauf verwenden durfte. Die im Prozeß der Industrialisierung zunehmend erzwungene Trennung von Arbeitsplatz und Haushalt, die wachsende räumliche Entfernung zur Fabrik, die Verkürzung der Mittagspause und die steigende Lohnarbeitstätigkeit von Frauen veränderte die Reproduktionsbedingungen grundsätzlich. Die mittägliche familiale Tischgemeinschaft ließ sich kaum mehr verwirklichen. Eine vorübergehende Alternative war, daß die Frau oder die Kinder das Mittagessen in die Fabrik brachten.

> „Auf diese Weise konstituierte sich häufig erneut eine familiäre Tischgemeinschaft, jedoch nicht mehr in der Wohnung, sondern am Rande der von ihr abgetrennten Arbeitsstätte. Diese gab zwar die Chance für ein ‘momentanes Durchbrechen der Produktionssphäre durch ein Überwechseln in familiäre Beziehungen’ ... Bald schon sprengte das Kapital, das darin ein Hemmnis der Intensivierung der Produktionsprozesse erkannte, alle Ansätze eines solchen gemeinsamen Mittagstisches in der Fabrik; es schränkte die Anwesenheit der Familienangehörigen zeitlich und räumlich immer mehr ein und verdrängte sie schließlich ganz aus der Fabrik.“ (Dehne 1989, S. 157)

Hinter der Einrichtung von fabrikeigenen Kantinen und Speiseräumen, die vordergründig dem Ziel dienten, die Versorgung mit Nahrung und damit die Reproduktion der Arbeitskraft zu verbessern, verbarg sich auch das Interesse, die Arbeiter fester an den Produktionsablauf zu binden und zu verhindern, daß sie sich während des Essens dem Zugriff der Fabrik entziehen konnten. Dies wird u.a. daran deutlich, daß der Geltungsbereich der Fakrikordnungen auf die Kantinen und Speiseräume ausgedehnt wurde. Dort wurden ebenfalls ein striktes Zeitregime und ein strenger Verhaltenskanon aufgestellt, wodurch die Essenseinnahme - die Pause von der Arbeit - den gleichen Kontrollinstrumenten und Fremdbestimmungen wie die Arbeit selbst unterworfen wurde. So gab es in vielen Produktionsstätten eiserne Regeln darüber, daß Männer und Frauen getrennt zu essen hatten, die Eßräume sofort nach Beendigung der Mahlzeit zu verlassen und laute Unterhaltung ebenso wie zu rauchen oder Alkohol untersagt waren (vgl. Dehne 1989, S. 160).

Zwar war die bürgerliche Mahlzeitenordnung: morgens, mittags, abends, im 20. Jahrhundert kulturell dominant und wurde zum gesellschaftlichen Orientierungsmodell, trotzdem blieben der große Bereich der Arbeit und die meisten „totalen Institutionen“ davon weitgehend unberührt: Hier regiert nicht das Zeitregime des „bon usage“, des „gelungenen Tagesablaufes“ und der kulturellen Distanzierung, sondern das Anliegen Zeit für Arbeit, Lernen oder andere Zwecke herauszuschinden. So sind sowohl in Tarifverträgen als auch in betrieblichen Pausenordnungen Beginn und Dauer der Mahlzeiten minutengenau festgelegt.

Die Mahlzeit ist eine soziale Situation, wie die Ausführungen über das Tischgespräch und das zeitliche Regime gezeigt haben, die außerordentlich stark institutionalisiert wurde - von der Habitualisierung bis zur Verrechtlichung. Gerade deshalb ist sie besonders geeignet, verschiedenste Formen der Vergemeinschaftung und Vergesellschaftung zu symbolisieren. Dies wird im folgenden an den „alltäglichen Mahlzeiten“ und den „außeralltäglichen Tischgemeinschaften“ deutlich.

7.3 Alltägliche Mahlzeiten

Bereits auf den ersten Seiten dieses Kapitels wurde kurz die Webersche Unterscheidung in zwei Formen von Tischgemeinschaften vorgestellt: die alltäglichen, deren Zweck und Anlaß es ist, das Nahrungsbedürfnis zu befriedigen, und die außeralltäglichen (oder festlichen), bei denen die mit dem Mahl verbundenen vergemeinschaftenden Qualitäten genutzt werden, um Gemeinschaften herzustellen, die über die ursprüngliche Tischgemeinschaft hinausreichen. Das Nahrungsbedürfnis ist bei diesen nachgeordnet. Die privat-familiale Tischgemeinschaft kann als idealtypisch für die alltägliche Mahlzeit angesehen werden. Zu diesem Typus gehören aber auch alle anderen relativ stabilen Gruppen, die regelmäßig zusammen essen, wie Wohn- und Lebensgemeinschaften, Schüler, die an der Schulspeisung teilnehmen, und Kommilitonen, die sich in der Mensa treffen, oder Kolleginnen und Kollegen, die sich in der Kantine verabreden.

Traditionell - vor der Trennung von Arbeitsplatz und Haushalt - nahmen an den alltäglichen Mahlzeiten diejenigen teil, die zusammen lebten und wirtschafteten - also die Hausgemeinschaften. Arbeiten und genießen gehörten ursprünglich zusammen und bedingten sich gegenseitig. Nach der Trennung und speziell im städtisch-bürgerlichen Milieu wurden die täglich gemeinsam eingenommenen Mahlzeiten zum Symbol der engen Bindungen zwischen den Familienmitgliedern; zum Symbol von Familie als Lebens- und Wirtschaftsgemeinschaft überhaupt. Die Tafel wurde zu dem Ort stilisiert, an dem das Erwirtschaftete miteinander geteilt, und das Mahl zu der Zeit, während der Zusammenleben praktisch erfahren wurde. Die tendenzielle Auflösung der privat-familialen Mahlzeit wurde deshalb wiederum zum Symbol des Funktionsverlustes der Familie in entwickelten Industriegesellschaften (Teuteberg 1985). Da der „Funktionsverlust der Familie“ zur gleichen Zeit beobachtet wurde wie die Tatsache, daß die Familienmahlzeit immer seltener stattfindet, wurden beide Prozesse als sich gegenseitig verstärkend interpretiert. Gleichzeitigkeit kann, muß aber nicht notwendig gegenseitige Abhängigkeit bedeuten. Ebenso ist es vorstellbar, daß die Mahlzeit innerhalb der Familie eine neue Funktion erhält oder Familien andere Zentren der Integration, Kommunikation und Erziehung wählen. Unter diesen Aspekten soll im weiteren die alltägliche Mahlzeit untersucht werden.

In einer großen empirischen Studie fanden Otto Neuloh und Hans Jürgen Teuteberg Anfang der 70er Jahre heraus, daß werktags weniger als 10% der Familien alle drei Hauptmahlzeiten gemeinsam aßen (Neuloh/Teuteberg 1979). Am Wochenende jedoch nahmen zwei Drittel aller Familienhaushalte die drei Hauptmahlzeiten gemeinsam ein. Und im Ernährungsbericht von 1976 - die offizielle, sprich administrativ geförderte Sicht der Ernährungssituation in der Bundesrepublik Deutschland - hieß es dazu: „Die Familie ist heutzutage weder räumlich noch zeitlich Mittelpunkt der täglichen Nahrungsaufnahme. Nur bei jedem fünfzehnten Haushalt werden alle Mahlzeiten gemeinsam eingenommen; für ein Drittel der Familien ist das Abendbrot noch Treffpunkt." (Ernährungsbericht 1976, S. 453) In den 80er Jahren wurde eine ähnliche repräsentative Erhebung zum Thema „Ernährungsverhalten in Familienhaushalten" unter der Leitung von Christian von Ferber durchgeführt. Diese Studie bestätigte im wesentlichen die Resultate der vorangegangenen. Die wichtigsten Daten waren: „Nur in 8 v. H. Haushalten stellt eine gemeinsame Mahlzeitenordnung den Normalfall dar. In den meisten Fällen sind es ein oder zwei Mahlzeiten, die man miteinander abhält. Immerhin bleibt ein Fünftel aller Haushalte übrig, in denen es werktags üblicherweise zu keiner gemeinsamen Mahlzeit kommt." (Abt 1993, S. 99)

Diese Zahlen waren so ungefähr erwartet worden und deshalb auch nicht überraschend. Neben der Tendenz, daß gemeinsame Mahlzeiten nicht mehr selbstverständlich zum Alltag der Familien gehören, zeigte sich allerdings eine Entwicklung, die als neu wahrgenommen wurde: Das Abendbrot, in der traditionellen Mahlzeitenordnung nachgeordnet, wurde am häufigsten - in ungefähr 50% aller Haushalte - zusammen eingenommen und nun als Hauptmahlzeit bewertet, und zwar unabhängig davon, ob es sich um warme oder kalte Speisen handelte. Als Hauptmahlzeit wird diejenige Mahlzeit angesehen, an der alle teilnehmen können. Warum? Nach der Erwerbsarbeit, Schule, Freizeitaktivitäten schafft das Abendbrot den Rahmen für familial gemeinsam erlebte Zeit.

Gemeinsame Mahlzeiten finden seltener statt, als der Stellenwert dieser Institution als typisch familiale dies vermuten läßt. Die oben erwähnten empirischen Studien belegen diesen Widerspruch. Obwohl weniger als 10% der Familien die Mahlzeiten gemeinsam verbringen, halten sie den „Anspruch auf gemeinsame Mahlzeiten hoch" und suchen Strategien, Familienmahlzeiten am Wochenende oder abends zu realisieren (Abt 1993, S. 99). Ein anderes Ergebnis gibt weitere Hinweise darauf, welche Bedeutung Familien gemeinsamen Mahlzeiten beimessen: Frauen und Mütter, die selbst schon gegessen haben oder nichts essen wollen, setzen sich zu ihren Männern und Kindern an den Tisch, um ihnen Gesellschaft zu leisten, damit diese nicht alleine essen müssen. Alleine zu essen, das hatten wir schon bei Don Giovanni gesehen, ist das Symbol für Einsamkeit und Alleinsein. Die Gemeinsamkeit wird in den o.g. Fällen nicht durch das Teilen der Nahrung hergestellt. Wodurch aber dann? Durch das Tischgespräch - die Kommunikation.

Die übliche Interpretation: „Die Mahlzeit als Integrations-, Kommunikations- und Erziehungszentrum (hat) weitgehend ihre Funktion verloren", die sich auf die Häufigkeit bezieht, ist somit voreilig (Ernährungsbericht 1976, S. 453). Das Gegenteil ist offenbar richtig: Familien und Lebensgemeinschaften nutzen die Mahlzeit als Institution, um Gemeinschaft zu schaffen. Sie setzen sich nicht unbedingt an den Tisch, weil sie Hunger haben, sondern weil sie miteinander kommunizieren wollen.

7.3.1 Das Tischgespräch

Die Konversation bei Tisch ist im sozialen Leben eine wichtige Sache. Bis vor wenigen Jahren betonten Sozial- und Erziehungswissenschaftler im wesentlichen einen bestimmten Typus von Kommunikation bei Tisch: Bildungs- und Erziehungsgespräche (vgl. Teuteberg 1985). Damit wurden andere Gesprächsinhalte vernachlässigt, und zudem handelte es sich um eine oberflächliche Betrachtung dessen, was während der Mahlzeit passiert. Erst wenn man sich von den konkreten Gesprächsinhalten löst, kann man bemerken, welchen „Sinn" Tischgespräche für die Familie haben. Annette Keppler hat Tischgespräche sehr sensibel analysiert, um herauszufinden, welche Bedeutung diese für die Reproduktion der Familie haben. Die Ergebnisse ihrer Untersuchung sollen hier vorgestellt werden. Ihre These lautet: Die Unterhaltung bei Tisch bringt den „Familiensinn" hervor, weil das gemeinsame Essen es erlaubt, „differenzierte Fragen nach der Identität familiärer Gemeinschaften zu stellen" (Keppler 1994, S. 14).

Bei den täglichen Mahlzeiten zeigt sich, „welche gemeinsamen Fertigkeiten Familienmitglieder entwickelt haben, ihre Erfahrungen weiterzugeben und ihre Konflikte zu regeln" - also trotz Unterschieden und gegensätzlichen Meinungen keinen Streit entstehen zu lassen (Keppler 1994, S. 27). Es ist deshalb beobachtbar, daß alle Familienmitglieder bei der Wahl des Gesprächsthemas darauf bedacht sind, einen Stoff zu finden, der alle interessiert, ohne allerdings die Gemüter zu sehr zu erhitzen. Das Intermezzo einer ernsthaften Kontroverse kann beleben; der offene Streit dagegen bedroht den Zusammenhalt der Tischgemeinschaft bis hin zur Gefahr einer abrupten Auflösung (vgl. Keppler 1994, S. 271). Allerdings, und das unterscheidet familiäre Tischgemeinschaften von anderen, bedeutet dies nicht, daß die Tischgemeinschaft, wie die von Arbeitskollegen in der Kantine, für alle Zeiten oder längere Dauer gefährdet ist.

Tischgespräche haben also die Funktion, nicht nur ein gemeinsames Gedächtnis mit Erinnerungen und Erzählungen aufzubauen, wichtiger für den Zusammenhalt der Familie ist, daß sie eine bestimmte Art der Erinnerungspraxis entstehen lassen. Nicht die Geschichten selbst, sondern *wie* eine Familie sich erinnert und *wie* sie Gespräche aufrechterhält, *wie* sie mit Konflikten und Streitigkeiten umgeht - also die *Verfahren* - sind das Entscheidende. „Was eine Tischgemeinschaft zur Gemeinschaft macht" sind vor allem die gemeinsame Zeit und die Formen, über alles mögliche zu reden (vgl. Keppler 1994, S. 273). „Das soziale Gedächtnis" einer Familie enthält nach Keppler also nicht nur eine Ansammlung von gemeinsamen Erinnerungen und Geschichten, grundlegender ist, daß es eine bestimmte Erinnerungspraxis gibt, die von Familie zu Familie unterschiedlich ist und die in Familiengesprächen eingeübt wird. Sie wird über erprobte Verfahren der Konfliktvermeidung und bewährte Mechanismen der Konsensfindung garantiert (Keppler 1994, S. 282).

Man kann soweit gehen und „Familie als Gespräch“ begreifen, was meint, daß es einen „Konsens über die Art der kommunikativen Behandlung der Themen und Ereignisse, die für einige oder alle der Beteiligten wichtig sind“, gibt (Keppler 1994, S. 282). Die Gespräche während der Mahlzeit bilden den institutionellen Rahmen, um diesen Konsens herbeizuführen. Und dies erklärt, weshalb Mahlzeiten für Familien so wichtig sind. Auch wenn die familiale Zusammenkunft zum Essen nicht mehr so häufig stattfindet, bedeutet dies somit keineswegs, daß die Institution Mahlzeit ihre familial verbindende Wirkung eingebüßt hat. Vielmehr ist die Organisation der Mahlzeit im privaten Haushalt oftmals den Strukturen modernen Lebens nicht mehr angemessen. Ihre zentrale Bedeutung hat die Mahlzeit jedoch nicht verloren.

7.3.2 Die täglichen Mahlzeiten außerhalb des Haushalts

An die Stelle der familialen Tischgemeinschaften sind seit Beginn der massenhaften Fabrikarbeit, durch die die Arbeit und die Reproduktion aufgrund von Fabrikordnungen, Tarifverträgen und anderen rechtlichen Reglementierungen zeitlich und räumlich getrennt wurden, andere Tischgemeinschaften getreten. Diese besitzen ähnliche soziale Qualitäten, weshalb die alltägliche Mahlzeit als soziale Institution keineswegs an Bedeutung eingebüßt hat. Ganz im Gegenteil: Immer mehr Menschen sind sich dieser sozialen Qualitäten bewußt und gründen deshalb Tischgemeinschaften, um Kontakte zu knüpfen und Gemeinschaften zu schaffen. Die mit der Institution Mahlzeit assoziierten sozialen Qualitäten werden somit „sozialtechnisch“ eingesetzt.

Die Gründe und Ursachen dafür, daß die alltägliche Mahlzeit aus den Familien ausdifferenziert wurden und neue nachgewachsen sind, sollen kurz benannt werden. Es können mindestens drei Entwicklungen unterschieden werden. Sie haben ihre Ursachen in der Modernisierung der Gesellschaft, aber sie hängen nicht notwendig zusammen. So gibt es Lebenszusammenhänge, bei denen sich nur ein Entwicklungsstrang auswirkt und andere, bei denen sich alle drei abzeichnen.

1. Zunächst kann man systemisch induzierte Prozesse, die von außen auf den Haushalt und damit auch auf die Tischgemeinschaft wirken und deren Anpassung anstoßen oder teilweise erzwingen, konstatieren. Die räumliche Trennung von Haushalt und Arbeitsstätte ist der massivste Eingriff gewesen. Hieraus resultierte die Notwendigkeit, neue soziale Formen zu entwickeln, um das Nahrungsbedürfnis während der Arbeitszeit zu befriedigen. Verstärkt wurde diese Tendenz durch die Auslagerung weiterer Arbeiten und Aufgaben aus dem privaten Haushalt, insbesondere deren Vergesellschaftung in

öffentlich-staatlichen Institutionen. Dazu zählen Krankenpflege, Schulen, Kindergärten etc.

2. Von diesen Veränderungen können solche, zumindest theoretisch, geschieden werden, die Ergebnis von Individualisierungsprozessen sind. Sie sind nicht nur systemisch verursacht, sondern sie können zumindest teilweise den Subjekten selbst zugerechnet werden. Sie beinhalten meist Emanzipationsbestrebungen, die darin bestehen, die als zu eng erlebten sozial vorgeprägten Handlungsräume zu verlassen und neue Formen zu entfalten. Stichworte dafür sind: sprunghafte Zunahme der Menschen, die alleine leben, Lockerung der traditionell festen Familienstrukturen, Wandlungen des weiblichen Selbstverständnisses und zunehmende Freizeitorientierung. Sie haben zur Konsequenz, daß die traditionell selbstverständlichen Lebensformen und Institutionen, wie die privat-familiale Tischgemeinschaft, in Frage gestellt und andere Formen mit anderen Gruppen gesucht und ausprobiert werden. Die familiale Mahlzeitenordnung wird damit von den geplanten Freizeitaktivitäten abhängig (vgl. Abt 1993, S. 101).

3. Bei den beiden ersten Entwicklungen sind es soziale Wandlungen, die die regelmäßige Tischgemeinschaft im privaten Haushalt immer seltener werden lassen. Aber auch durch technische Veränderungen wurden soziale Spiel- und Gestaltungsräume eröffnet. Darunter sollen haushaltstechnische Veränderungen zusammengefaßt werden, die es ermöglichen, daß die Zubereitung der Lebensmittel zeitlich wesentlich verkürzt wird und insgesamt nicht mehr so aufwendig ist. Es gibt heute kaum mehr technische Zwänge, die gemeinsames Essen notwendig machen. So steht Energie zur Zubereitung ständig bereit und ist leicht verfügbar. Weiterhin werden Lebensmittel wie Tiefkühlware auf einem so hohen Aufarbeitungsniveau angeboten, daß die notwendige Arbeit und Qualifikation gegen null tendiert. Was bei Tönnies die Tischgemeinschaft zusammenfügte, der gemeinsame Herd, dessen Feuer langwierig zu entfachen und kostbar war, stellt heute keinen Grund mehr dar. Extrem kommt dies bei der Kombination von Mikrowelle und tiefgefrorenen Fertigmenüs zum Ausdruck. Jeder, der Hunger verspürt und/oder Lust zu essen hat, kann sich innerhalb von wenigen Minuten etwas zubereiten. Dieser Prozeß ist selbstverständlich reziprok, da technische Entwicklungen soziale Wandlungen aufnehmen; so beispielsweise Bestrebungen, die Hausarbeit zu erleichtern.

Welche Formen und Situationen des gemeinsamen Essens wachsen nach? Haben sie ähnliche soziale Qualitäten wie die traditionell-familiale Tischgemeinschaft? Zu der zweiten Frage liegen keine empirischen Untersuchungen vor, da bislang nur die vergemeinschaftende Wirkung von familialen Tischgemeinschaften untersucht wurde. Wenden wir uns deshalb zunächst der ersten Frage zu. Vielleicht lassen sich allein aus den Formen und Strukturen Vermutungen über die sozialen Qualitäten ableiten.

Selbstverständlich existierten in der Vergangenheit Möglichkeiten, sich außerhalb des privaten Haushaltes mit Speisen zu versorgen. So mußten *erstens* Reisende sich darauf verlassen können, in der Fremde versorgt zu werden.[108] Diese Sicherheit zu bieten war die Wurzel der sozial verbindlichen Gastlichkeit. Im Mittelalter war jedermann verpflichtet, Fremden Obdach, Feuer, Wasser und Pferdefutter anzubieten (Peyer/Müller-Luckner 1983, S. XI). Die Verpflegung mit Speisen und Getränken konnte erfolgen, gehörte jedoch nicht zur verpflichtenden Gastlichkeit. Reisende führten deshalb entweder Nahrungsmittel selber mit, oder sie versorgten sich in Tavernen, Schenken, Garküchen oder Gasthäusern, die meist nur sehr einfache Kost anboten (Kachel 1924).[109] Auch wenn man in den frühmittelalterlichen Gastwirtschaften nächtigte, mußte man sich selbst versorgen, denn diese waren hauptsächlich auf Beherbergung eingerichtet. „Bis ins 12. Jahrhundert und zum Teil darüber hinaus scheint Verpflegen eine Sache der Gäste selbst gewesen zu sein", so Peyer in seinem grundlegenden Buch „Von der Gastfreundschaft zum Gasthaus" (1987). Im Spätmittelalter entstanden vermehrt Formen der geldwirtschaftlichen, also der kommerziellen Gastlichkeit. Das zuvor grobmaschige Netz der Gasthäuser wurde engmaschiger, und damit wurde es leichter, von Gastwirtschaft zu Gastwirtschaft zu reisen.

Zweitens gab es Institutionen, in denen größere Gruppen, die zusammen arbeiteten, auch gemeinschaftlich verpflegt wurden, wie Militäreinrichtungen, Armenhäuser, Gefängnisse, Heime und Schiffe. In den soldatischen Mannschaften wurde meist jemand „für's Kochen freigestellt". Eine besondere Qualifikation galt selten als erforderlich. Dementsprechend rangierte diese Tätigkeit innerhalb der Rangfolge der militärischen Aufgaben weit unten, da sie nicht zum eigentlichen Tätigkeitsbereich gehörte und nur unerläßliche Voraussetzung war. Die Speisenversorgung erfolgte im abwechselnden Dienst, zu dem, wenn möglich, Köche rekrutiert wurden. Ansonsten kochten nicht besonders qualifizierte Soldaten unter Aufsicht. Bei dieser Art der Verpflegung handelte es sich um Frühformen der Gemeinschaftsverpflegung.

Eine *dritte* Gruppe waren Personen, die aufgrund gemeinsam geteilter ideeller Anschauungen zusammenlebten, wie in Klöstern. Im Gegensatz zu den beiden ersten Formen des gemeinschaftlichen Essens, bei denen im allgemeinen nicht mehr als eine genügende Versorgung garantiert war, war die Küche dieser Institutionen eine, die mehr leistete als bloße Verpflegung. Klöster besaßen eigene Gärten, Gewürze kauften sie dazu, und beträchtliche Mengen an Fleisch und Fisch sorgten zumindest an Festtagen für eine Küche, die der städtischer Mittelschichten entsprach. Kochen war eine geradezu professionelle Tätigkeit, wie die vielen überlieferten klösterlichen Küchenmanuskripte und Kochbücher belegen.

---

108 Zur Gastlichkeit siehe die äußerst anregende Arbeit von Bahr über „Die Sprache des Gastes" (1994).

109 Daneben gab es Formen kirchlicher Gastlichkeit in Gestalt von klösterlichen Gasthäusern sowie selbständigen Hospizen und Hospitälern.

Von diesen drei Formen der Verpflegung mit Speisen außerhalb familialer Lebensgemeinschaften waren nur wenige Menschen betroffen und meist auch nur für eine begrenzte Zeit. Sozial bedeutungsvoll wurde das Phänomen, seine Mahlzeiten regelmäßig außerhalb des privat-familialen Haushaltes einzunehmen, erst im 19. Jahrhundert. Dabei können mindestens zwei Institutionen, die Essen anbieten und die im größeren Umfang erst im 19. Jahrhundert entstanden, unterschieden werden: die betriebliche Gemeinschaftsverpflegung und das Restaurant. Zwischen beiden gibt es zahlreiche Zwischenformen.

Die einzelnen Einrichtungen der betrieblichen Gemeinschaftsverpflegung, wie Kantinen, Kasinos und Mensen, weisen große Differenzen auf. So unterscheiden sich die sozialen Situationen des Essens erheblich, und auch die Qualität der Speisen differiert außerordentlich. Trotzdem lassen sich Gemeinsamkeiten zwischen diesen Institutionen feststellen. Die soziale Situation des Essens ist vom Verdikt, in erster Linie der Reproduktion der Arbeitskraft zu dienen, nicht gelöst. Essen wird in solchen Institutionen zunächst als körperliche Notwendigkeit betrachtet. Eine weitere Übereinstimmung ist, daß sich Gruppen bei Tisch zusammenfinden, die zusammenarbeiten, aber nicht zusammen leben. Die Mahlzeit in ihrer ursprünglichen Anlaßbezogenheit: gemeinsam arbeiten und sich gemeinsam ernähren, taucht hier wieder auf, allerdings eher als ein freiwilliger denn als ein durch den materiellen Zwang hergestellter Zusammenschluß. Trotzdem bilden sich im allgemeinen relativ feste soziale Gruppen heraus, die regelmäßig zusammen essen, Ort und Zeit absprechen - also Tischgemeinschaften bilden. Diese sozialen Gruppen sind damit keineswegs beliebig oder willkürlich zusammmengesetzt. Soziologisch kann man davon ausgehen, daß bei diesen Tischgemeinschaften ähnliche soziale Mechanismen wirken wie bei der traditional-familialen Tischgemeinschaft. So ist die vergemeinschaftende Wirkung und die kommunikative Bedeutung dieser Mahlzeiten hoch zu bewerten.

Als zweite Form des außerhäusigen Essens kann man das Restaurant ansehen. Die Gestaltung des Essens im Restaurant ist nicht in erster Linie an der Stillung des Hungers orientiert, sondern daran, den Eßgenuß zu steigern oder ihm zumindest ein Eigenrecht einzuräumen. Wer in ein Restaurant geht, mag zwar Hunger haben, aber er erwartet dort mehr als bloße Nahrungsaufnahme, er will sein Essen auch genießen. Die Möglichkeit, im Restaurant seine Mahlzeiten zu essen, ist an finanzielle Mittel gebunden. Diese kommerzielle Gastlichkeit ist deshalb vom verfügbaren Reichtum abhängig. Entsprechend hat auf diesem Markt eine massive Differenzierung stattgefunden - vom Sterne-Restaurant bis zur Fast-Food-Bude.

Das Restaurant wurde aus den festlichen privaten Tischgemeinschaften, insbesondere den aristokratischen und den bürgerlichen, heraus entwickelt. Neben dem Tafelluxus wurde auch die Tradition, daß die Tischgemeinschaft nicht urwüchsig zusammengesetzt, sondern Gäste eingeladen und zu Tisch gebeten werden, in das Restaurant mitgenommen. Die private Tischgemeinschaft wurde somit geplant und hergestellt und war nicht sozial selbstverständlich gegeben. Die Auswahl der Tischgenossen folgte Kriterien, die der sozialen Position der Eingeladenen entsprachen. Die gemeinsame Mahlzeit diente dazu, eine *bewußte Vergemeinschaftung* herzustellen. Dies erklärt, warum nur bestimmte Personen zu Tisch geladen wurden und andere nicht, obwohl man mit ihnen möglicherweise viel engeren Kontakt hatte. So wollte man vermeiden, soziale Schranken zu lockern. In diesem sozialen Kontext war die gemeinsame Mahlzeit ein eindeutiges soziales Zeichen. Es beinhaltete die gegenseitige Anerkennung sozialer Ebenbürtigkeit.

Ähnliches gilt auch für die Restaurantbesuche. Mit wem man essen geht, ist nicht willkürlich oder zufällig, sondern entspricht unseren heutigen Fähigkeiten, Möglichkeiten und Wünschen, soziale Beziehungen bewußt herzustellen. In modernen Gesellschaften sind ständische Grenzen, die im „salle à manger" unhinterfragt galten, verflüssigt. Da auch andere soziale Unterschiede kaum mehr ausgrenzende Wirkung haben, wird man davon ausgehen können, daß die Herstellung einer Tischgemeinschaft weitgehend das Ergebnis individuellen Gestaltens ist. Die vergemeinschaftende Wirkung wird hier teilweise wesentlich größer sein als bei der traditionellen familialen Tischgemeinschaft, da es sich um eine bewußte und gewollte Form der Vergemeinschaftung handelt und nicht um eine, in die man schicksalhaft hineingeboren wird. Man wünscht gemeinsam zu speisen, während die privat-familiale Tischgemeinschaft nicht frei gewählt ist.

Die beiden kurz skizzierten institutionalisierten Formen außerhäusiger und damit nicht-familialer Mahlzeiten zeichnen sich keineswegs durch Vereinsamung und Vereinzelung der Essenden aus, vielmehr scheinen ebenfalls soziale Üblichkeiten entwickelt worden zu sein, die vergemeinschaftende Wirkung haben und bei denen die Chance, selbst zu bestimmen, mit wem man essen möchte, wesentlich größer ist als bei der traditionellen häuslichen Mahlzeit. Dies läßt darauf schließen, daß ähnliche soziale Phänomene wirken wie bei der urwüchsigen privat-familialen Tischgemeinschaft. Der Einzelne hat damit die Chance erhalten, sich einige feste Tischgemeinschaften zu schaffen, er kann zwischen ihnen hin und her pendeln, sie lösen und neue gestalten, oder er kann wählen, alleine zu essen. Und dies alles an einem Tag. Ohne umfassende empirische Untersuchungen wird man diesen neuen sozialen Situationen des Essens keinesfalls soziale Wirkungen und Bedeutungen absprechen können.

7.4 Die außeralltäglichen Mahlzeiten

Gesegnete Mahlzeit
Sie haben wundervoll diniert;
Warm und behaglich rollt ihr Blut,
Voll Menschenliebe ist ihr Herz,
Sie sind der ganzen Welt so gut.

Sie schütteln zärtlich sich die Hand,
Umwandelnd den geleerten Tisch,
Und wünschen, daß gesegnet sei
Der Wein, der Braten und der Fisch.

Die Geistlichkeit, die Weltlichkeit,
Wie sie so ganz sich verstehen!
Ich glaube, Gott verzeihe mir,
Sie lieben sich herzinniglich.

Theodor Storm

Was ist passiert? Wieso verstehen sich plötzlich Geistlichkeit und Weltlichkeit, obwohl sie sich ansonsten nicht wohlgesonnen sind, wie Theodor Storm in seinem Gedicht voraussetzt? Die Mahlzeit als Institution besitzt offenbar soziale Qualitäten, insbesondere die, Gefühle der Zusammengehörigkeit und des Verstehens zu erzeugen, zwischen Personen, die sich im Alltag nicht nahestehen oder sogar gegensätzliche Ideen und Interessen vertreten, und sie für eine gewisse Zeit, auf einem bestimmten Gebiet und/oder zu einem bestimmten Zweck miteinander zu verbinden.

Es gibt eine ganze Reihe von Mahlzeiten, die nur mit der Absicht inszeniert werden, genau diese mit gemeinsamen Essen verbundenen sozialen Qualitäten zu nutzen.[110] Sie können als außeralltägliche oder festliche Mahlzeiten bezeichnet werden. Charakteristisch für diese Mahlzeiten ist, daß sie Verbindungen schaffen, die in der Mehrzahl über die „urwüchsigen" Beziehungen wie Familie und Haushalt hinausgreifen. Typisch ist weiterhin für diese Mahlzeiten, daß die sozialen und kulturellen Eigenschaften, die an die Institution Mahlzeit gebunden sind, strategisch so eingesetzt werden, daß sie in anderen Lebensbereichen

110 Für Bahr und Neumann repräsentiert das Gastmahl den Idealtypus der Mahlzeiten, die hier als außeralltägliche angesehen werden. So ist für Bahr am Gastmahl typisch, daß „Fremde" „zum gemeinsamen Verzehr eingeladen" werden, um durch die „Teilnahme an der gleichen Nahrung und Ernährungsweise zum Mitglied der Gesellschaft" zu werden (Bahr 1994, S. 157). Diese Einverleibung in einen sozialen Körper wird durch das Opfer symbolisch vollzogen. Neumann unterscheidet für die europäische Kultur vier Gastmahltypen: das heidnisch-antike Gastmahl, wie es in den Schriften Platons dargestellt wird; das jüdische Pessach-Mahl; das christliche Abendmahl und das Diner der feudalen und der bürgerlichen Gesellschaft (Neumann 1996, S. 42/43). Eine solche Einteilung unterscheidet relativ willkürlich Mahlzeitentypen, weil sie weder nach Zwecken, Anlässen oder Zielen fragt, sondern nur die kulturell dominanten Typen benennt. Hier sollen Mahlzeitentypen nach ihrer sozialen Dienstbarmachung, also danach, welche Gemeinschaft sie herstellen, unterschieden werden.

wirksam werden. Dies kann man mit Max Weber als „direkte Dienstbarmachung“ (Weber 1980, S. 264) begreifen, was meint, daß Interessen, die nichts mit einer bestimmten kulturellen Idee und deren sozialen Eigenschaften zu tun haben, sich dieser bemächtigen, um auf diese Weise ihre Ziele effektiver durchzusetzen. Man kann diesen Prozeß aber auch als Funktionalisierung - die Volkskunde spricht von Folklorisierung - bezeichnen, bei dem kulturelle Ideen und soziale Institutionen mit anderen Inhalten und Interessen ausgestattet werden, aber äußerlich gleich bleiben. Das Grundmerkmal derartig usurpierter sozialer und kultureller Phänomene ist ihre „funktionale Offenheit“ sowohl gegenüber politischen und rechtlichen als auch ökonomischen Zielen (Bodemann 1983, S. 102). Im wesentlichen werden drei Eigenschaften der Mahlzeiten „dienstbar“ gemacht und „funktionalisiert“:

- die vergemeinschaftende Qualität der Mahlzeit, die zur Stützung ideell begründeter Zusammengehörigkeitsgefühle eingesetzt wird;
- die befriedende Wirkung der Mahlzeit, die aus der Pflicht zu Tischfrieden resultiert und die verhindert, daß Konflikte und Streit offen ausgetragen werden;
- die Tafel als Ort sozial Ebenbürtiger, was zu horizontaler Vergemeinschaftung genutzt werden kann und wodurch ausgedrückt wird, daß man ähnliche Interessen besitzt oder vergleichbare soziale Stellungen innehat.

Bei den außeralltäglichen Mahlzeiten kann das Ausmaß und der Grad der Verbindlichkeit und Reglementierung sehr schwanken. Sie reichen von lockeren, zeitlich begrenzten und nur auf einen Inhalt beschränkten Mahlgemeinschaften bis hin zu solchen, die den Einzelnen dauerhaft und bedingungslos einbinden. Bei letzteren wird der Einzelne durch die Mahlzeit von der Gemeinschaft symbolisch einverleibt. Dies trifft insbesondere für religiöse Mahlzeiten zu, deren Zweck es ist, feste Tischgemeinschaften, die auf engen persönlichen Beziehungen beruhen, zu schaffen. Wie eng und intensiv die Tischpartner aneinander gebunden werden, hängt davon ab, ob die Mahlzeiten eher vergemeinschaftend oder eher vergesellschaftend wirken sollen: Ob sie auf gemeinsam geteilten Ideen und Überzeugungen, wie beispielsweise religiösen, ethnischen oder politischen, oder ob sie auf gemeinsamen Interessen, wie wirtschaftlichen oder rechtlichen basieren. Im ersten Fall werden Mahlzeiten in feste Tischgemeinschaften transformiert, die die „ganze Person“ umgreifen und die nach Max Weber ein Mittel sind, „Verbrüderungen herbeizuführen“ (Weber 1980, S. 265). Im zweiten Fall bleibt die Mahlzeit als soziale Institution wirksam, relativ unabhängig von persönlich getragenen Beziehungen. Hier ist die Mahlzeit Grundlage eines Vertrages. Allerdings, und das ist die spezifische Wirkung des gemeinsamen Mahles, wird die jeweilige Ausrichtung überformt: Indem eine ideell begründete Gemeinschaft die Nahrung miteinander teilt, erzeugt sie den Eindruck einer Versorgungsgemeinschaft. Und umgekehrt, indem ein Interessenverband Mahlzeiten veranstaltet, reichert er diese Verbindungen um Zusammengehörigkeitsgefühle an.

Im folgenden stelle ich vier verschiedene Tischgemeinschaften vor, um zu zeigen, zu welchen Anlässen und Zwecken Mahlzeiten eingesetzt, dienstbar gemacht oder funktionalisiert werden. Es wurden solche ausgewählt, die eine lange Tradition besitzen und noch heute, wenn auch rudimentär, existieren.

Religiöse Mahlzeiten

Die großen Weltreligionen, wie Judentum, Christentum und Islam, kennen religiöse Mahlzeiten, die als Ausdruck der Gemeinschaft der Gläubigen stattfinden und die zur religiösen Verbrüderung beitragen sollen. Während dieser Mahlzeiten werden ganz alltägliche und gewöhnliche Handlungen ritualisiert, wodurch beispielsweise profane in sakrale Speisen verwandelt werden. Als gemeinsame Wurzel der religiösen Mahlzeiten gilt das Opfer. Der Sinn der Opferfeste und -mahlzeiten, die uns heute als rohe und blutige Zeremonien erscheinen, war es, die Teilnehmer in die denkbar engste Verbindung mit der Gottheit zu bringen. Betrachtet man den Wandel des Opfermahls, dann lassen sich die beiden von Max Weber in der Religionssoziologie identifizierten Prinzipien der Religionsentwicklung, Sublimierung und Rationalisierung, wiederfinden. In sehr frühen Entwicklungsstufen glaubte man, daß die Gottheit im Opfertier selbst inkorporiert sei. An die Stelle dieses Glaubens trat die Überzeugung, „daß das Leben des Opfertieres mit der Gottheit verwandt sei. Und an die Stelle des Gedankens, das Leben der Gottheit unmittelbar zu genießen, trat die Idee der innigen Gemeinschaft mit ihr vermöge der Teilnahme an gleicher Opferspeise. An Stelle des Blutgenusses trat das Blutsprengen. Und schließlich wurde das blutige Opfer durch eine unblutige gemeinsame Mahlzeit ersetzt" (Heitmüller zitiert nach Josuttis 1980, S. 21).

An religiösen Mahlzeiten dürfen nur Personen gleichen Glaubens teilnehmen. Die Sicherheit, daß kein Fremder an der Tafel sitzt, läßt die Mahlzeit zu einem Ereignis werden, das ein „besonders intensives Dazugehörigkeitsgefühl" vermittelt (Messelken 1980, S. 57). Oftmals soll durch ein religiös veranlaßtes Mahl eine Gemeinschaft entstehen, die über die physisch Anwesenden hinausreicht und alle gleichen Glaubens miteinschließt. Aber solche Speiserituale schließen auch aus. „Wer daran teilnimmt, ohne würdig zu sein, den trifft der schwerste Fluch." (Messelken 1980, S. 57) In vielen Fällen entscheidet die Frage, ob jemand an der religiösen Tischgemeinschaft teilnehmen darf oder nicht, auch über Zugehörigkeiten zu Gemeinschaften, gesellschaftliches Ansehen, über den Status und die sich daraus ergebenden Handlungsmöglichkeiten. Die vergemeinschaftende und die ausschließende Wirkung von religiösen Tischgemeinschaften kann somit weit über die religiöse Sphäre hinausreichen. Dies gilt für Gesellschaften, in denen die religiöse Gemeinschaftsbildung andere soziale Assoziierungen überlagert und in denen sich eine Wirtschaftsethik herausbildet, die der Entfaltung der wirtschaftlichen Rationalität Grenzen setzt.

Ist dies nicht der Fall, können umgekehrt die religiöse und die alltägliche Tischgemeinschaft miteinander in Konkurrenz und Konflikt geraten, weil sich ursprünglich ihre Anlässe und Zwecke grundsätzlich unterscheiden und auch ihre Organisationsprinzipien verschieden sind. Die privat-familiale Tischgemeinschaft hat ihren Ursprung in dem physischen Bedürfnis und erhält von daher ihre organisierende Struktur, während die religiös motivierte Mahlzeit ideelle Interessen realisiert und die materiellen nachgeordnet sind. Es gibt selbstverständlich auch Verbindungen zwischen beiden, wenn die familiale durch die religiöse unterstützt wird und umgekehrt. Beispiele dafür sind religiös begründete Speisenvorschriften, die im Alltag praktiziert werden, wie das Gebot, freitags Fisch und kein Fleisch zu essen.

Friedens- und Vertragsmahlzeiten

Ein anderer sozialer Zweck war und ist es, durch gemeinschaftliche Essen Rechtsakte zu besiegeln, sowie Bündnisse und Frieden zu stiften.[111] Die Befriedung und Beendigung von Konflikten, Streitigkeiten und Interessengegensätzen soll durch die Teilnahme der verschiedenen Parteien an der Mahlzeit bestätigt und den Außenstehenden signalisiert werden. Von der gemeinschaftsbildenden und -fördernden Kraft der Mahlzeit werden hierbei primär die Aspekte der Versöhnung und Einigung betont. Das legendärste Beispiel für diese Art von „Mahlzeiten" ist das Rauchen der Friedenspfeife, und viele Western und andere Kinofilme mit großen Helden zitieren dieses friedenstiftende Symbol: die letzte Zigarette brüderlich zu teilen.

Im Mittelalter konnte das gemeinsame Mahl eine rechtsrituelle Handlung darstellen, „die nicht beliebig und vor allem nicht folgenlos war. Sie verpflichtete für die Zukunft zu einem entsprechenden Verhalten gegenüber den Tischgenossen. Meist stand es am Ende einer längeren Auseinandersetzung, die durch einen Kompromiß gelöst wurde. Das feierliche Mahl hatte im früheren Mittelalter seinen festen, ja konstitutiven Platz beim Abschluß von Bündnissen, die wir als freundschaftlich-genossenschaftliche charakterisieren können. Solche Bindungen aber waren nicht Ausdruck einer subjektiven Gefühlsäußerung, sondern hatten Vertragscharakter, sie verpflichteten für die Zukunft zu einem entsprechenden Verhalten." (Althoff 1987, S. 17) Es diente dazu, einen bestehenden Konsens, eine rechtliche Einigung oder einen Friedensschluß nochmals zu bestätigen und die Bereitschaft, ihn dauerhaft anzuerkennen, auszudrücken. Die Speisegemeinschaft war somit für den Erhalt, die Erneuerung und die Bekräftigung des rechtlichen Einverständnisses in einem bestimmten Personenkreis, der sich durch Handeln und Aushandeln eines Vertrages geschlossen hatte, wie in den vielfältigen Bruderschaften, den Gilden und Hansen, unerläßlich.

Auch das Krönungsmahl der deutschen Könige gehört zu dieser Form ritueller Speisegemeinschaften. Es war im 10. und 11. Jahrhundert das größte und feierlichste Fest außerhalb der Kirche, bei dem symbolisch das ganze Volk bewirtet wurde. Indem der König diese Mahlzeit stiftete, verpflichtete er sich, für das

111 Das Grimmsche Wörterbuch nennt neben dem gemeinsamen Essen eine zweite Bedeutung von Mahl. Das altnordische „mal" meinte auch Vertrag, Rechtssache und Sprache. Dies deutet daraufhin, daß ein Rechtshandel oder ein Vertrag mit einem feierlichen Zusammenkommen, einer gemeinsamen Mahlzeit besiegelt wurde.

Wohl des Volkes zu sorgen. Das Krönungsmahl repräsentierte aber auch einen Rechtsakt: Mit der Teilnahme am Mahl bestätigten die Herzöge, daß sie gewillt waren, die ihnen aufgetragenen Verpflichtungen zu übernehmen, und der König willigte in den Vertrag ein, indem er die Herzöge beschenkte.

Heute wird ein Vertrag rechtswirksam durch Unterschrift. Bis ins frühe Mittelalter wurde er durch die Teilnahme an einer rechtsrituellen Mahlzeit und durch das Teilen der Nahrung gültig. Setzten sich die Tischpartner an die gemeinsame Tafel, weigerten sich aber mitzuessen oder am Tischgespräch teilzunehmen, demonstrierten sie damit, daß sie sich zwar dem Handel unterwarfen, ihn aber nicht anerkannten und somit keine dauerhafte Einigung zustande gekommen war. Über eine historisch legendäre Zusammenkunft wird folgendes berichtet: Im Januar 1077 saßen zwei Herren zusammen am Tisch. Einer von ihnen verstieß gegen alle damals üblichen Regeln und Verhaltensweisen. Er blieb stumm, rührte keine Speise an und „bearbeitete statt dessen die Tischplatte mit dem Fingernagel. Es war König Heinrich IV; und für sein Verhalten hatte er einen guten Grund: Sein Tischgenosse war Papst Gregor VII.“ (Althoff 1987, S. 13) Das Mahl fand auf der Burg von Canossa statt und stand am Ende des langes Weges, den Heinrich IV barfüßig durch den Schnee hinter sich gebracht hatte. Mit seinem ungehörigen Verhalten, nichts zu essen, verkündete er, obwohl er schwieg, eindeutiger und schärfer, als wenn er es ausgesprochen hätte, daß er sich, obwohl er den erniedrigenden Gang unternommen hatte, keineswegs den päpstlichen Forderungen auf Dauer beugen würde und auch kein friedliches Bündnis anstrebte.

Ähnlich unbehaglich fühlte sich König August der Starke, als er sich 1706 mit seinem langjährigen Gegner König Karl von Schweden traf, um mit ihm über einen Friedensvertrag zu verhandeln. Das Machtgefälle zwischen beiden wird daran deutlich, daß Karl von Schweden Augusts Einladungen ablehnte, während August als Bittsteller sich eine solche Unhöflichkeit nicht leisten konnte und immer wieder an den für ihn unbehaglichen Mahlzeiten teilnehmen mußte. Das Essen an der ovalen Tafel dauerte nur eine halbe Stunde, aber es war eine peinliche halbe Stunde. Niemand sprach. Nur zuweilen sahen sich die Majestäten freundlich an (Hoffmann 1988).

Spätestens im 11. Jahrhundert büßt das Mahl seine rechtsverbindliche Wirkung ein. Übrig bleiben rechtssymbolische Handlungen, die immer mehr zu Ritualen erstarren, ohne daß der ursprünglich mit den Handlungen verknüpfte Sinn noch gewußt wird. So tritt das Mahl beim Abschluß von politischen Bündnissen stark in den Hintergrund. Das Recht wird zu einer eigenständigen Sphäre ausdifferenziert, und alle nicht originär rechtlichen Bestandteile werden abgetrennt und verlieren damit jegliche Verbindlichkeit. So finden gemeinsame Mahlzeiten erst im Anschluß an rechtliche Verfahren oder politische Einigungsprozesse statt. Sie besitzen nur noch die symbolische Bedeutung, der Öffentlichkeit bekanntzugeben, daß ein Kompromiß gefunden wurde, mit dem alle Beteiligten einverstanden sind, und daß sie ihr zukünftiges Handeln daran orientieren werden. So ist es sowohl bei Staats- als auch bei privatrechtlichen Verträgen üblich, mit Sekt oder Champagner anzustoßen, wenn ein Einverständnis erzielt worden ist, bei dem sich keiner „über den Tisch gezogen“ oder übervorteilt fühlt oder es jedenfalls nicht öffentlich eingestehen will.

Exklusive Mahlzeiten von sozial Gleichgestellten

Zweck dieses Mahlzeitentyps ist es, die Beziehungen zwischen Personen, die sich einander als gleichartig und/oder gleichwertig wahrnehmen, zu intensivieren und den Zusammenschluß zu einer „exklusiven Gemeinschaft“ zu fördern. Mit diesen Verbindungen ist selbstverständlich unmittelbar verknüpft, Distanz gegenüber Außenstehenden herzustellen und diese nicht an den Vorzügen der jeweiligen Gemeinschaft partizipieren zu lassen.

Exklusiv sind diese Mahlzeiten, weil nur diejenigen teilnehmen dürfen, die als sozial ebenbürtig anerkannt werden und die die gleichen ideellen und/oder materiellen Interessen vertreten. Es handelt sich somit um selektive Assoziierungen, die zumeist nicht die „ganze Person“ beanspruchen, wie religiöse Gemeinschaften dies im allgemeinen tun, sondern die sich auf ein mehr oder weniger großes Gebiet beziehen; meist handelt es sich um Bereiche, die die Stellung im sozialen Raum determinieren. Diese Mahlzeiten veranstaltet man, um sich gegenseitig seine „horizontale“ Vergemeinschaftung zu bestätigen. Sie besitzen häufig einen stark repräsentativen Charakter, weil damit die soziale Stellung der sich durch die Mahlzeit Vergesellschaftenden angezeigt wird. Dies galt für das Meisteressen. Bei diesen Mahlzeiten mußten die neu in die Zunft Aufgenommenen „den Zunftmeistern ein Essen“ ausgeben, das der „Ehrung der alten Meister“ dienen sollte. Im 16. Jahrhundert stiegen die Ansprüche an die Meisteressen, und sie kannten im 17. Jahrhundert „oft kaum noch ein Maß“ (Wissell 1974, S. 21). Der junge Meister begann aufgrund der recht hohen Beiträge für Meisteressen mit „sehr erheblichen Schulden seine Meisterschaft“ (Wissell 1974, S. 25).

Exklusive Gemeinschaften oder selektive Assoziationen, die Mahlzeiten ausrichten, um damit ihre Verbindung zu festigen, gibt es eine ganze Reihe. Die Rotarier, die sich jede Woche zum Essen treffen, sind ein prominentes Beispiel unserer Zeit. Der Idealtypus für eine horizontale Vergemeinschaftung durch eine Mahlzeit ist Artus' sagenumwobene Tafelrunde. An Artus' Tisch Platz nehmen zu dürfen galt als die höchste Auszeichnung in der übernationalen Gemeinschaft der Ritter. Die runde Tischform ließ keine ausgeprägte Hierarchisierung der Tischgenossen zu; im Gegenteil, sie war so gewählt, um die relative Gleichheit der Plätze auszudrücken, so daß die Ritter sich gegenseitig als gleichwertig ansahen. Artus' Platz soll besonders ausgeschmückt gewesen sein, aber ansonsten war er „primus inter pares“.

Der Erste unter Gleichen zu sein beschreibt aber nur die Binnenstruktur. Mindestens ebenso bedeutsam ist die Abgrenzung nach außen, die durch diese Form der Mahlzeit markiert wird. Bei exklusiven Mahlzeiten muß genau definiert sein, wer daran teilnehmen darf und wer nicht, wer als ebenbürtig angesehen wird und wer nicht, wem man eine ähnliche Position im sozialen Raum zuweist und von wem man sich distanziert. Soziale Grenzen zu ziehen ist eine der wichtigsten Aufgaben dieser Mahlzeit. Aristokratische und bürgerliche Festessen dienten mehr als andere soziale Ereignisse dazu, den inneren Kreis derjenigen, die als zugehörig, respektabel oder ebenbürtig anerkannt wurden, neu zu bestimmen oder den bereits bestehenden nochmals zu bestätigen. Dafür finden sich in der Literatur viele Belege. Die aristokratische Abschottung der Tafel von Personen, die als nicht ebenbürtig angesehen wurden, haben Honoré de Balzac und Theodor Fontane in ihren Werken immer wieder gezeigt. In den „Illusions perdues“ läßt Balzac seinen Helden Lucien, der zum Landadel gehört, immer wieder die Abgrenzung des Stadtadels ihm gegenüber schmerzlich erfahren, indem er zeigt, daß ihm jede Einladung zu einem festlichen Essen verweigert wird. Genauso wie das sich assimilierende Großbürgertum der Banken, die höheren Staatsdiener und die Intellektuellen steht er hier vor geschlossenen Türen, während die der Salons, wo er mitdiskutiert und Neuigkeiten austauscht, ihm selbstverständlich offenstehen.

Bei herrschaftlichen Repräsentationsessen handelt es sich nicht um Vergemeinschaftungen, die von dem gemeinsamen Glauben an eine Idee, sondern um eine Verbrüderung, die durch gemeinsame Belange und gleiche Angelegenheiten getragen werden. Die sich zusammenschließende Gruppe vertritt somit ähnliche Interessen. Im Gegensatz zu religiösen oder kultischen Tischgemeinschaften, die potentiell jedem, der denselben Glauben teilt, offenstehen, sind diese Tischgemeinschaften, über die eine interessenorientierte Vergemeinschaftung produziert wird, immer sozial begrenzt, und genau dies auszudrücken ist ihr Zweck.

Festliche private Mahlzeiten

Ereignisse, die im Lebenslauf des Einzelnen einen wichtigen Einschnitt darstellen, die die familialen Beziehungen grundlegend verändern oder die das gesamte verwandtschaftliche Gefüge betreffen, werden häufig durch gemeinsame Mahlzeiten gefeiert, um so die familialen Beziehungen neu auszurichten. Anlässe sind, im Gegensatz zu den religiösen Festen, die regelmäßig wiederkehren, Geschehnisse, die für die Betroffenen einmaligen Charakter haben und oftmals mit einer Statusveränderung verbunden sind wie Hochzeiten, Begräbnisse oder Geburten. Anläßlich dieser Ereignisse schließt sich das verwandtschaftliche Gefüge zu einer Speisegemeinschaft zusammen, die im allgemeinen auch fernere Verwandte und Freunde umfaßt, die nicht zur alltäglichen Familienmahlzeit gehören. Dies erklärt, weshalb die festlichen Familien- und Verwandtschaftsmahlzeiten als außeralltäglich wahrgenommen werden.

Während religiöse und politische Feste regelmäßig wiederkehren und unabhängig vom Leben des Einzelnen sind, entgrenzen und verdichten persönliche und familiale Feste das individuelle und soziale Leben. Auch wenn sie für den Einzelnen einmalige Vorfälle repräsentieren, so sind sie doch ein fester Bestandteil des Lebenslaufes und somit für die Familie, die Verwandschaft, aber auch gesellschaftlich auf Wiederholung angelegt und deshalb stark ritualisiert. Sie sind geeignet, jene zusammenzuführen, die zuvor nicht eng miteinander verbunden waren, und dabei werden verwandtschaftliche Gefühle und Beziehungen hergestellt. Gemeinsame Mahlzeiten im Anschluß an religiöse Rituale anläßlich von Geburt, Konfirmation, Hochzeit, Tod usw. sollen somit familiale Zusammengehörigkeit und Vergemeinschaftungen entstehen lassen. Sie werden genutzt, um die familialen Beziehungen neu zu bestimmen und der familialen Geschichte konstante Identität zu verleihen. Mit anderen Worten: Sie sollen einen Lebens- und Familienzusammenhang herstellen und zur Konstruktion der persönlichen und familialen Biographie beitragen. Bei festlichen familialen Tischgemeinschaften ist die Anzahl der Personen wesentlich größer als bei der alltäglichen Tischgemeinschaft. Es werden Speisen aufgetragen, nicht um den Hunger zu stillen, sondern um zu repräsentieren. Allerdings sind Rezeptur und Zubereitung oftmals ritualisiert und selten von der traditionell familialen Küche gelöst. Sie stammen nicht aus sozial oder regional fremden Küchen und zeichnen sich durch einen hohen Wiedererkennungswert aus. Trotz Variationen innerhalb der üblichen Form wird die Art, wie diese Ereignisse gefeiert werden, erstaunlich stabil tradiert.

Bei außeralltäglichen Tischgemeinschaften stehen soziale Aufgaben und Anlässe im Vordergrund. Es sind Mahlzeiten, die sich nicht von der physischen Notwendigkeit, sich ernähren zu müssen, herleiten. Für den Ursprung der privatfamilialen Tischgemeinschaft gilt dies so nicht. Wenn die Anlässe aus anderen Lebensbereichen stammen, dann werden Mahlzeiten mit „fremden“ Zwecken verknüpft. Dies kann man als eine soziale Dienstbarmachung bezeichnen. Für traditionelle Gesellschaften ist dies kein Problem, wenn beispielsweise Politik und Recht mit Essen verbunden werden. Für moderne Gesellschaften, die von funktionalen Ausdifferenzierungsprozessen gekennzeichnet sind, ist dies problematisch. Funktionale Ausdifferenzierung meint ja, daß für jedes Gebiet ein eigenständiger Bereich mit eigenen Regeln und spezifisch ausgebildeten Experten entsteht. Rechtliche Fragen werden rechtlich kompetent nur von Juristen gelöst. Politik machen Politiker in ihren Institutionen, Parteien, Parlamenten etc. Dies hat zur Folge, daß die Inanspruchnahme der sozialen Qualitäten von Mahlzeiten zurückgeht. So werden rechtliche Akte rechtlich besiegelt, politische Handlungen verbleiben in der politischen Sphäre. Trotzdem besitzen Mahlzeiten immer noch die beinahe magische Fähigkeit, Gemeinschaften zu stiften oder zumindest den Eindruck von Einverständnis für eine gewisse Zeit zu vermitteln. Daß sie diese Eigenschaft besitzen, ist den Menschen bewußt geworden, und dies ist die zweite Dimension der Moderne: Menschen erleben soziale Phänomene nicht mehr als gegeben; sie können sich diese bewußt aneignen und instrumentalisieren. Gerade die Mahlzeit nutzen sie heutzutage sehr aktiv, indem sie Anlässe zu gemeinsamen Essen schaffen. Politische Gipfelessen und Arbeitsessen sind exzellente Beispiele dafür. Sie sollen eine Atmosphäre des Einverständnisses schaffen - oder vortäuschen -, um so die Verhandlungen zu erleichtern. Bei diesen Mahlzeiten ist beides zu einem bewußten Symbol geworden: das Essen und auch die Gemeinschaftlichkeit.

Die Eroberungen der Moderne: Politische Regulierung und Industrialisierung

8. Ernährungspolitik - die „Regulierung von Produktion, Märkten und Menschen“[112]

„Wie das Recht nach Freiheit, stellt das Recht auf die nationale Ernährung das Fundament der Völker dar.“
(Rubner 1922, S. 32)

Max Rubner war der führende Ernährungsphysiologe am Anfang des 20. Jahrhunderts. In einer Ansprache anläßlich der Reichsgründungsfeier 1922, die in der Friedrich-Wilhelms-Universität abgehalten wurde, kritisierte er die staatliche Ernährungspolitik, insbesondere die völlig unzureichende Lebensmittelrationierung während des Ersten Weltkrieges, die die Hungernden zwang, sich auf dem Schwarzmarkt zu versorgen. Die staatlichen „Verordnungen gegen die Nahrungsmittelbesorgung“ seien „unmoralisch“ gewesen und nicht das unrechtmäßige Verhalten der Darbenden. Sie verstießen gegen das „allgemeine Rechtsempfinden und haben mit dazu geholfen, die Autorität des Staates zu untergraben“ (Rubner 1922, S. 13). Ein Staat, der seine Bevölkerung ungenügend mit Lebensmitteln versorge, büße zu Recht seine Macht und Legitimität ein. Das Ende des Kaiserreiches und die Revolution 1918 seien u.a. dem staatlichen Versagen, das Grundbedürfnis nach Nahrung zu befriedigen, zuzurechnen.

Es ist kein Zufall, daß Max Rubner, obwohl Wissenschaftler, so dezidiert politisch Stellung bezog. Denn die wissenschaftliche und die politische Betrachtung der Ernährung waren und sind eng miteinander verflochten. Bereits seit der zweiten Hälfte des 19. Jahrhunderts wurden politische Interventionen im Bereich der Nahrung mit „ernährungswissenschaftlichen“ Daten und Richtwerten begründet und legitimiert. Umgekehrt hat sich die Ernährungswissenschaft allzeit in den Dienst nehmen lassen, ernährungspolitisch verwertbares Wissen zu produzieren.[113] Nicht zuletzt auch deshalb, weil viele Ernährungswissenschaftler sowohl mit der Ausarbeitung von ernährungspolitischen Interventionen als auch mit der praktischen Umsetzung dieser Maßnahmen beschäftigt sind, so beispielsweise in der Ernährungsberatung und in der Gesundheitsvorsorge.

112 Die Überschrift ist angelehnt an den Buchtitel: „Regulating Markets - Regulating People“ (Kjærnes u.a. 1993).

113 Die „alternative Ernährungsforschung“, diejenige, die im System der Wissenschaft weniger repräsentiert ist oder dort nur eine Randstellung einnimmt, beinhaltet deshalb nicht nur eine Kritik der industriellen Produktion, sondern opponiert häufig auch gegen die staatliche Ernährungspolitik.

Daß Ernährungspolitik einen zentralen Bereich staatlichen Handelns bildete und noch immer bildet, man denke nur an die Agrarpolitik der europäischen Union (EU), wird in den westlichen Industrieländern angesichts relativ preiswerter Nahrungsmittel und Überproduktion häufig übersehen. Das staatlich garantierte Recht auf eine genügende Ernährung ist nicht nur national, beispielsweise über das Sozialhilfegesetz und das Asylbewerberleistungsgesetz, verankert; es gehört seit 1976 zu den von den Vereinigten Nationen anerkannten Menschenrechten (United Nations 1976). Für die Bevölkerung in industriellen Wohlfahrtsstaaten ist dieses Anrecht weniger wichtig als für Menschen, die in wirtschaftlich und sozialrechtlich weniger entwickelten Staaten leben und tagtäglich gegen den Hunger kämpfen.[114]

Die Ernährung der Bevölkerung politisch zu lenken und durch staatliche Interventionen zu sichern ist keine Erfindung der modernen Nationalstaaten. Bereits in den antiken griechischen und römischen Stadtstaaten wurde die Agrar- und Lebensmittelwirtschaft gesteuert. So wurden die Höchstpreise für Grundnahrungsmittel wie Getreide und Brot festgelegt, und die Qualität wurde auf der Grundlage rechtlicher Regeln kontrolliert, um die Verbraucher vor gesundheitlichen Beeinträchtigungen und vor wirtschaftlichem Schaden durch Täuschungen oder Verfälschungen zu schützen (vgl. Burnett/Oddy 1994). Überall dort wurden ernährungspolitische Instrumente, wie Preispolitik und Lebensmittelrecht, entwickelt, wo sich die Menschen immer weniger subsistenzwirtschaftlich versorgten und ihre Lebensmittel seltener selbst verarbeiteten und konservierten. Dadurch stieg die Marktabhängigkeit großer Bevölkerungsteile und damit die Gefahr von Lebensmittelspekulationen. Durch die staatliche Steuerung des Lebensmittelsektors sollte für alle sozialen Gruppen Nahrungssicherung, wenn auch auf einem niedrigen Niveau, verläßlich werden. Ernährungspolitik ist deshalb als „Bändigung" oder zumindest als staatliche Regulierung des Marktgeschehens zu verstehen.

Primär regelt sie die Beziehung zwischen Konsumenten und Produzenten, die in marktvergesellschafteten Bereichen typischerweise durch Interessengegensatz geprägt ist. Das Besondere des Lebensmittelsektors ist, daß die Marktdominanz der Produzenten, beispielsweise bei der Festlegung der Preise und Qualitäten, die Konsumenten nicht nur ökonomisch schädigen, sondern stets auch ihr Wohlbefinden, ihre Gesundheit und in einigen Fällen sogar ihr Überleben gefährden könnte. Neben dem Schutz der Konsumenteninteressen dienen die staatlichen Regulierungen oftmals einem zweiten Interesse: der Abschottung der heimischen Lebensmittelproduktion gegenüber Anbietern, die nicht im Geltungsgebiet der staatlichen Ernährungspolitik ansässig sind. So privilegiert beispielsweise die staatliche Marktregulierung ortsansässige Lebensmittelhersteller und macht die Absatz- und Gewinnchancen kalkulierbar. Die administrative Festlegung von Qualitätsstandards durch lebensmittelrechtliche Rege-

114 Allerdings steigt in den letzten Jahren die Anzahl der Menschen, die in Wohlfahrtsstaaten in Armut leben und deren tägliche Nahrung nicht mehr gesichert ist (s. Barlösius u.a. 1995, Köhler u.a. 1997).

lungen, die häufig im Geltungsgebiet übliche Herstellungsverfahren zu rechtsverbindlichen erklären, besitzt gegenüber Anbietern aus anderen Gebieten, in denen andere Techniken oder Rezepturen gebräuchlich sind, marktschließende Eigenschaften. Diese zweite Seite der Ernährungspolitik - die wirtschaftspolitische - gewinnt in Zeiten, in denen die Handelsräume für Lebensmittel stark vergrößert werden und damit die Marktkonkurrenz steigt, oftmals die Oberhand gegenüber dem Verbraucherschutz.

Ernährungspolitik wird üblicherweise definiert als „a formalised coherent set of statements by government which set a framework for the control of food production, processing, distribution, retailing so as to encourage the consumption of nutrious food by the population (Gormley et. al. 1987, S. 149). Selbstverständlich wurde dieses umfassende Konzept von Ernährungspolitik in einem langfristigen historischen Prozeß entwickelt, jedoch nur in den industrialisierten Wohlfahrtsstaaten verwirklicht und selbst in diesen unterschiedlich ausgebaut.

Trotz großer Ungleichzeitigkeiten in den einzelnen Ländern ist es möglich, ein „europäisches Modell" der Entwicklung der Ernährungspolitik als eigenständiges Politikfeld vom späten 19. Jahrhundert bis zum späten 20. Jahrhundert zu erkennen.[115] Ausgelöst durch Bevölkerungswachstum und den Beginn der Industrialisierung und Urbanisierung wuchs die durch Verarmung und Pauperismus verursachte Mangelernährung. Durch den Ausbau der ernährungspolitischen Maßnahmen im 18. Jahrhundert sollte die Unterversorgung soweit gelindert werden, daß keine Hungerunruhen und -aufstände zu befürchten waren. Die politische Skandalisierung von Armut und die Anfänge einer staatlichen Armutspolitik waren diesen Maßnahmen vorausgegangen. Mehr als gravierende Mangelerscheinungen zu verhindern, sollte und konnte die Nahrungspolitik in dieser Phase nicht gewährleisten.

In der zweiten Phase - Mitte bis Ende des 19. Jahrhunderts - wurde mit der Ernährungspolitik das Ziel verbunden, die industrielle und militärische Leistungsfähigkeit zu steigern (Burnett/Oddy 1994, S. 5). Im wesentlichen erstreckte sich die Ernährungspolitik auf zwei Felder: die Festlegung von Mindestversorgungsstandards und die Schaffung eines systematischen nationalen Lebensmittelrechts. Zeitgleich wurden Nahrung und Ernährung Gegenstand naturwissenschaftlicher Forschung, und es begann die Professionalisierung von „Nahrungs- und Ernährungsexperten", die federführend für die Entwicklung sowie für die Durchführung der Ernährungspolitik wurden. In der zweiten Phase standen somit die Lebensmittelsicherheit (food safety), also der Schutz vor verfälschter und gesundheitsgefährdender Nahrung, und die Garantie einer Mindestversorgung (food security) im Zentrum der Ernährungspolitik.

115 Ich beziehe mich hier hauptsächlich auf Burnett/Oddy 1994. Der Grad der Entwicklung der Ernährungspolitik hängt unmittelbar mit dem Grad der Industrialisierung zusammen. Die hier angegebenen Zeiträume gelten nur für die relativ frühindustrialisierten Länder.

In den beiden ersten Phasen wurden hauptsächlich staatliche Maßnahmen zur Sicherung und Verbesserung der Ernährung von sozial benachteiligten und von Risikogruppen, wie z.B. Schwangeren und Stillenden, entwickelt. In der dritten Phase dagegen, die nach dem zweiten Weltkrieg einsetzte, als eine genügende Nahrungsversorgung wieder gesichert war, zielten die Interventionsprogramme auf die gesamte Bevölkerung und sollten dazu beitragen, eine „gesunde Ernährungsweise", sprich eine physiologisch optimierte Versorgung, zu verankern. Damit entstand ein drittes Feld ernährungspolitischer Interventionen: das Ernährungsverhalten selbst. Nicht mehr die Lebensmittel, sondern die Ernährung, also wieviel und was Menschen essen, rückte nun, nachdem die Versorgung unproblematisch geworden war, in den Mittelpunkt ernährungspolitischer Maßnahmen, die nun einen Bereich betrafen, der in bürgerlichen Gesellschaften eigentlich als Privatsache betrachtet wurde. Die Ernährungspolitik entfernte sich damit tendenziell von einer wirtschaftspolitischen Steuerung, die traditionell in der Hand des Landwirtschaftsministeriums lag, und näherte sich statt dessen an die Gesundheitspolitik an. Damit wurde sie zum Zankapfel zwischen gesundheits- und wirtschafts-, genauer landwirtschaftsministrieller Verantwortlichkeit.[116] Dies gilt sowohl für die Ebene der Länder als auch des Bundes und der EU und selbst für die internationale, auf der die Food and Agriculture Organization (FAO) und die World Health Organization (WHO) zuständig sind.

Betrachtet man das historisch gewachsene Set ernährungspolitischer Maßnahmen, dann können im wesentlichen drei Gebiete unterschieden werden, auf denen jeweils überwiegend eines der drei typischen politischen Steuerungsinstrumente: Recht, Geld und Information, eingesetzt wird:

– Die *Regulierung der Produktion* soll die Verbraucher vor gesundheitlichen und ökonomischen Schäden schützen. Das ernährungspolitische Instrument dafür ist der Aufbau eines eigenständigen Rechtsgebietes, des Lebensmittelrechts. Dieses kann sehr abstrakte Regeln enthalten, wie beispielsweise große Teile des modernen Lebensmittelrechtes, oder sehr restriktive, die auf der Ebene der Rezeptur genaue Vorschriften machen, wie beispielsweise das Reinheitsgebot des Bieres. Tendenziell kann man sagen: Je konkreter die lebensmittelrechtlichen Vorschriften sind, um so mehr werden diese nicht nur zum Verbraucherschutz formuliert, sondern gleichzeitig dazu, Lebensmittelherstellern, die andere Rezepturen oder Produktionsverfahren verwenden, den Marktzugang zu erschweren. Umgekehrt ist beobachtbar, daß die Internationalisierung des Lebensmittelhandels durch ein abstrakteres Lebensmittelrecht, das auf verschiedenste Herstellungsverfahren anwendbar ist, erleichtert und wirtschaftlich rentabler wird. Das ernährungspolitische Instru-

116 In der englischsprachigen Literatur werden diese beiden ernährungspolitischen Richtungen begrifflich eindeutiger als in der deutschsprachigen unterschieden. „Food policy" ist zuständig für eine sichere und ausreichende Nahrung und „nutrition policy" dafür, daß die Ernährung den physischen Bedürfnissen entspricht (Murcott/Prättälä 1993, S. 41).

ment, um die Produktion zu regulieren, ist im wesentlichen die Verrechtlichung von Lebensmittelherstellung und -handel.

- Die *Regulierung von Lebensmittelmärkten* soll eine mengenmäßig ausreichende Nahrung für alle Bevölkerungsgruppen sicherstellen. Die ernährungspolitischen Instrumente dazu reichen von einem Eingreifen in Marktprozesse, z.B. durch die Subventionierung von Nahrungsmitteln, über einen administrativ gelenkten Handel bis zum völligen Ausschalten des Marktes, insbesondere in Zeiten der staatlichen Rationierung von Lebensmitteln.

  Von Produzenten wird das ernährungspolitische Ziel Nahrungssicherung häufig dazu genutzt, den Vorrang nationaler Selbstversorgung gegenüber einer internationalen Öffnung des Lebensmittelhandels zu fordern. Dies entspricht ihrem Interesse nach einer Abschottung des nationalen Marktes gegenüber Anbietern aus anderen Nationen, wodurch die binnennationalen Preise vergleichsweise hochgehalten werden. Bei der Regulierung der Märkte ist Geld das zentrale Steuerungsinstrument. Dieser Teil der Ernährungspolitik besteht im wesentlichen aus Agrarpolitik - also einer Steuerung der Landwirtschaft.

- Durch die *„Regulierung der Menschen"*, genauer müßte es heißen: des Nahrungskonsums, soll die Bevölkerung motiviert werden, eine physiologisch optimale Ernährung, die Krankheiten vorbeugt und die Gesundheit fördert, zu praktizieren. Zu diesem Bereich gehören Ernährungsaufklärung, -beratung und -erziehung. Zuständig für diese Art der Ernährungspolitik sind nachgeordnete staatliche oder suprastaatliche Institutionen, wie die Bundeszentrale für gesundheitliche Aufklärung (BzgA) und die WHO. Das vorherrschende Steuerungsinstrument in diesem Bereich ist die Information. Dieser Teil der Ernährungspolitik ist mehr oder weniger der Gesundheitspolitik zugeordnet.

Im folgenden sollen die ernährungspolitischen Instrumente und Maßnahmen für die drei Gebiete jeweils getrennt vorgestellt werden. Dabei geht es nicht um Vollständigkeit, sondern darum, die Strukturen und Prozesse auf den einzelnen Feldern zu charakterisieren.[117]

8.1 Regulierung der Produktion - das Lebensmittelrecht

Traditionell enthält die Küche als kulturelles Regelwerk auf dem konkreten Niveau der Rezepturen genaue Vorschriften darüber, wie Lebensmittel zu produzieren und zu verarbeiten sind. Wenn die Küche nicht mehr als verbindliches Regelwerk anerkannt wird und gleichzeitig die Lebensmittelverarbeitung Ge-

117 International sind zur Differenzierung der drei ernährungspolitischen Bereiche folgende sehr trennscharfe Begriffe eingeführt: Food security - Nahrungssicherung, Food saftey - Lebensmittel- oder Nahrungsmittelsicherheit, Nutrition policy - verbraucherorientierte Ernährungspolitik.

genstand gegensätzlicher materieller Interessen geworden ist, dann kann es zu Interessenkonflikten, insbesondere zwischen Verbrauchern und Produzenten, darüber kommen, wie die Lebensmittel verarbeitet werden sollen. Solche Interessengegensätze können bei einer fortschreitenden Ökonomisierung und Technisierung der Lebensmittelverarbeitung auftreten, wenn die Zusammensetzung oder die Herstellungsverfahren andere werden als die kulturell üblichen. Meist werden sie durch rechtliche Regelung entschärft. Erlangen die Rechtsvorschriften empirische Geltung, repräsentieren sie eine neue - eine rechtliche - Übereinkunft.[118]

Im folgenden beziehe ich mich auf die Webersche Rechtssoziologie, da es mit ihr möglich ist, den Übergang von sozialen Beziehungen, die auf kulturellen Übereinkünften basieren, in Rechtsbeziehungen zu beschreiben, was hier besonders interessiert.[119] Für Weber ist Verrechtlichung ein sozialer Prozeß, bei dem kulturelle, soziale oder andere Beziehungen in Rechts-Beziehungen überführt werden (vgl. Hesse 1984). Verrechtlicht werden solche Beziehungen, bei denen gegensätzliche Interessen aufeinander treffen. Auf dem Lebensmittelsektor sind dies hauptsächlich die wirtschaftlichen Interessen der Lebensmittelproduzenten und die Interessen der Verbraucher an preiswerten und qualitativ hochwertigen Lebensmitteln. Notwendig werden rechtliche Beziehungen, wenn die traditionell übliche Küche nicht mehr als verbindliches kulturelles Regelwerk dafür anerkannt wird, wie Lebensmittel zu produzieren und zu verarbeiten sind, und diese Anerkennung deshalb verlorengegangen ist, weil die Lebensmittelverarbeitung Gegenstand gegensätzlicher materieller Interessen wurde (Weber 1980, S. 188). Das Ziel der Verrechtlichung der Lebensmittelverarbeitung ist es, ein rechtlich abgesichertes Einverständnis zwischen Produzenten und Konsumenten zu erreichen, an dem die unterschiedlichen Interessengruppen ihr Handeln orientieren und damit die Geltung der Gesetze empirisch anerkennen. Das neue rechtlich gesatzte Einverständnishandeln tritt an die Stelle traditioneller Vorschriften oder rechtlicher Regeln, deren Legitimität von den Interessengruppen nicht mehr akzeptiert wird.

Zwischen dem alten und dem neuen Einverständnis besteht ein wesentlicher Unterschied bezüglich des Grades der inhaltlichen Konkretion der Anweisungen, wie Lebensmittel zu produzieren und zu verarbeiten sind. Während sich die traditionell als verbindlich anerkannten Bräuche der Lebensmittelverarbei-

---

118 Die Ausführungen über das Lebensmittelgesetz basieren auf Barlösius 1997a.

119 Mit der Luhmannschen Rechtssoziologie beispielsweise wäre dies nicht möglich. Luhmann setzt an die Stelle eines „konventionellen Begriffs von Legitimität", der auf „Richtigkeit ... des *Inhalts* der Entscheidungen" abstellt, den Begriff der „Legitimation durch Verfahren", der die „generalisierte Bereitschaft meint, inhaltlich noch unbestimmte Entscheidungen innerhalb gewisser Toleranzgrenzen hinzunehmen" (Luhmann 1993, S. 1 u. 28). Mit der Konzentration auf die „Legitimation durch Verfahren" ist es nicht möglich zu untersuchen, wie sich Verrechtlichungsprozesse in vorher kulturell bestimmten Bereichen auswirken, da Kultur von den jeweiligen sie kennzeichnenden Inhalten nicht zu lösen ist und darum als rein formale Abstraktion nicht existiert.

tung zumeist auf äußerliche Merkmale und Qualitäten bezogen, ist ein Hauptkennzeichen aller modernen lebensmittelrechtlichen Vorschriften, daß sie, je größer ihr Geltungsbereich wird, um so formaler und abstrakter formuliert werden müssen, um verschiedenste Produktionsverfahren abzudecken.[120] Das moderne Lebensmittelrecht besteht darum aus Verordnungen, die einen „Höchstgrad methodisch-logischer Rationalität" darstellen, um den rechtlichen Geltungsansprüchen der „Berechenbarkeit" und der „Lückenlosigkeit" zu genügen. Systematisieren, Generalisieren, Konstruieren und Abstrahieren sind die juristischen Methoden, um die einzelnen Vorschriften zu einem „in sich widerspruchslosen Zusammenhang von abstrakten Rechtssätzen" zusammenzufügen (Weber 1980, S. 397). Die fortschreitende Rationalisierung des Rechts führt dazu, daß konkrete inhaltliche Bestimmungen immer weiter aus den rechtlichen Vorschriften entfernt werden und an ihre Stelle formale Regelungen treten. Beim Lebensmittelrecht bedeutet dies, daß solche rechtlichen Regeln, die sich auf der Ebene konkretisieren, auf der die Küche sich als kulturelles Regelwerk präsentiert, durch formalisierte Anweisungen ersetzt werden. Damit entsteht eine latente Konkurrenz zwischen dem kulturellen und dem rechtlichen Regelwerk.

Sozial liegt der Verrechtlichung die rational begründete Motivation an einem berechenbaren und lückenlosen Interessenausgleich zugrunde, der durch ein rechtlich ausgehandeltes Einverständnis auf Dauer gestellt wird. Die zweckrationalen Interessen an der Verrechtlichung erklären, warum ein rechtlich legitimierter Konsens vergesellschaftet, aber nicht vergemeinschaftet. Eine rechtliche Vereinbarung darüber, wie Lebensmittel verarbeitet und vertrieben werden dürfen, ist ein bewußt hergestellter Interessenausgleich und trägt darum in sich bereits die Aufkündigung des erzielten Einverständnisses und die Anpassung an zukünftige Interessenlagen, wie beispielsweise an neue ökonomische, politische, gesundheitliche oder ökologische Forderungen.

Insbesondere politische, ökonomische und technische Neuorientierungen bewirken den Geltungsverlust von Küchentraditionen. Die Schaffung der EU und die Internationalisierung des Lebensmittelhandels sind Beispiele für politische und wirtschaftliche Neuorientierungen, auf die jeweils mit Herausbildung und Weiterentwicklung lebensmittelrechtlicher Regelungen reagiert wird, wie dem Europäischen Lebensmittelrecht und dem Codex Alimentarius, der unter Leitung der FAO und der WHO entwickelt wird und in dem internationale Verfahrensleitsätze zusammengefaßt sind. Die Anpassung lebensmittelrechtlicher Regelungen an das vergrößerte Geltungsgebiet führt zumeist zu einer höheren Abstraktion der Vorschriften, die sich immer weiter von der konkreten Rezeptur entfernen und statt dessen Verfahrensstandards normieren. Insofern drängt die Entwicklung des Lebensmittelrechts in die von Niklas Luhmann identifizierte Richtung einer zunehmenden Formalisierung, bei der die Legitimation immer häufiger durch Verfahren hergestellt wird.

---

120 Die Leitsätze sind rechtlich einsetzbare Regeln auf dem Niveau der Rezeptur.

Die Generalisierung vorheriger Vorschriften ist somit keineswegs historisch erst- oder einmalig, wie oftmals in der emotionalisierten Diskussion über das Europäische Lebensmittelrecht, das als Bedrohung der Vielfalt der europäischen Eßkulturen gilt, unterstellt wird. Die Europäisierung des Lebensmittelrechts wiederholt, wenn auch quantitativ immens gesteigert, frühere Generalisierungen und Anpassungen lebensmittelrechtlicher Regelungen. So entstanden beispielsweise nach dem Zerfall der Zünfte, die in ihrem Herrschaftsraum jeweils eigene Regeln für Lebensmittelverarbeitung und -verkauf aufgestellt hatten, abstraktere lebensmittelrechtliche Regelungen, die die Folgen der beginnenden Industrialisierung, wie z.B. die größeren Vertriebsräume, auffingen. Ergebnis war das erste deutsche Nahrungsmittelgesetz auf nationaler Ebene von 1879.[121] An der Durchführung haperte es jedoch noch, weil es keine zuständigen exekutiven Institutionen gab. Zwar war dem Nahrungsmittelgesetz die Gründung des Kaiserlichen Gesundheitsamtes (KGA) im Jahre 1876 vorausgegangen, wodurch die bis dahin zünftig-kommunale und landesherrliche Verantwortung für die Lebensmittelkontrolle in staatliche Zuständigkeit überging, aber es fehlte sowohl „an den wissenschaftlichen Grundlagen, wie auch an den Organen zur wirksamen Ausführung desselben" (König 1925, S. 8).[122]

1883 schloß sich die „Freie Vereinigung bayerischer Vertreter der angewandten Chemie mit der besonderen Aufgabe der Pflege der Lebensmittelchemie" zusammen, um die Lebensmittelüberwachung zu organisieren und um diese für sich zu monopolisieren, was ihnen weitgehend gelang. Die „Nahrungsmittelchemiker" gründeten fachspezifische Zeitschriften, in denen sie Standards der Lebensmittelkontrolle formulierten. Sie gaben die ersten „Vereinbarungen zur einheitlichen Untersuchung von Nahrungsmitteln usw." heraus, „die 1885 erschienen und vorbildlich für die Entwicklung dieses Gebietes" waren (König 1925, S. 8-9). 1894 wurde die erste staatliche „Prüfungsordnung für Nahrungsmittelchemiker" erlassen, womit ihnen staatlicherseits ihr Berufsmonopol bescheinigt wurde. Einige Jahre später, 1902, entstand die nationale „Standesorganisation" der „Freien Vereinigung deutscher Nahrungsmittelchemiker". Damit war endgültig die professionelle Zuständigkeit für die Lebensmittelkontrolle und die Durchführung des Lebensmittelgesetzes, abgesehen von einigen Nickeligkeiten mit den Tierärzten, die für sich das Privileg der Fleischkontrolle durchsetzten, geklärt, sprich fest institutionalisiert.

Als Reaktion auf die zunehmende staatliche Kontrolle der Lebensmittelproduktion und des -handels und als Gegenpol zu den staatlich geprüften Nah-

121 Es hieß: „Reichsgesetz betreffend den Verkehr mit Nahrungsmitteln, Genußmitteln und Gebrauchsgegenständen". Zur Geschichte der staatlichen Lebensmittelüberwachung s. Behre 1953.

122 Zu seinen Aufgaben gehörte es, „die Vermittlung zwischen der Wissenschaft und staatlichen Organen für die Ausübung der öffentlichen Gesundheitspflege ins Auge zu fassen und dafür zu sorgen, daß alle auf diesem Gebiete aufgedeckten Wahrheiten für einen zeitgemäßen Ausbau und für die Erweiterung der Medizinal- und Veterinärgesetzgebung zur Verwerthung gelangen." (König zitiert nach Ellerbrock 1987, S. 130).

rungsmittelchemikern schloß sich 1901 die Nahrungsmittelindustrie zu einem Interessenverband zusammen, dem „Bund Deutscher Nahrungsmittel-Fabrikanten und -Händler". Sie gaben ebenfalls eine verbandseigene Zeitschrift heraus: „Deutsche Nahrungsmittel-Rundschau" und entwickelten im Gegenzug zu den von den Nahrungsmittelchemikern formulierten Untersuchungsstandards das „Deutsche Nahrungsmittelbuch", in dem sie ihre eher produktions- denn konsumentenfreundliche Vorstellungen von Qualitätsnormen niederlegten (vgl. Ellerbrock 1987, S. 138).

Mit dem „Kaiserlichen Gesundheitsamt" und den Interessenverbänden der Nahrungsmittelchemiker und der Fabrikanten und Händler waren die Institutionen geschaffen, die lange Zeit das Kräftefeld der Lebensmittelgesetzgebung bestimmten. Die Auslegung und Weiterentwicklung lebensmittelrechtlicher Regulierungen der Produktion wurde vorwiegend von diesen Institutionen betrieben. Daß die Gruppe der Betroffenen, die Verbraucher und Konsumenten, nicht in diesem Kräftefeld repräsentiert war, wurde nicht moniert. Erst in den 50er Jahren des 20. Jahrhunderts entstanden erste Ansätze zu sogenannten „Verbraucher-Ausschüssen", die von der ministeriellen Verwaltung für Ernährung, Landwirtschaft und Forsten einberufen wurden (Hamann 1953, S. 7). 1953 wurde die staatlich unterstützte „Arbeitsgemeinschaft der Verbraucherverbände" (AgV) gegründet, der die Aufgabe übertragen wurde, die Verbraucher zu informieren und zu beraten sowie kontinuierlich ihre Interessen in politischen Entscheidungsprozessen zu vertreten.

Mit dem Aufbau des nationalen Lebensmittelrechtes war somit formal verbunden, eine Konfliktordnung zu institutionalisieren, ähnlich wie sie in anderen Politikbereichen existiert. Dazu gehörten nachgeordnete staatliche Behörden, wie Gesundheitsämter und Forschungsinstitute, und kollektive Akteure, die sich gegenseitig als Experten anerkennen und die von Interessengruppen delegiert werden, um rechtliche Einverständnisse über Lebensmittelproduktion und -handel auszuhandeln. Inhaltlich hatte das nationale Lebensmittelrecht zur Konsequenz, daß die Vorschriften im Vergleich mit dem alten Zunftrecht abstrakter, generalisierter und systematisierter wurden. Beide Ebenen, die formale ebenso wie die inhaltliche, sind bei der Schaffung des EU-Lebensmittelrechts wiederum angesprochen. Ähnlich wie beim nationalen begann die Herausbildung des europäischen Lebensmittelrechts mit der Vereinheitlichung der Vorschriften, juristisch Harmonisierung genannt.

Zunächst wurden vereinheitlichte Rechtsvorschriften über die Zusammensetzung und Bezeichnung einzelner Lebensmittel oder Lebensmittelgruppen verabschiedet. Solche Rechtsvorschriften bestehen beispielsweise für Konfitüren, Gelees und Marmeladen, für Fruchtsäfte und gleichartige Erzeugnisse und für Honig, Kakao- und Schokoladenerzeugnisse. Diese Form der Verrechtlichung wird juristisch als „vertikale Harmonisierung" bezeichnet, weil einheitliche rechtliche Regeln aufgestellt werden, die bis in die Rezepturen hineinreichen. Die Vereinheitlichung der Gesetze führte zu einem Konflikt zwischen den Küchen als kulturelle Regelwerke und der rechtlichen Intention, die unterschiedlichen Küchentraditionen durch eine Rechtsvorschrift aneinander anzupassen, was sich zweifellos negativ auf die ursprüngliche Vielfalt der Rezepturen und Eßkulturen ausgewirkt hat (vgl. Swinbank 1990, S. 112). Dies war der Grund dafür, daß die Vereinheitlichung der lebensmittelrechtlichen Vorschriften stets umstritten war. Diese Streitigkeiten wurden häufig vor dem Europäischen Gerichtshof ausgetragen und gefährdeten stets die gesellschaftliche Akzeptanz des gesamten Einigungsprozesses. Konflikte traten dann besonders heftig auf, wenn nationale und regionale Besonderheiten und Spezialitäten, die in den nationalen Regelungen rechtlich abgesichert oder geschützt waren und meist eine herausragende Bedeutung in den Eßkulturen besaßen, wie beispielsweise die Pasta in Italien, der Rohmilchkäse in Frankreich und das nach dem Reinheitsgebot gebraute Bier in Deutschland, bei diesem Vereinheitlichungsprozeß ihren spezifischen rechtlichen Schutz verloren und teilweise sogar verboten werden sollten.

Diese Form der Vereinheitlichung ist seit dem 31.12.1992 zumindest teilweise gestoppt, weil es weder möglich noch wünschenswert schien, den kulinarischen Reichtum der EU-Länder in eine Zwangsjacke zu stecken (vgl. Swinbank 1990, S. 113).[123] Seit diesem Zeitpunkt müssen nicht angeglichene Rechtsvorschriften der einzelnen Mitgliedsstaaten gegenseitig anerkannt werden. Qualitätsunterschiede, die sich aus den jeweiligen nationalen Regeln über die Zusammensetzung oder Herstellung eines Lebensmittels ergeben, rechtfertigen kein Verkehrsverbot oder sonstiges Handelshemmnis mehr (s. Rabe 1989; Oberender 1990). Damit wurde der horizontalen Harmonisierung Vorzug gegeben; dies meint: der gegenseitigen Anerkennung der verschiedenen nationalen lebensmittelrechtlichen Vorschriften.

8.1.1 Die Felder des rechtlichen Interessenausgleichs: Gesundheitsschutz und Schutz vor Täuschung

In allen modernen Lebensmittelgesetzen erstreckt sich der Interessenausgleich „offiziell", sprich als Absicht ausdrücklich formuliert, auf zwei Gebiete: Schutz vor Täuschung und Gesundheitsschutz. Der rechtlich garantierte Gesundheitsschutz verbietet es, Lebensmittel in den Verkehr zu bringen, die geeignet sind, die Gesundheit zu gefährden. Die Konstruktion des Interessenausgleichs beim Gesundheitsschutz besteht darin, daß rechtlich definiert ist, gegenüber welchen Stoffen überhaupt gesundheitliche Bedenken angebracht und berechtigt sind. Ohne auf die jeweiligen lebensmittelrechtlichen Formulierungen einzugehen, kann vereinfachend gesagt werden, daß „Stoffe natürlicher Herkunft" oder solche, die den „natürlichen chemisch gleich sind" und als „typisches Ingredienz eines Lebensmittels verwendet" werden, nicht als gesundheitsgefährdend gelten; es sei denn, es bestehen begründete Zweifel, wie z. B. beim Waldmei-

123 Grund war das Inkrafttreten des Artikels 8A der Europäischen Akte, in dem der europäische Binnenmarkt ohne Grenzen beschlossen wurde.

ster.[124] Für diese Stoffe gilt keine besondere rechtliche Reglementierung. Andere Stoffe, die Zusatzstoffe sind, müssen gesundheitlich überprüft, und ihre Verwendung in bestimmten Lebensmitteln muß zugelassen werden.

Die rechtliche Konstruktion des Gesundheitsschutzes leitet sich von einem sozialen Konsens über die Lebensmittelverarbeitung ab. Dieser basiert auf der weitgehend unstrittigen, weil kulturell gemeinsam geteilten Überzeugung, daß das, was „natürlich" ist und was typischerweise, das heißt meist traditionellerweise, zu einer Rezeptur dazugehört und ein übliches Herstellungsverfahren ist, gesundheitlich unbedenklich ist und darum auch nicht verrechtlicht werden muß. Was allerdings als „natürlich" angesehen wird, hängt davon ab, wie innerhalb eines bestimmten sozialen Umfeldes der Begriff „Natürlichkeit" kulturell gedeutet wird. Daraus erklärt sich auch, warum sich die Vorstellungen über „natürliche Herkunft" permanent wandeln. Das gleiche trifft auch für die Rechtskriterien „typische Ingredienzen" oder „allgemeine Verkehrsauffassung" zu, die sich auf die Zusammensetzung und die Herstellungsverfahren beziehen. Üblicherweise gelten die küchenmäßige Zubereitung und die handwerkliche Produktion aufgrund dessen, daß sie in einem langen Erfahrungsprozeß entstanden sind, als nicht gesundheitsgefährdend. Dieses kulturelle Vertrauen privilegiert einen historisch entwickelten technischen und ökonomischen Stand der Lebensmittelproduktion. Es ist auch der Grund dafür, warum handwerkliche Lebensmittelverarbeitung weniger rechtlich reglementiert ist als industrielle Produktion. Wahrscheinlich resultiert dieses Vertrauen auch daher, daß sich küchenmäßige und handwerkliche Produktion als kulturell geregelt darstellen und sich deshalb auf einen noch tragfähigen sozialen Konsens berufen können. Das Mißtrauen gegenüber den modern-industriellen Herstellungsverfahren wurzelt nicht nur in der vermeintlichen Gesundheitsgefährdung durch andere Produktionsverfahren, sondern gleichermaßen in der gesteigerten Ökonomisierung der Lebensmittelverarbeitung, die einen massiven Interessengegensatz darstellen. Die soziale Beziehung zwischen Produzent und Konsument ist nicht, wie bei traditionell-üblicher Lebensmittelverarbeitung, von der Annahme getragen, daß die Produktion gemeinsam geteilten kulturellen Vorstellungen entspricht. Die Industrialisierung der Lebensmittelproduktion war bereits in ihren Anfängen mit ausgeprägten wirtschaftlichen Zielen verbunden und konnte sich darum nie auf eine kulturelle Anerkennung oder einen vergemeinschaftenden Konsens berufen.

Das zweite Gebiet, über das im Lebensmittelrecht ein Interessenausgleich hergestellt wird, ist der Schutz vor Irreführung und Täuschung. Täuschung und Irreführung liegen dann vor, wenn die Beschaffenheit, Zusammensetzung und Benennung eines Lebensmittels nicht der Verkehrsauffassung entsprechen. Verkehrsauffassung ist der zentrale lebensmittelrechtliche Begriff, über den ein

---

124 Im § 2 des deutschen LMBG wird definiert, welche Stoffe Zusatzstoffe sind. Dort werden die Kriterien: „natürliche Herkunft" oder „den natürlichen chemisch gleich" und „allgemeine Verkehrsauffassung" genannt. Der Begriff „typisches Ingredienz" steht im Codex Alimentarius.

Interessenausgleich bezüglich der Qualität des Lebensmittels hergestellt wird (s. Streinz 1997; Raffée 1991; Zipfel 1991). Bei dieser rechtlichen Konstruktion wird davon ausgegangen, daß Verbraucher, Hersteller und Händler eine gemeinsam akzeptierte Auffassung darüber haben, wie ein Lebensmittel beschaffen und zusammengesetzt sein soll. Und weiterhin, daß, wenn eine solche Auffassung nicht besteht - also im Konfliktfall - eine Verkehrsauffassung rechtlich ermittelbar ist. Eine so ermittelte Verkehrsauffassung repräsentiert einen rechtlich herbeigeführten Kompromiß zwischen Verbrauchererwartungen und Hersteller- und Händlerinteressen. Die Verkehrsauffassung als rechtswirksamer Begriff wird nur dort bedeutungsvoll, wo keine verbindliche kulturelle Übereinkunft darüber besteht, wie ein Lebensmittel zu produzieren ist. Nur in den Fällen, in denen die Zusammensetzung, Beschaffenheit oder Bezeichnung eines Lebensmittels Gegenstand unterschiedlicher materieller Interessen geworden ist, muß die Verkehrsauffassung normiert oder festgestellt werden. Dem Verfahren der Ermittlung kommt dabei eine enorme Bedeutung zu, da es dazu dient, einen sozialen Konsens herzustellen. Mit Luhmann kann man dies als „Legitimation durch Verfahren" qualifizieren, weil die verbindliche Verkehrsauffassung durch Rechtsverfahren festgelegt wird und dem Verfahren selbst die Aufgabe der Rechtsfindung zukommt. Es gibt verschiedene rechtlich relevante Verfahren, um die Verkehrsauffassung zu ermitteln. Zunächst bestehen Gesetze und Verordnungen, in denen die Zusammensetzung oder Bezeichnung rechtsverbindlich geregelt sind. Weitere Verfahren sind: die Prüfung der Leitsätze, die Anhörung von Sachverständigen, demoskopische Befragung der Verbraucher, Sichtung von Koch- und Rezeptbüchern etc.

Die Verkehrsauffassung ist ein rechtlicher Begriff, der sich auf das konkrete Niveau bezieht, auf dem sich die Küche als kulturelles Regelwerk verdichtet. Denn vereinfacht ausgedrückt, soll die Feststellung der Verkehrsauffassung die Frage beantworten, ob das hergestellte Lebensmittel dem entspricht, was im allgemeinen erwartet wird. Ganz schlicht gesagt, ob Bezeichnung und Produkt identisch sind - ob es das ist, was es vorgibt zu sein. Dies ist ursprünglich eine kulturelle Frage, die außerhalb eines bestimmten kulturellen und sozialen Rahmens nicht beantwortet werden kann. Das rechtliche Verfahren der Feststellung der Verkehrsauffassung bedeutet jedoch die Überführung eines ursprünglich kulturellen Konsenses in eine Rechtsbeziehung. Bereits in der Begriffsbestimmung ist diese Überführung enthalten, da das Feststellen einer Verkehrsauffassung geradezu zwangsläufig einen Interessenausgleich notwendig macht, wenn alle am Lebensmittelverkehr beteiligten Kreise eine Qualitätsbeschreibung zu akzeptieren haben. Da in dem Rechtsverfahren nur „berechtigte Verbrauchererwartungen" und „produktionstechnische Erfordernisse" zu berücksichtigen sind, ist die Richtung eines erreichbaren Kompromisses vorgegeben (Raffée 1991, S. 292).

8.1.2 Schutz der heimischen Lebensmittelproduzenten

Lebensmittelrechtliche Vorschriften dienen neben den beiden „offiziellen“ Zielen häufig einem „inoffiziellen“: dem Schutz der heimischen Lebensmittelproduktion vor unliebsamer Konkurrenz. Rechtsvorschriften, die sich auf die Rezeptur beziehen und damit andere kulturell übliche Zubereitungs- und Verarbeitungsweisen verbieten, besitzen diesen Konkurrenzschutz eher als solche, die Verfahrensvorschriften machen. Ein Beispiel, das viele Jahre die Gemüter erhitzte und die Gerichtshöfe beschäftigte, ist das deutsche Reinheitsgebot. Es geht auf das Bayerische Reinheitsgebot von 1516 zurück, das anordnete, daß zur Bierherstellung nur Hopfen, Gerste und Wasser verwendet werden dürfen. Bis dahin war es üblich gewesen, Bier mit den verschiedensten Zutaten wie Wacholderbeeren, Anis, Kümmel, Thymian etc. zu würzen. Im Rheinland und in Norddeutschland gab man für den Geschmack vorwiegend Gagel und Porst ins Bier, die in Süddeutschland nicht wuchsen. Die Bayerische Verordnung, ausschließlich mit Hopfen zu würzen, reagierte nicht auf gesundheitliche Bedenken, wie heute mit Vorliebe argumentiert wird, sondern war ein Instrument, um das einheimische Bier gegenüber den Konkurrenzprodukten aus dem Westen und dem Norden zu schützen und den ansässigen Brauereien Wettbewerbsvorteile zu verschaffen (Mayer 1990; Hackel-Stehr 1991/1992).

Das Reinheitsgebot wurde Anfang des 20. Jahrhunderts in ganz Deutschland durchgesetzt und blieb bis zur Europäisierung des Lebensmittelrechts bestehen. Bekanntermaßen klagte die Bundesrepublik Deutschland vor dem Europäischen Gerichtshof (EuGh) dagegen, daß nach EU-Recht nun auch mit Konservierungsstoffen und Stabilisatoren angereichertes Bier in Deutschland verkauft werden darf und führte dabei zunächst das Argument der Gesundheitsgefährdung an. Dem widersprach der EuGh. Gesundheitliche Risiken durch die Zugabe von Zusatzstoffen, die im übrigen in anderen Lebensmitteln in Deutschland erlaubt sind, seien nicht nachweisbar. Daraufhin wurde eine zweite Klage mit der Begründung nachgeschoben, daß Zusatzstoffe nur für solche Lebensmittel zugelassen sind, bei denen die Zugabe technologisch notwendig ist. Bei Bier sei dies bekanntermaßen nicht der Fall. Auch diese Klage wurde abgelehnt. Die Begründung lautete:

> „Bei der Bedürfnisprüfung sind ... nicht nur die Maßstäbe des Einfuhr-Mitgliedsstaates heranzuziehen, sondern auch die Herstellungsweise und die Bewertung im Herkunftsstaat ist zu berücksichtigen. Im Vordergrund stehen bei dieser Prüfung die Erfordernisse der Lebensmitteltechnologie und Ernährung. Anerkannt werden aber auch wirtschaftliche Bedürfnisse ebenso wie organoleptische und psychologische Bedürfnisse.“ (Rabe 1989, S. 371)

Ist das deutsche Reinheitsgebot in Europa unterlegen? Rechtlich sicherlich; ökonomisch nicht. Die Klagen vor dem EuGh waren exzellentes Marketing für nach dem Reinheitsgebot gebrautes Bier. Durch den Rechtsstreit gelang es, den Begriff des „Reinheitsgebotes immer wieder neu im Bewußtsein der Verbraucher“ zu verankern und den Eindruck zu erzeugen, als handele es sich um eine jahrhundertelange Tradition. Diese „psychologische Wirkung des deutschen Reinheitsgebotes“ hat offenbar genügt, „dem Ansturm ausländischer Großkonzerne“ zu trotzen (Mayer 1990, S. 131).

Die rechtlichen Niederlagen können als Beleg dafür angesehen werden, daß das EU-Recht die vielfältigen europäischen Eß- ebenso wie Trinkkulturen tendenziell angleicht. Ein treibendes Motiv dafür ist, daß zusätzlich zu den beiden traditionellen Zielen des Lebensmittelrechtes - Gesundheitsschutz und Schutz vor Täuschung - ein drittes gleichberechtigt wurde: der freie Warenverkehr.[125] Dadurch wurde, wie intendiert, die Konkurrenz auf dem europäischen Binnenmarkt außerordentlich gesteigert, was gerade in den letzten Jahren zu einer enormen Konzentration auf dem Lebensmittelsektor geführt hat. Daß aus unterschiedlichen Produktionsverfahren keine Handelsnachteile mehr resultieren dürfen, ist seit dem berühmten Cassis-de-Dijon-Urteil von 1979 rechtlich abgesichert. Die Bundesrepublik Deutschland hatte damals gegen den Import von französischem Cassis als Likör vor dem EuGh geklagt, weil dieser die Verbraucher in der Bundesrepublik Deutschland täusche, da er weniger Alkohol enthält, als nach dem deutschen Gesetz für einen Likör vorgeschrieben ist. Bereits seinerzeit unterlag die Bundesrepublik. Der Gerichtshof verwies auf den Artikel 30 des Europäischen Vertrages, der Handelsbeschränkungen innerhalb der EU bis auf die Ausnahmen „gesundheitliche Bedenklichkeit“ oder „moralische Einwände“ verbietet (Swinbank 1990, S. 100).

Rechtliche Vorschriften zu erlassen, um sich damit Wettbewerbsvorteile zu verschaffen, ist in den letzten Jahrzehnten, insbesondere seit Beginn internationaler Verhandlungen über den Abbau von Zollschranken, wie den GATT-Vereinbarungen, zu einem stets verfeinerten Instrument staatlicher Steuerung von Märkten geworden. Es handelt sich dabei um nichttarifliche Handelsbarrieren (non-tarif trade barriers), die in erster Linie gegenüber Drittländern aufgebaut werden. Dazu gehören beispielsweise Beschränkungen bei den erlaubten Zusatzstoffen, Toleranzgrenzen für Kontaminationen, Kennzeichnungspflichten usw. Diese vielfältigen Maßnahmen sollen Exporteure davon abhalten, mit der lokalen Industrie in Konkurrenz zu treten.

> „A dilemma occurs when it is not possible to tell if such a regulation genuinely protects the health and saftey of consumers or if it masquerades as such in order to protect the economic interests of domestic producers.“ (Kinsey 1993, S. 168)

Aber auch EU-intern existieren derartige rechtlich verfaßte „Handelsbarrieren“, die hier als Marketinginstrument wirken sollen. In zwei Verordnungen, die Anfang der 90er Jahre erlassen wurden, ist diese Zielrichtung ganz eindeutig: in der „Spezialitäten-Verordnung“ und der Verordnung zum „Schutz von geographischen Angaben und Ursprungsbezeichnungen für Agrarerzeugnisse und Le-

---

125 Die rechtliche Formulierung lautet: „Lauterbarkeit des Handelsverkehrs“ (Rabe 1989, S. 364).

bensmittel". Die zweite Verordnung bewertet die Herkunft oder den geographischen Ursprung eines Produktes als besonderes Qualitätsmerkmal, das zu schützen ist, weil es marketingrelevant verwertet werden kann. Österreich hat bei den Beitrittsverhandlungen zur EU diese Verordnung intensiv ausgenutzt, indem es für viele Austriazismen, z.B. Schlagobers, Kren, Karfiol und Marillen, den Schutz der geographischen Herkunftsbezeichnungen erwirkt hat. Die sogenannte Spezialitäten-Verordnung ermöglicht es, den Namen und die Rezeptur von Lebensmitteln schützen zu lassen, wenn diese sich durch traditionelle Merkmale auszeichnen (Klein 1993).

Beide europäischen Verordnungen sollen die gewollten ökonomischen Folgen der Vereinheitlichung und Harmonisierung des europäischen Lebensmittelrechts - den freien Warenverkehr und die Effektivierung des europäischen Binnenmarktes - für ausgewählte Produkte mildern bzw. tendenziell wieder zurücknehmen. Dies geschieht rechtssoziologisch betrachtet dadurch, daß antiformale Elemente in die europäische Lebensmittelrechtsentwicklung aufgenommen werden, die für eine teilweise Re-Materialisierung sorgen und dadurch eine zunehmende Partikularisierung des Rechts betreiben, indem sie eine „qualitative Dignität" - hier die vermeintliche kulturelle Authentizität von Eßkulturen - zum Rechtsinhalt machen. Diese Rechtsentwicklung stellt eine gegenläufige Tendenz zu der bevorzugten horizontalen Harmonisierung dar, die auf „formale, also begrifflich abstrakte und verfahrensmäßig rationalisierte Orientierung" zielt (Teubner 1985, S. 305).

8.2 Die Regulierung von Lebensmittelmärkten durch das „eiserne Dreieck"

Nahrungssicherung ist das fundamentale Ziel der Ernährungspolitik. Eine der ersten Maßnahmen moderner Nationalstaaten im 19. Jahrhundert, um dieses zu verwirklichen, war die „wissenschaftlich" legitimierte Bestimmung von Kostsätzen, um Richtwerte für Mindesteinkommen und für die Lebensmittelrationierung in Kriegs- und Krisenzeiten festzulegen.[126] Gerade im Laufe von Staatenbildungsprozessen wird Nahrungssicherung meist auf krude Weise mit nationaler Selbstversorgung, also Autarkiepolitik, gleichgesetzt. Auf diese Weise wurde Nahrungssicherung, die ursprünglich auch mit der sozialpolitischen Absicht, die Mangelernährung der unteren sozialen Klassen zu verringern, eingeführt wurde, weitgehend nationalistisch uminterpretiert und darauf konzentriert, Nahrungsautarkie in ökonomischen und militärischen Krisenzeiten zu gewährleisten (vgl. Swinbank 1992, S. 53). Die Überzeugung, daß Nahrungssicherung nur durch nationale Selbstversorgung hergestellt werde könnte, hat zu der noch heute bestehenden schicksalhaften Verbindung, ja teilweise Gleichsetzung von Ernährungs- und Agrarpolitik geführt. Sie drängte weiterhin solche Maßnahmen, die eher geeignet gewesen wären, die sozial ungleiche Ernährung zu mi-

126 Vgl. Kapital 3.2.2

nimieren, z.B. die Anhebung der Mindesteinkommen oder eine staatliche Steuerung von Lebensmittelherstellung und -handel, in den Hintergrund. Die Form der Nahrungssicherung ist seit hundert Jahren im großen und ganzen gleichgeblieben.

Begünstigt wurde die Verbindung von Ernährungs- und Agrarpolitik dadurch, daß sie den Interessen der Landwirte, ihr Einkommen zu sichern und die inländische Agrarwirtschaft gegenüber der preisgünstigeren ausländischen Konkurrenz abzuschütteln, entsprach. Die an den Bedürfnissen der gesamten Bevölkerung orientierte Ernährungspolitik wurde in Agrarpolitik überführt. Sie wurde als Antwort auf die Frage, wie Nahrungssicherung hergestellt werden kann, angesehen. Dahinter stand die Behauptung, daß die staatliche Förderung der Landwirtschaft die beste Garantie für Nahrungsautarkie und deshalb die staatliche Einkommenssicherung der Landwirte im Interesse der Gesamtbevölkerung sei. Die Agrarpolitik, die von Anfang an landwirtschaftliche Interessenpolitik war, wurde somit so umgedeutet, als sei sie von gesamtgesellschaftlichem, ja von nationalem Vorteil.

Es hatte mehrere Gründe, daß es den organisierten Agrarinteressen Ende des 19. Jahrhunderts gelang, sich als allein zuständig für die Nahrungssicherung zu erklären und dieses ernährungspolitische Vorhaben von der Agrarpolitik absorbiert wurde. Bedeutungsvoll war sicherlich, daß sich das politische Ziel der „Nahrungsautarkie" mit den Forderungen der Landwirtschaft nach staatlicher Unterstützung, um die Absatzkrise, insbesondere für Getreide, zu beheben, verbinden ließ (vgl. Barlösius 1995). Die „Krise in der deutschen Landwirtschaft" resultierte aus der geringen Neigung der deutschen Landwirte, ihre Produktion zu technisieren und zu rationalisieren, weshalb sie auf dem nationalen und internationalen Markt, speziell mit der US-amerikanischen Agrarwirtschaft, kaum mehr konkurrenzfähig waren. Um weitere Einkommenseinbußen zu verhindern und um die Finanzkraft des Staates durch die Einnahme von Grenzabgaben zu stärken, wurden 1879 Schutzzölle eingeführt. Dies war der Beginn des bis heute ungebremsten und milliardenverschlingenden Agrarprotektionismus. Politisch legitimiert wurde diese eindeutige landwirtschaftliche Interessenpolitik damit, daß sie der „Nahrungsautarkie" diene, weil diese nur durch eine wirtschaftlich stabile einheimische Landwirtschaft garantiert werden könne.

> „Wäre der Autarkiegedanke mehr gewesen als nur die Behauptung allgemeiner Interessen, dann hätte man nach der Einführung der Agrarschutzzölle für eine entsprechende Ausrichtung der landwirtschaftlichen Produktion eintreten müssen. Dies ist aber nicht geschehen." (Henning 1988, S. 121)

Nicht Nahrungsmangel und zu hohe Preise, sondern eher das Gegenteil, eine nationale und internationale Überproduktion, davon ausgelöst ein internationaler Marktverdrängungswettbewerb und ein drohender Preisverfall, was für die sozial benachteiligten Klassen ein Mehr an Nahrungssicherung hätte bedeuten können, waren der Anlaß für den Agrarprotektionismus. Unter Verdrehung des Sachverhaltes wurde dieser als am Gemeinwohl orientierte Ernährungspolitik ausgegeben. Der tatsächliche Anlaß für die Agrarpolitik, den Strukturwandel von einer Agrar- zu einer Industriegesellschaft sozialpolitisch abzufedern und einen Wandel der Agrarstruktur zu befördern, wurde häufig nur als zweite Begründung nachgeschoben (vgl. Rieger 1993, 1995).

Die landwirtschaftliche Sozial- und Wirtschaftspolitik mit der „Sicherung der Volksernährung" zu rechtfertigen ist eine politische Argumentationsweise, die auch in späteren Jahrzehnten als Argument für die starke finanzielle Unterstützung der Landwirtschaft angeführt wurde. Dies galt für die Agrarpolitik der Weimarer Republik und erst recht für die des Dritten Reiches, aber auch für die der Bundesrepublik, die ebenfalls in der Tradition des Agrarprotektionismus blieb.[127] Für die Bundesrepublik wurde die Richtung der Agrarpolitik in dem 1955 verabschiedeten Landwirtschaftsgesetz festgeschrieben. Es entstand auf Initiative des Deutschen Bauernverbandes (DBV), der ein Gesetz „zur Sicherung der Volksernährung und zur Erhaltung eines gesunden Bauernstandes" forderte (Henning 1988, S. 276). Selbst die Gemeinsame Agrarpolitik (CAP) der Europäischen Gemeinschaft bediente sich dieses Mittels (Pyta 1991, S. 10). Im Europäischen Vertrag wurden für die Gemeinsame Agrarpolitik zwei Zielbereiche festgelegt: der ländlichen Bevölkerung einen angemessenen Lebensstandard zu ermöglichen und weiterhin die Bevölkerung zuverlässig, ausreichend und zu günstigen Preisen mit Lebensmitteln zu versorgen (s. Swinbank 1992, S. 56).[128]

Die große Mehrzahl der agrarpolitischen Analysen stimmt darin überein, daß sich die ökonomischen Interessen der Landwirte als besser durchsetzungsfähig erwiesen als die ernährungspolitischen Ziele, insbesondere wenn man das Gesundheitsinteresse der Bevölkerung zum Vergleichsmaßstab nimmt. Den ersten Punkt, die „wirtschaftlichen Nachteile der Landwirtschaft gegenüber anderen Wirtschaftsbereichen auszugleichen und ihre Produktivität zu steigern" (Landwirtschaftgesetz § 1), hat sie zielstrebig verfolgt und zweifellos, auch wenn die Interessenvertreter der Landwirte dies anders sehen, erreicht.[129] Zur Veränderung der Ernährungssituation hat die Agrarpolitik weniger beigetragen. Dies war und ist auch nicht ihr Anliegen gewesen. „The CAP has probably had some slight impact on diet, possibly for the better." (Swinbank 1992, S. 57) Der Grund dafür ist: „The CAP is a farm policy, not a food policy, which affects the

---

127 Die Agrarpolitik der DDR war selbstverständlich eine grundsätzlich andere.

128 Wie hartnäckig diese Argumentation ist, zeigt ein 1996 erstelltes Strategiepapier des BML mit dem Titel „Konzeption zur Verbraucherpolitik im Ernährungsbereich". Darin wird die Verringerung der landwirtschaftlichen Überproduktion, also der Abbau der kostspieligen Fett- und Fleischberge, als verringerte Nahrungssicherung während politisch-militärischer Krisen interpretiert, weshalb die Lücken so schnell wie möglich gestopft werden sollen.

129 Man denke nur an die rückläufige Anzahl landwirtschaftlicher Arbeitskräfte, deren Abbau im Vergleich zu den Entlassungswellen, von denen Industriearbeiter betroffen sind, erstaunlich sozialverträglich, ohne große Arbeitslosigkeit und massive Verarmung verlief. Ganz im Gegenteil, oft war sie mit einem sozialen Aufstieg verbunden.

volume and composition of raw materials produced by farmers but has little effect on the range or quality of foods and sale in the shops, though it does increase the overall price of food and influence the price of one foodstuff in relation to another.“ (Swinbank 1992, S. 58) Das ernährungspolitische Ziel, den Verbrauchern bessere und gesündere Lebensmittel auf dem Markt anzubieten, blieb nicht mehr als ein wohlgemeintes Anhängsel der Agrarpolitik, das aber nie gestaltungswirksam wurde. Elisabeth Helsing vom Regionalbüro Europa der WHO meint sogar, daß die Agrarpolitik der letzten 30 Jahre so zugeschnitten war, daß sie den Landwirten ökonomische Vorteile brachte, landwirtschaftliche Arbeitsplätze erhielt und zur militärischen Sicherheit beitrug. Gesundheit - als wichtiges Verbraucherinteresse - kam in den Diskussionen um agrarpolitische Maßnahmen kaum vor (vgl. Helsing 1991, S. 374/5). Erst langsam, unter dem Eindruck, daß die gesellschaftliche Akzeptanz der Agrarpolitik schwinden könnte, beginnt sich die Agrarbürokratie mit einer gesundheitsorientierten Ernährungspolitik zu beschäftigen.

Bisher wird die Agrarpolitik aus Sicht der Verbraucher erstaunlich wenig kritisch diskutiert. Und dies, obwohl die Agrarwirtschaft zum großen Teil steuerfinanziert ist und keineswegs den Konsumenteninteressen entspricht. Man denke nur an BSE, Salmonellen in Eiern und Geflügel, Massentierhaltung, Arzneimittelrückstände in Schweinefleisch, Östrogene in Kalbfleisch, Nitrat im Trinkwasser, Pestizide und Herbizide, die steuerfinanzierte Vernichtung von Obst und Gemüse oder zunehmende Bodenerosionen. Trotzdem - man kann Planck nur zustimmen: „Landwirtschaft“ gilt „als gemeinnützige Institution“, die von gesamtgesellschaftlichem Interesse ist (Planck 1985, S. 59). Rieger hebt hervor, daß „anders als bei der wohlfahrtsstaatlichen Sozialpolitik ... es sich bei der Agrarpolitik mit finanzpolitischen Mitteln um eine ‚lautlose Umverteilung‘ (handelt)“ (Rieger 1993a, S. 6). Warum ist dies der Fall?

Sicherlich wirken verschiedenste Ursachen zusammen. Nur zwei sollen hier herausgegriffen werden. Eine wurde bereits angesprochen. Es ist die Art der Legitimierung der staatlichen Unterstützung der Landwirtschaft. Der Agrarpolitik ist es ausnahmslos gelungen, der landwirtschaftlichen Produktion Aufgaben und Funktionen zuzuordnen, die als von gesamtgesellschaftlichem Interesse gelten. Sicherung der Nahrungsmittelversorgung in Krisenzeiten war die erste. Es folgten: die Landschaft vor Verwilderung schützen und die Kulturlandschaft konservieren, Erholungs- und Urlaubsmöglichkeiten anbieten, natürliche Ressourcen erhalten und die Umwelt schützen. Bei den der Agrarwirtschaft zugeordneten Aufgaben und Funktionen handelt es sich um solche, die als nicht ökonomisierbar und von gesamtgesellschaftlicher Bedeutung gelten. Sie werden permanent ergänzt und korrigiert, um an soziale und wirtschaftliche Veränderungen angepaßt zu werden. Die Legitimationsbeschaffung ist jedoch nur eine Seite der Medaille, die Konsequenzen für den Agrarsektor ist die andere. Diese bestehen in einer zunehmenden administrativen Steuerung der landwirtschaftlichen Produktion und damit verbunden einer stetig steigenden Bürokratisierung.

Dies leitet über zu dem zweiten Grund, der hier nur angeschnitten werden soll. Es handelt sich um das institutionalisierte Beziehungsgeflecht von Politik, Agrarbürokratie und agrarwirtschaftlichen Interessenverbänden, also beispielsweise dem Deutschen Bauernverband. In der Literatur ist zur Charakterisierung der innigen Verflechtung dieser drei Akteure der Begriff „Iron Triangle“ eingeführt (Holm u.a. 1993, S. 55). Das „Eiserne Dreieck“ beschreibt, wie agrarpolitische Entscheidungen zustande kommen: hinter verschlossenen Türen. Dort tagen Politiker, spezialisierte Bürokraten und die Spitzen der organisierten Interessenverbände. Ohne Beteiligung einer größeren Öffentlichkeit handeln sie die Zukunft der Agrarpolitik aus.

> „The majority of matters that may rise outside the narrow triangle of civil servants, politicians and organizational top guns can be caught , controlled and channelled into either de-politicised procedures, or procedures for decisions behind the closed doors of the triangle. The vast majority of matters stay behind the ‘closed doors’.“ (Holm u.a. 1993, S. 55)

Das „Eiserne Dreieck“ repräsentiert somit das Kräftefeld, das die agrarpolitischen Leitlinien aushandelt und damit indirekt bestimmt, wie Nahrungssicherung hergestellt wird und unter welchen Bedingungen Lebensmittel produziert werden. Dieses Kräftefeld, das sich zunächst auf nationaler Ebene herausgebildet hat, wurde auch auf EU-Ebene institutionalisiert. Genauso wie auf nationaler ist auch auf europäischer Ebene der Einfluß der Landwirte, organisiert im Comitée des Organisations Professionelles Agricoles de la CEE (COPA), auf die Gemeinsame Agrarpolitik (CAP) wesentlich größer als der der Verbraucherorganisationen. Dies ist auch nicht verwunderlich, weil zwischen den Delegierten der COPA und den zuständigen Mitgliedern der Kommission enge Verbindungen bestehen, die in festen Arbeitsgruppen, informellen Treffen und anderen stabilen Austausch- und Aushandlungsbeziehungen institutionalisiert sind. Ähnlich vertraute Beziehungen bestehen zum Europäischen Parlament (Nello 1989, S. 103).

Das „Eiserne Dreieck“ ist u.a. deshalb so schwer aufzubrechen, weil die Agrarpolitik eine rigide Reglementierung der landwirtschaftlichen Produktion betreibt, die zu einer Bürokratisierung des Agrarsektors geführt hat, die vermutlich größer ist als in jedem anderen Wirtschaftsbereich. Was, wie und insbesondere wieviel landwirtschaftlich produziert werden darf, um die agrarpolitischen Maßnahmen nutzen zu können, ist streng reglementiert. Der Anstoß für agrarpolitische Maßnahmen, dies zeigen empirische Studien, kommt meist aus der zuständigen Ministerialbürokratie selbst, die damit ihre administrativen Kompetenzen ausweitet und festigt, was im Eigeninteresse des bürokratischen Apparats liegt (vgl. Gottschewski 1994, S. 135/6). Dies erklärt auch, weshalb das Verbraucherinteresse nach ausreichender, preiswerter und gesunder Ernährung kaum in die Blicknähe der auf landwirtschaftliche Belange spezialisierten Agrarbürokratie gerät. Selbst derartige agrarpolitische Initiativen, bei denen man meinen könnte, sie lägen auch im Verbraucherinteresse und seien deshalb angestoßen worden, wie beispielsweise eine umweltschonende und extensive Landwirtschaft, sind in erster Linie von Motiven getragen, die aus der Landwirtschaft selber stammen.[130] Umgekehrt ist bei den Institutionen, die darauf spezialisiert sind, eine gesündere Ernährungsweise in der Bevölkerung zu verankern, eine vergleichbare Nichtbeachtung, in diesem Fall der Agrarpolitik, beobachtbar. Dazu weiteres im nächsten Abschnitt.

8.3 „Richtige Ernährung" - die „Regulierung von Menschen"

Während durch Verrechtlichung und finanzielle Anreize Produktion und Handel staatlich gesteuert werden, setzen die ernährungspolitischen Steuerungsabsichten im letzten Feld beim Verbraucher an. Ziel ist es, den Nahrungskonsum - das tägliche Essen - in erwünschte Bahnen zu lenken. Im Gegensatz zu den beiden anderen Feldern, die zu den klassischen politischen Interventionsbereichen zählen, scheint dies zumindest auf den ersten Blick bei der Beeinflussung des Nahrungsverzehrs nicht der Fall zu sein, weil dieser traditionell als Privatsache gilt. Tatsächlich waren es auch weniger Politiker, die das, was Menschen essen, zu einem politischen Thema machten und Steuerungsbedarf reklamierten. Vornehmlich Ernährungsexperten brachten in den 60er und 70er Jahren des 20. Jahrhunderts dieses Thema auf die politische Agenda. Sie argumentierten, daß Nahrungssicherung und Lebensmittelsicherheit nicht ausreichten, weil der Staat gleichermaßen dafür verantwortlich sei, die Bevölkerung zu befähigen, sich gesund zu ernähren. Nicht nur die Produktion, auch der Konsum müsse gesteuert werden.

Bereits im 19. Jahrhundert gab es Ansätze, den Konsum zu beeinflussen.[131] Diese waren jedoch darauf beschränkt, die Lebensmittelausgaben so zu lenken, daß geringe Einkommen hinreichen sollten, um sich ausreichend zu ernähren. Damals wurden Ernährung und Ökonomie in Beziehung gesetzt und in Kostsätzen rationell aufeinander abgestimmt. Diese ernährungspolitische Maßnahme sollte Nahrungssicherung in sozial stark benachteiligten Klassen gewährleisten. Die ernährungspolitischen Interventionen, die hier gemeint sind, begannen erst, nachdem Nahrungssicherung für alle sozialen Gruppen mehr oder weniger existierte. Sie endeten nicht bei den Ausgaben, also dabei, welche Nahrungsmittel zu kaufen seien, sondern drangen vor bis zu den Speisen auf dem Teller und prüften, ob diese „krank" machten. „Ungesundes Essen" sollte vom Speisezettel verschwinden und durch „gesunde Ernährung" ersetzt werden.

---

130 So fehlt der Aspekt der Ernährung in dem Förderschwerpunkt des BMBF „Ökologische Konzeptionen für Agrarlandschaften" gänzlich; Agrarwissenschaftler interessieren sich für die Landschaften, aber offenbar überhaupt nicht für die Verbraucher der landwirtschaftlichen Produkte (s. Ganzert 1996).

131 S. Kap. 3.3.2

Ähnlich wie bei der Herausbildung des nationalen Lebensmittelrechts griffen auch bei der Konstituierung dieses ernährungspolitischen Feldes das Heraufkommen einer neuen Expertengruppe, akademisch ausgebildete Ernährungswissenschaftler, und das von diesen bereitgestellte Fachwissen, das in Interventionsziele übersetzt wurde, ineinander. Daß es den „neuen" Experten gelang, die tägliche Kost auf die politische Agenda zu bringen, verdankten sie nicht nur dem gestiegenen Fachwissen über bedarfsgerechte und gesunde Ernährung. Entscheidender waren die grundsätzlich veränderte Ernährungslage - vom Mangel zum Überfluß - und die medizinische „Entdeckung", daß die Ernährung einige chronische Erkrankungen positiv beeinflussen kann.

Bis in die Mitte der 50er Jahre stand die Versorgung mit ausreichender Nahrung im Vordergrund. So endete beispielsweise die Rationierung von Lebensmitteln in Großbritannien erst Ende 1954. Danach begann in Westeuropa die Zeit des relativen Nahrungsüberflusses für alle sozialen Schichten und damit verbunden die Epoche, ab der die Ernährungsstandards immer weniger als Mindestbedarf gelesen und statt dessen bei einigen Angaben, insbesondere bei Kalorien und Fett, als Höchstwerte uminterpretiert wurden. Dieser Prozeß war Teil der Umorientierung der Ernährungswissenschaft. Diese sah sich jetzt nicht mehr nur als „Versorgungswissenschaft", die in erster Linie volkswirtschaftliche und hauswirtschaftliche Aspekte berücksichtigt. Sie näherte sich den Gesundheitswissenschaften an und machte es nun zu ihrer zentralen Aufgabe, sich für eine „gesunde Ernährung" der Bevölkerung einzusetzen. Damit dehnte die Ernährungswissenschaft ihr Betätigungsfeld soweit wie möglich aus. Nicht mehr nur für Risikogruppen, beispielsweise Schwangere und Kinder, wurden konkrete Anleitungen, wie sie sich zu ernähren hätten, formuliert. Interventionsgruppe war nunmehr die gesamte Bevölkerung. Alle, ob krank oder gesund - diese könnten zukünftig ja noch krank werden -, alt oder jung, sollten sich „gesund" ernähren, ihr tägliches Essen nach ernährungswissenschaftlichen Erkenntnissen ausrichten.

Beflügelt wurde die Neuorientierung der Ernährungswissenschaft durch die Abnahme der Infektionskrankheiten und die Zunahme chronischer Beschwerden. Bei vielen chronischen Krankheiten, so die Ernährungsexperten, wirke sich eine gesunde, konkret eine kalorien-, fett- und zuckerreduzierte Ernährung positiv aus, weil sie die negativen Krankheitsfolgen verringere. Zudem besäße sie präventive Potentiale.[132] Den Stellenwert der Ernährung bei der Linderung chronischer Erkrankungen zu betonen und damit das Monopol der Mediziner bei der Bekämpfung dieser Leiden zu brechen, gelang in den 70er Jahren, als die kardiovaskulären Erkrankungen auf der Liste der gesellschaftlich zu bekämpfenden Krankheiten ganz oben standen. „The issue of coronary disease and its possible relationship to certain types of diets was becoming a topic of medical discource." (Kjærnes 1995, S. 111) Daß die Ernährungsweise nun zu

---

132 Ich vernachlässige hier das Problem der Kausalität. Damit ist gemeint, daß sehr häufig statistisch beobachtbare Zusammenhänge in kausale umgedeutet werden (vgl. Skrabanek/McCormick 1995, S. 101).

einem medizinisch bedeutsamen Thema wurde und das Ansehen der Ernährungsexperten stieg, war eine Entwicklung, die zeitgleich in den meisten westeuropäischen Ländern und den USA stattfand. Der Schwerpunkt verlagerte sich von der Krankheitsbekämpfung zur Gesundheitsförderung. Die WHO-Konferenz von 1990 über Ernährungspolitik nahm diesen Wandel auf. Im Schlußkommuniqué hieß es:

> „Mit zunehmendem Wohlstand der Bevölkerung sind neue Probleme in bezug auf die Konsequenzen von Veränderungen in der Menge und Art der konsumtiven Lebensmittel aufgetaucht. Die wichtigsten Ursachen für frühzeitige Morbidität und Mortalität in den europäischen Ländern sind gegenwärtig eine Reihe von Krankheiten, die erwiesenermaßen oder vermutlich mehr oder minder mit der Ernährung zusammenhängen." (WHO 1990, S. 15)

Der sozialepidemiologisch mehr oder weniger überzeugend nachgewiesene Zusammenhang von „falscher Ernährung" und chrononischen Erkrankungen wurde von vielen Ernährungsexperten und -politikern zum Anlaß genommen, Essen nicht mehr als private Angelegenheit zu betrachten, sondern zum Gegenstand staatlich-administrativer Steuerung zu machen. Begründet wurde dies u.a. damit, daß durch Fehlernährung hohe Krankheitskosten entstünden, die gesamtgesellschaftlich getragen werden. Seitdem kursieren immer wieder horrende Berechnungen darüber, wie hoch die Kosten sind, die durch falsche Ernährung verursacht werden.[133] Durch diese Zahlen soll die Wichtigkeit von Präventionsmaßnahmen, deren gesundheitswissenschaftlicher Erfolg kaum meßbar ist, unterstrichen werden.

Ein weiteres wichtiges ernährungspolitisches Instrument, um Interventionen zu fordern und zu begründen, sind die in vielen Staaten in Auftrag gegebenen Berichte über die Ernährungssituation. Für die Bundesrepublik Deutschland gibt es seit 1969 eine regelmäßige Berichterstattung - die Ernährungsberichte -, für die die Deutsche Gesellschaft für Ernährung (DGE), der Interessenverband der Ernährungswissenschaftler, im Auftrag der Bundesministerien für Gesundheit und Landwirtschaft zuständig ist.[134] Seit 1992 werden zusätzlich „Nutrition Reports" herausgegeben.[135] Ernährungsberichte wie andere staatlich-administrative Berichtssysteme sind deshalb ein so wichtiges Instrument für politisches Handeln, weil mit den darin veröffentlichten Statistiken und Analysen sowohl die Durchführung als auch die Nichtdurchführung von ernährungspolitischen Maßnahmen begründet werden kann. Staatlich-administrative Berichterstattung

---

133 Die jährlichen Kosten für ernährungsabhängige Erkrankungen (wie Herz-Kreislauf-Erkrankungen, Diabetes, Gicht, Krebs, Jodmangel, Kalziummangel) werden auf 100 Milliarden DM beziffert (Kohlmeier u.a. 1993).

134 Auf eine Kritik der Ernährungsberichterstattung wird hier verzichtet, siehe dazu Barlösius/Köhler (1998).

135 Auf der Internationalen Ernährungskonferenz im Dezember 1992 in Rom haben sich die teilnehmenden Staaten, u.a. die Bundesrepublik Deutschland, verpflichtet, einen Aktionsplan zur Verbesserung der Ernährungssituation zu erstellen.

tritt mit dem Anspruch auf, objektiv und umfassend zu informieren. Von diesem leitet sich der formale Status der Berichte her, eine „offizielle" Sicht zu liefern. Sie sollen über Voraussetzungen und Konsequenzen politischer Maßnahmen „regelmäßig, rechtzeitig, systematisch und autonom informieren" (Zapf 1977, S. 11). Ihre Aufgabe ist es, entweder die gesamte Öffentlichkeit oder primär die politischen Entscheidungsträger mit Wissen zu versorgen, das diese für ihre politische Argumentation nutzen können. Diese allgemeinen Aussagen treffen auch auf die „Ernährungsberichte" und „Nutrition Reports" zu und lassen sich dort geradezu exemplarisch studieren. Da in den Ernährungsberichten beispielsweise die soziale Differenziertheit des Essens und des Gesundheitsstatus nicht angesprochen werden, existiert soziale Ungleichheit auch nicht als ernährungspolitisches Thema. Entsprechend gibt es keine Interventionen, die speziell auf die Verbesserung der Ernährung sozial benachteiligter Gruppen abgestellt sind.

Betrachtet man die institutionelle Verankerung der verbraucherorientierten Ernährungspolitik, dann fällt auf, daß sie im wesentlichen von Ernährungsexperten geplant und umgesetzt wird, die in weitgehend staatlich finanzierten Institutionen beschäftigt sind. Dazu zählen das Gesundheits- und das Landwirtschaftsministerium[136], die Bundesforschungsanstalt für Ernährung, aber auch die DGE, die im weitesten Sinne zu den halbstaatlichen Institutionen gezählt werden kann. Nicht zu vergessen die WHO, die durch internationale Abkommen ebenfalls Einfluß auf die Ernährungspolitik nimmt. Der Aufbau dieses Kräftefeldes, das eigentlich ja keines ist, weil darin keine massiven Interessengegensätze institutionell eingebunden sind, ist der Grund dafür, daß die Ernährungspolitik, soweit sie den Verbraucher im Blick hat, kaum politisiert ist - jedenfalls nicht öffentlich. Ein Kräftedreieck vergleichbar dem der Agrarpolitik spannt sich bei der verbraucherorientierten Ernährungspolitik nicht auf. Ein Grund ist die geringe Politisierung; der Part der Parteien fällt fast ganz weg.[137] Ein weiterer kann darin gesehen werden, daß es keine starke autarke, sich selbst finanzierende Verbraucherorganisation gibt. Nicht nur wegen der staatlichen Finanzierung, sondern auch infolge der Übertragung staatlicher Aufgaben an diese Vereinigungen und daraus resultierender personeller Verflechtungen besteht faktisch keine staatliche Unabhängigkeit.

---

136 Die ministerielle Zuständigkeit für die Nahrungssicherung und -sicherheit liegt weitgehend beim Landwirtschaftsministerium (BML); die Zuständigkeit für die verbraucherorientierte Ernährungspolitik läßt sich nicht so relativ klar zuordnen. Vorwiegend befindet sie sich beim Gesundheitsministerium (BMG). Aber auch das BML erklärt sich verantwortlich für Verbraucheraufklärung. Prävention und Heilung von Krankheiten werden dem BMG zugeschoben (BML 1996, S. 49).

137 Der geringe Grad der Politisierung und kontroversen Auseinandersetzung wird durch die Überführung nationaler Ernährungspolitik in europäische noch verstärkt. Dies könnte ein Grund dafür sein, daß die Verbraucher immer weniger Vertrauen in die politisch ausgehandelten Kompromisse haben, weil sie sich im Aushandlungsprozeß, der weitgehend hinter verschlossenen Türe stattfindet, nicht genügend repäsentiert sehen.

Das wichtigste Instrument der verbraucherorientierten Ernährungspolitik ist die Information. Die Verbraucher über „Waren, Märkte und Preise zu informieren sowie auf richtiges Ernährungsverhalten hinzuwirken“ (BML 1996, S.5) - dies und nicht wesentlich mehr ist beabsichtigt. Durch „anbieterunabhängige, wissenschaftlich fundierte Informationen über Lebensmittel sowie über richtige Ernährung“ sollen die Konsumenten aufgeklärt und zu rationalen Entscheidungen über ihre Kost motiviert werden (BML 1996, S. 33). Andere Instrumente, um den Nahrungskonsum zu regulieren und in die erwünschte Richtung zu steuern, wie Verbote, Restriktionen und Sicherheitsauflagen, bleiben außen vor. Nur der Appell, gestützt durch Aufklärung und Belehrung, soll zu Veränderungen des Nahrungskonsums führen und die Machtposition der Verbraucher gegenüber den Produzenten verbessern. Zur Durchführung wurden Trägereinrichtungen für die staatlich geförderte Verbraucheraufklärung geschaffen. Dazu zählen der AID, die DGE und die BzgA.[138] Diese Einrichtungen geben Broschüren und Informationsblätter heraus, organisieren Beratungsdienste und beschäftigen Ernährungsberater. Auf diesen unterschiedlichen Wegen soll Wissen über die „richtige, sprich gesunde Ernährung“ vermittelt werden.

Dies setzt voraus, das tägliche Essen aus sozialen und kulturellen Kontexten herauszulösen und einzig und allein dem Diktat des Körpers zu unterstellen. Damit beginnt eine Verwissenschaftlichung des täglichen Essens, und von daher beziehen die Ernährungsexperten ihr Anrecht, normierend und regulierend einzugreifen. An diesem ernährungspolitischen Konzept wird oft kritisiert, daß es auf dem Modell eines rational entscheidenden Verbrauchers basiere und unberücksichtigt lasse, daß dem Essen andere als rationale Entscheidungen zugrunde liegen. Essen sei ein Bestandteil des Lebensstils und deshalb in den Prozeß der sozialen Differenzierung durch die Kultivierung von Unterschieden eingebunden. Weiterhin wird, belegt mit empirischen Untersuchungen, darauf verwiesen, daß Aufklärung, Information und Wissen nur an bestimmte Formen der Lebensführung anschlußfähig sind, und zwar primär an solche, die in mittleren Lagen verbreitet sind. Köhler kommt deshalb zu dem Schluß: „This policy of information transfer may appear egalitarian, since the offers are open to anyone, but the fact, it is not, since information use is dependent on previous education and status, and both may serve to upper strata of society more.“ (Köhler 1993, S. 88)

Die von der Ernährungsaufklärung und -beratung empfohlene Ernährungsweise ist somit keineswegs sozial neutral, wie durch den Bezug auf naturwissenschaftliche Zusammenhänge unterstellt wird. Sie entspricht auf vielfache Weise dem Eßstil, der bevorzugt in mittleren sozialen Lagen praktiziert wird.[139] Dies trifft zu für die Zurückhaltung beim Essen, die Vorliebe für bestimmte Lebensmittel wie Obst und Gemüse und ebenso für das angestrebte Körperbild. Die „gesunde Ernährung“ entspricht somit weitgehend den in mittleren Lagen

---

138 AID: Auswertungs- und Infomationsdienst für Ernährung, Landwirtschaft und Forsten.

139 Vgl. Kapital 5.

verbreiteten Vorstellungen vom „guten Essen und Leben". Umgekehrt ist der vorwiegend in unteren sozialen Lagen gebräuchliche Eß- und Lebensstil den wissenschaftlich begründeten Vorschriften häufig diametral entgegengesetzt. Dies bedeutet, daß die Ernährungsaufklärung diesen Eßstil nicht nur als „unrichtig" abstempelt, weil er nicht dem aktuellen Ernährungswissen entspricht, sondern zudem, ohne daß dies ihre bewußte Absicht ist, ihn auch kulturell entwertet und damit in den Prozeß der sozialen Differenzierung eingreift. Insofern könnte der Eindruck stimmen, daß sich hinter dem geringen Erfolg der Ernährungsberatung in unteren sozialen Lagen sozialer Protest verbirgt. Dieser bezieht sich wahrscheinlich weniger auf das ernährungspolitisch angestrebte Körperbild und die propagierte Ernährungsweise. Vielmehr drückt sich darin die Wertschätzung der eigenen kulturellen Vorstellungen von einem „guten Essen und Leben" aus, die entschieden verteidigt werden. Von der Ernährungsaufklärung und -erziehung wird dies häufig als Uneinsichtigkeit und Trotzigkeit interpretiert und nicht als soziales Ringen um einen eigenen Lebensstil, der kulturelle Identität herstellt und sichert.

Das Interventionsinstrument Information - exakter wäre es, von Wissen zu sprechen - wirkt eher ungleichheitsverstärkend denn -behebend. Es ist nur dann verwertbar und umsetzbar, wenn es in bereits vorhandenes „kulturelles Kapital" (Bourdieu) integrierbar ist. Dies kann jedoch zur Folge haben, daß diesbezüglich bestehende Verteilungsungleichheiten vergrößert werden. Durch Informationen, so die politische Begründung für dieses Steuerungsinstrument, würde die Marktkompetenz der Verbraucher erhöht, und ein „aufgeklärter" Konsument könne mit seinen Kaufentscheidungen indirekt Einfluß auf die Produktion der Lebensmittel nehmen. Denn gingen die Produzenten nicht auf die Verbraucherwünsche und -forderungen ein, dann riskierten sie, ihre Marktposition zu verlieren. Ob Wissen tatsächlich ein geeignetes Instrument ist, das ökonomisch begründete Marktungleichgewicht aufzuheben und zu egalisieren, scheint fraglich. Bisher spricht, trotz langjähriger Bemühungen, nicht viel dafür.

Auf jedem der drei ernährungspolitischen Gebiete wurde typischerweise ein Steuerungsinstrument institutionalisiert: Die staatliche Steuerung der Produktion erfolgt primär durch Recht, die der Märkte überwiegend durch Geld, und die verbraucherorientierte Ernährungspolitik setzt überwiegend auf Information. Je nach ihrer Sanktionsmacht, die von Verboten bis zu Empfehlungen reicht, sind die drei Instrumente unterschiedlich effektiv, weshalb sie auf sehr unterschiedlichen Widerstand treffen. Dies verführt dazu, den politischen Regulierungsbedarf von den Gebieten, wo die Konflikte zwischen den Verbrauchern und Produzenten entstehen, dahin zu verlagern, wo der geringste Widerstand besteht, aber die politische Regulierung oft nur schwach wirksam ist.

Bemerkenswert ist, daß sich auf allen drei Gebieten Politiknetzwerke herausgebildet haben, „bei denen auf der staatlichen wie auf der gesellschaftlichen Seite Mehrheiten handlungsfähiger Akteuren auftreten, zwischen denen auch 'Querkoalitionen' keine Seltenheit sind. Die Unterscheidung von Steuerungssubjekt und Steuerungsobjekt wird jedenfalls dann praktisch unmöglich, wenn man sie mit der Differenz von staatlichen und nichtstaatlichen Akteure gleichsetzt" (Mayntz/Scharpf 1995, S.12). Jeweils haben sich hochorganisierte Interessengruppen gegründet, die mit den politischen Akteuren, insbesondere auf ministerieller Ebene, eng zusammenarbeiten. Staatliche Politik und gesellschaftliche Selbstorganisation in Interessenverbänden stehen somit in einer fest etablierten Konstellation, die kaum mehr in eine öffentliche Auseinandersetzung überführt wird, weil die Politikfindung in stabilen netzwerkartigen Strukturen erfolgt. Dies erklärt, weshalb die Ernährungspolitik, obwohl sie direkt in den Alltag der Bevölkerung eingreift und sich auf das Wohlbefinden auswirkt, in der Öffentlichkeit erstaunlich wenig politisiert ist. Dies ist aber auch der Grund dafür, daß, wenn öffentlich über Ernährungspolitik gestritten wird, dies meist in der Form der Skandalisierung geschieht, die Gesundheitsgefahren heraufbeschwört und die in einigen Fällen eine Risikoabschätzung eher behindert als fördert.

9. Produktion und Verarbeitung von Lebensmitteln

Die Techniken und Methoden, die Menschen erfunden und entwickelt haben, um Lebensmittel zu produzieren und zu verarbeiten, dienten primär dem Zweck, den täglichen Nahrungsbedarf zu sichern, Not und Mangel zu verhindern. Entscheidend war dabei die Verstetigung der Nahrungsversorgung, die durch die frühesten bekannten Methoden der Nahrungsgewinnung: Jagen, Fischen und Sammeln, selten gelang, weil der Erfolg dieser Art der Nahrungsbeschaffung vom Jagdglück, jahreszeitlichen Rhythmen und Zufällen abhing. Nahrungsüberfluß nach erfolgreicher Jagd oder fruchtbarem Sammeln und Nahrungsmangel, wenn das Jagdglück versagte oder keine eßbaren Pflanzen auffindbar waren, wechselten einander auf nicht voraussehbare Weise ab. Alle Weiterentwicklungen der Nahrungserzeugung zielten deshalb in erster Linie darauf, eine beständige und dauerhafte Versorgung mit Nahrungsmitteln zu garantieren. Daneben umfaßt die Geschichte der Nahrungsproduktion und -verarbeitung aber auch die Geschichte davon, wie geschmack- und genußvolle Speisen zubereitet werden. Produktion und Verarbeitung von Lebensmitteln folgen somit nicht nur natürlichen Notwendigkeiten und technischen Zwängen, sondern stets auch kulturellen und sozialen Motiven. Diesen war das Kapitel über die Küche gewidmet, weshalb hier das Augenmerk auf die natürlichen und die technischen Aspekte der Nahrungszubereitung gelegt wird.

Das Thema Produktion und Verarbeitung von Lebensmitteln ist derart umfangreich, daß inhaltliche Beschränkungen unumgänglich sind, zumal es nur wenige sozial- und kulturwissenschaftliche Vorarbeiten gibt. Ich nehme hier zwei bereits formulierte Gedanken wieder auf, um das Thema inhaltlich zu begrenzen und um zugleich die leitende Fragestellung wieder aufzugreifen: Warum sind in den reichen Industrieländern, wo es Überfülle und Vielfalt gibt, viele Menschen verunsichert?

Der erste Gedanke knüpft an dem in der Einleitung zitierten Satz von Max Weber an, daß „die Entfaltung des rationalen Wirtschaftens aus dem Schoße der instinktgebundenen reaktiven Nahrungssuche“ stamme (Weber 1980, S. 35). Betrachtet man den Prozeß der Entfaltung der Wirtschaft, dann zeigt sich, daß er sich gegenüber dem Anlaß, eine stetige Nahrungsversorgung zu garantieren, soweit verselbständigte, daß das Ergebnis nur bedingt als gelungene Nahrungssicherung angesehen wird. Zwar waren die historisch entwickelten Verfahren der Nahrungsgewinnung, insbesondere das Zurückdrängen aller unberechenbaren und unkalkulierbaren Natureinflüsse und die Technisierung der Produktion, erfolgreich, jedoch wurzelte in der stets steigenden Naturbeherrschung auch das

Unbehagen gegen genau diesen Weg, die Versorgung mit Nahrung zu sichern. Zumal er sich als die Grundlage dafür erwies, daß der Anlaß selbst immer weiter in den Hintergrund rückte, weil Wirtschaften, nachdem die Nahrungsversorgung gesichert war, zum Selbstzweck werden konnte.

Der zweite Gedanke nimmt das Paradox auf, daß durch Technisierung und Ökonomisierung eine genügende Nahrungsversorgung permanent sicherer wurde, aber parallel dazu die Verbraucher stets unsicherer darüber wurden, ob das, was sie täglich zu sich nehmen, ihnen auch zuträglich ist.[140] Diese Unsicherheit erwuchs aus den Verfahren der Nahrungsgewinnung und dem technischen Eingreifen in ansonsten natürlich ablaufende Prozesse. Durch sie wurde die Produktion verläßlicher, jedoch waren die Folgen, insbesondere die langfristigen, für den menschlichen Organismus selten genau bekannt. Statt daß die gesicherte Nahrungsversorgung, durch die Not und Mangel immer mehr gebannt wurden, Essen von einem Gebiet der täglichen Sorge in eines von Sicherheit und Genuß transformierte, geschah geradezu das Gegenteil: „Die Verbraucher sind verunsichert".[141]

Der Vertrauensverlust hat viele Ursachen. Eine ist, daß es kein anderes Gebiet gibt, das so empfindlich auf Technisierung reagiert wie die Ernährung, denn nirgendwo ist der „Schritt vom Gesunden zum Ungesunden ... so klein wie auf dem Gebiet der Nahrung" (Giedion 1982, S. 197). Die Ernährung gilt deshalb als ein Gebiet, auf dem es „Wesensformen" gibt, die von Natur aus eine Technisierung beschränken und die nicht ohne Risiken aufgegeben werden dürfen. Wird Hochtechnologie, wie beispielsweise Gentechnologie, eingesetzt, dann löst dies stets kritische Diskussionen darüber aus, ob damit nicht „natürliche Grenzen" überschritten werden. Die Technisierung der Lebensmittelproduktion und -verarbeitung ist deshalb par excellence ein Feld des Risikodiskurses, der sich um die Fragen dreht: ob hochtechnologisch produzierte Nahrung mit den menschlichen Bedürfnissen vereinbar ist; ob sie die natürlichen Grundlagen für eine zukünftige Nahrungsgewinnung gefährdet, oder ob - genau umgekehrt - sie dazu beiträgt, die naturgegebenen Anteile der Ernährung und Nahrungsproduktion besser zu sichern als andere, vorangegangene Verfahren. [142]

Diese Fragen sind der Grund dafür, daß jeder weitere Technisierungsschritt von kritischen Diskussionen, Gegenentwürfen und Gegenbewegungen begleitet wird, die einen naturnahen Landbau und eine möglichst geringe technische Bearbeitung der Lebensmittel fordern. Zumeist wird dabei die bereits eingeführte Technisierung nicht in Frage gestellt, sondern für deren Beibehaltung plädiert. Eine neue, die Naturprozesse noch stärker steuernde Lebensmittelverarbeitung wird dagegen abgelehnt.

---

140 Dies trifft selbstverständlich nur für die westlichen Wohlstandsgesellschaften zu. Von diesen handelt ja dieses Buch.

141 So lautet der Titel eines 1997 erschienen Tagungsheftes (AID 1997).

142 Ich möchte hier keine risikosoziologische Diskussion führen. Auch nicht darüber, ob und inwieweit Verunsicherung und Risiko zusammenhängen. Näheres zur Risikosoziologie siehe Kaufmann (1973), Luhmann (1991), Bonß (1995).

9.1 Schritte der Verstetigung der Nahrungsproduktion

Die ersten bekannten Techniken der Nahrungsgewinnung waren - wie gesagt - Jagen, Fischen und Sammeln. Eine kontinuierliche und langfristig planbare Nahrungssicherung ermöglichten sie nicht, zumal es noch schwierig war, Lebensmittel zu konservieren, um den täglich wiederkehrenden Bedarf und die diskontinuierlich gewonnenen Lebensmittel in Übereinstimmung zu bringen. Die ersten Schritte, sich von der „Unberechenbarkeit“ des natürlich vorhandenen Nahrungsangebotes unabhängiger zu machen und selber steuernd in den Naturprozeß einzugreifen, basierten auf der Beobachtung der natürlichen Prozesse und der Zunahme des Erfahrungswissens. Die beobachteten Naturprozesse machten sich die Menschen zu eigen, indem sie die natürlichen Sachzusammenhänge beeinflußten und für ihre Zwecke und zu ihren Gunsten ausnutzten.

Die Zeit des Übergangs der Jäger-Fischer-Sammler-Gesellschaft zur Gesellschaft von Ackerbauern und Viehzüchtern läßt sich nicht exakt bestimmen.[143] Sie begann ungefähr um 10 000 - 7 000 v. Chr. in verschiedenen Regionen. Belegt ist ihr Anfang um diese Zeit für den Nahen Osten und Mittelamerika. Ackerbau und Viehzucht ermöglichten eine sichere Versorgung mit Nahrungsmitteln, weil dadurch die menschlichen Einflußmöglichkeiten auf die natürlichen Prozesse stiegen. Gleichzeitig zwang dieser Übergang, langfristiger zu planen, die Arbeit der Nahrungsproduktion zu verstetigen und sich nicht nur anlaßbezogen, wenn die Vorräte schrumpften, um Nachschub zu kümmern. Die Verstetigung der Arbeit über das ganze Jahr für den Ackerbau und über noch längere Zeiträume für die Viehzucht bedingten einen Wandel der gesellschaftlichen Strukturen.

Zunächst wurden in der Region ursprünglich vorhandene Pflanzen kultiviert und damit zu Kultur-, sprich Nutzpflanzen. Vergleichbares geschah mit den Tieren, die durch Zähmung zu Haus- und Nutztieren wurden. Durch Selektion und Züchtung wurde der natürliche Reproduktionsprozeß gesteuert und im Laufe der Zeit das Erbgut so verändert, daß jene Eigenschaften, die die Menschen für sich nutzen wollten, immer deutlicher hervortraten. Ein weiterer Schritt war der Anbau von Pflanzen und die Zucht von Tieren, die aus fernen Regionen oder von anderen Kontinenten stammten und dort bereits zur Nahrungsmittelproduktion eingesetzt wurden. Durch diese Kultivierungsprozesse wurden die Landschaften über Jahrhunderte hinweg gestaltet, ihnen wurde ein anderes Aussehen gegeben und ihre Biologie verändert. Ihre Natur wurde so dauerhaft gewandelt, daß sie heute als ursprünglich gewachsen erscheinen. Am mediterranen Raum läßt sich dieser Wandel anschaulich nachzeichnen. Von den als charakteristisch wahrgenommenen pflanzlichen Nahrungsmitteln, die die Landschaft prägen, waren nur der Ölbaum, der Wein und das Getreide schon sehr früh heimisch (Braudel 1949). Die meisten anderen Gewächse stammten aus

143 Folgende Literatur bietet einen Überblick über die Geschichte der Nahrungsproduktion: Maurizio (1927), Flandrin/Montanari (1996), Montanari (1993), Tannahill (1979), Teuteberg (1992), Toussaint-Samat (1987).

fernen Regionen: die Orangen, Zitronen und Mandarinen aus dem Fernen Osten, Agave und Feigenbaum aus Amerika. Die Tomate, ein Grundbestandteil der mediterranen Küchen, stammte aus Peru und die Aubergine aus Indien. Der Mais kam aus Mexiko und die Kartoffel, die Bohne und der Paprika aus Südamerika.

Alle diese Lebensmittel wurden in die bestehenden Kochtraditionen integriert und wandelten sie. Einige, wie der Paprika für die ungarische und die Kartoffel für die deutsche Küche, wurden geradezu zu deren Kennzeichen. Durch den Anbau von Nahrungsmitteln, die aus fernen Gebieten stammten, wurden diese Pflanzen, da sie sich den klimatischen und geographischen Bedingungen natürlich anpaßten, auch biologisch heimisch. Mit den ursprünglichen Gewächsen haben sie bis auf ihre Herkunft kaum mehr etwas gemeinsam. Nicht nur in den europäischen Regionen wurden Nahrungsmittel aus anderen Kontinenten angebaut und heimisch gemacht. Dieser Prozeß fand auf allen Kontinenten statt. So wurde der Manniok aus Südamerika nach Afrika transportiert und dort ein wichtiges Grundnahrungsmittel.

Die europäische Geschichte des Maises und der Kartoffel ist vielfach erforscht worden, weil beide zu Grundnahrungsmitteln in einigen europäischen Regionen wurden und damit die dort angestammten Küchen grundsätzlich verändert haben.[144] Mais und Kartoffel substitutierten zumeist Getreideprodukte. In den armen Klassen Italiens, Portugals und Nordspaniens wurde der Mais zu einen Grundnahrungsmittel, weil er preiswerter als Weizen war. In den nord- und mitteleuropäischen Ländern hat die Kartoffel eine vergleichbare Position erhalten. Ihr Anbau und Verzehr wurde von staatlichen Institutionen gefördert, um die Nahrungsversorgung der unteren Klassen zu verbessern. Ebenso wie beim Mais wurde auch auf die Kartoffel von den höheren sozialen Klassen nur dann zurückgegriffen, wenn die Getreidepreise stiegen, also bei Erntekrisen. Dies führte zur sozialen Kennzeichnung des Maises und der Kartoffel als Armenspeisen, deren Zweck primär die Sättigung des Nahrungsbedürfnisses und weniger der Genuß war. Verstärkt wurde diese soziale Kennzeichnung dadurch, daß beide als Viehfutter eingesetzt werden konnten. Durch Verfeinerungen der Rezepturen und die Zugabe von teuren Zutaten ist die Kartoffel jedoch im Gegensatz zum Mais auch in die bürgerliche und aristokratische Küche aufgestiegen. Speisenbezeichnungen wie „pomme duchesse“ belegen den sozialen Aufstieg der Kartoffel (Wiegelmann 1992).

Durch die Einführung neuer Agrarmethoden, wie der Dreifelderwirtschaft in Mitteleuropa im 18. Jahrhundert, und insbesondere durch den Beginn der Mechanisierung, verbunden mit der Verwissenschaftlichung der Agrarproduktion ungefähr seit der Mitte des 19. Jahrhunderts, wurde in Mitteleuropa und Nordamerika die permanente Gefahr von Ernte- und Hungerkrisen gebannt (s. Abel 1974, 1978). Durch diese Techniken und Methoden, speziell die künstliche Düngung, die teilweise gezielt auf die Mikrostruktur der Nutzpflanzen und

144 Genannt sei folgende Literatur: z.B.Ottenjann/Ziessow 1992, Stoianovich 1965.

Nutztiere einwirkten, änderte sich die Struktur des Landbaus grundsätzlich. Während die Wandlungen bis dahin sehr langsam verlaufen waren, nahm nun, angetrieben durch die naturwissenschaftliche Erforschung, die Geschwindigkeit der Veränderungen rasant zu (Henning 1988).

Dadurch gestaltete sich die ökonomische Basis des Landbaus völlig neu. Während sie zuvor in erster Linie eine subsistenzwirtschaftliche war, bei der nur Überschüsse vermarktet wurden, wurde sie jetzt zu einem marktorientierten Produktionssektor - zur Landwirtschaft. Dies zwang viele Landwirte dazu, sich auf wenige Agrarprodukte zu spezialisieren, um wirtschaftlich konkurrenzfähig zu sein (vgl. Henning 1988; Spiekermann 1997, S. 52). Die Durchsetzung des ökonomischen Prinzips im Landbau bewirkte weiterhin eine Änderung der agrarischen Arbeitsstrukturen. In Landwirtschaften, die auf technischen Fortschritt setzten und beispielsweise schnell einen hohen Mechanisierungsgrad erreichten, wurden viele landwirtschaftliche Arbeitskräfte durch Maschinen ersetzt, beziehungsweise sie wurden zu Saisonarbeitern. In Technisierung und Mechanisierung zu investieren war nur großen Betrieben finanziell möglich, weshalb viele kleine Bauernhöfe aufgeben mußten. Dadurch sank die Zahl der Landwirte rapide. In Deutschland beispielsweise fiel die Anzahl der in der Landwirtschaft Tätigen von 1882 bis 1895, also innerhalb von 13 Jahren, von einem Anteil von 43,3% an der Zahl der Gesamtbeschäftigten auf einen Anteil von 36,1%. Der Rückgang beschleunigte sich in den folgenden Jahrzehnten. Heute, ungefähr hundert Jahre später, arbeiten nur noch 2-3% der Erwerbstätigen in der Landwirtschaft (Barlösius 1995a).[145]

Die enge Verbindung von Ökonomisierung, Technisierung und Spezialisierung, die zwar die Nahrungsproduktion immer sicherer machte, vereinfachte jedoch keineswegs die wirtschaftliche Lage der Landwirtschaft - ganz im Gegenteil. Nachdem Wetter und Boden durch Düngung und andere Maßnahmen die landwirtschaftliche Produktion von der „Unberechenbarkeit" der Natur immer mehr befreiten und durch Mechanisierung die körperlich schwere Arbeit weniger wurde, stieg im Gegensatz dazu das wirtschaftliche Risiko (Rieger 1995). Diejenigen Landwirtschaften, die bereits Ende des 19. Jahrhunderts mechanisiert waren, konnten wesentlich preiswerter Agrarprodukte produzieren als die nicht technisierten und spezialisierten, wodurch die Konkurrenz stieg - zumal sich die Handelsräume für transportfähige und langfristig haltbare Agrarprodukte enorm vergrößerten. Die Staaten, in denen die nationalen Landwirtschaften mit den importierten Agrarprodukten nicht konkurrieren konnten, begannen durch die Einführung agrarprotektionistischer Maßnahmen, den Agrarbereich zu schützen. Dies war der Anfang einer speziellen Agrarpolitik, die immer weiter ausgebaut wurde, weil jeder Schritt der Technisierung und Ökonomisierung landwirtschaftlicher Produktion zu einer latenten Überproduktion in den Industrieländern führte und damit die wirtschaftliche Situation der Landwirte zu-

145 Ein solcher Strukturwandel auf dem Industriesektor ist sicherlich für die meisten noch nicht vorstellbar.

nehmend komplizierte. Die Subventionierung der Landwirtschaft hat dazu geführt, daß die landwirtschaftlichen Einkommen immer mehr aus staatlichen Transferleistungen bestehen und immer weniger aus erwirtschafteten Gewinnen resultieren.[146]

Parallel zur Technisierung der landwirtschaftlichen Produktion und damit eng verknüpft fand ihre Akademisierung statt. Der deutlichste Ausdruck war die Einrichtung von agrarwissenschaftlichen Studiengängen. Ackerbau und Viehzucht wurden immer mehr Gegenstand agrarwissenschaftlicher Forschung. Die wissenschaftliche Erforschung der Agrarproduktion verfolgte das Ziel der Ertragssteigerung. Neu gegründete Versuchsanstalten untersuchten systematisch die Züchtung von Agrarpflanzen und schufen so die Grundlagen, um die Saatgutproduktion zu einem speziellen Produktionszweig auszubauen. Weitere Forschungen beschäftigten sich damit, die Wachstumsbedingungen der Pflanzen zu verbessern, indem der Nährstoffbedarf untersucht und spezielle Dünger entwikkelt wurden, die eine optimale Nährstoffversorgung garantieren. Zudem wurden natürliche Einflüsse, die Ernteverluste bedingten, wie Insekten, „Unkraut“ oder Schimmel, durch Herbizide und Pestizide ausgeschaltet. Der Ackerbau wurde damit immer stärker aus den natürlich vorgegebenen Wachstumsbedingungen herausgelöst, und an ihre Stelle traten wissenschaftlich optimierte Produktionsvoraussetzungen.

Neben dem Ziel der Ertragserhöhung wurden weitere Produktionsziele relevant, die sich aus den vergrößerten Vermarktungsräumen für landwirtschaftliche Güter ergaben. Einige landwirtschaftliche Güter, wie Obst und Gemüse, konnten, weil sie von Natur aus nur begrenzt haltbar und transportfähig sind und zudem qualitativ sehr unterschiedlich ausfallen, nur beschränkt vermarktet werden. Um diese Handelshemmnisse abzubauen, wurden die Verbesserung der Transport- und Lagerfähigkeit und die Standardisierung der Agrarprodukte Züchtungsziele, die sich allerdings negativ auf die sensorischen Qualitäten, wie Geruch und Geschmack, auswirkten.[147] Auch in der Viehzucht setzte sich eine leistungsorientierte Züchtung durch. Absicht war beispielsweise, die Milchleistung zu erhöhen oder den Fleischansatz zu beschleunigen. Durch permanente Selektion, künstliche Befruchtung und eine leistungsoptimierte Tierernährung konnten diese Ziele verwirklicht werden.

Die Gentechnik bildet bislang den letzten Schritt der planmäßigen Steuerung der Nahrungserzeugung.[148] Sie soll vornehmlich die vermarktungsfähigen Leistungen der pflanzlichen und tierischen Organismen steigern und sie so verändern, daß sie sich besser an die Erfordernisse der modernen Lebensmitteltechnik anpassen. Ziele dabei sind, den Grad der Automation zu erhöhen, die Her-

---

146 Siehe Kapitel 8.

147 Die EU-Handelsklassenbestimmungen haben ebenfalls dazu beigetragen, Agrarprodukte zu normieren und zu standardisieren.

148 Die Literatur über gentechnisch veränderte Lebensmittel ist umfangreich; z.B. Todt (1993) und Behrens u.a. (1995).

stellungskosten zu senken und die Lebensmittel insgesamt lager- und transportfähiger zu machen. Während es bei der klassischen Züchtung oft mehr als zehn Jahre dauerte, bis das erwünschte Ergebnis erreicht war, verkürzt die Gentechnik diesen Zeitraum im Durchschnitt auf zwei Jahre. Zudem ist bei den gentechnischen Verfahren die Erzeugung begehrter Eigenschaften nicht mehr wie bei der konventionellen Züchtung an Artgrenzen gebunden. Es können Qualitäten in das genmanipulierte Material eingebracht werden, die von einem völlig anderen Rohstoff stammen. So können Eigenschaften von Mikroorganismen in Nutzpflanzen eingebaut oder Tierarten mit Qualitäten versehen werden, die in ihrer Art gar nicht vorkommen. Während Züchtung durch Selektion und Verstärkung in das Erbgut eingriff, geht die Gentechnik nicht mehr diesen aufwendigen Weg; sie überträgt die gewünschten Anlagen auf einmal und über Artgrenzen hinweg.

Technisierung, Verwissenschaftlichung und Industrialisierung haben die Nahrungsgewinnung, die ursprünglich wesentlich von Naturbedingungen determiniert war, zu einem Produktionszweig gemacht, bei dem die Naturgebundenheit zu einer marginalen Einflußgröße wurde. Die negativen ökologischen Folgen dieses Prozesses und die Bedenken hinsichtlich der Nahrungsqualität sind stets parallel diskutiert worden. Sie haben immerfort zu der Forderung geführt, zu einem naturgemäßen Landbau zurückzukehren. Einige Kritiker, eine kleine, überschaubare Minderheit, haben zudem wiederholt versucht, einen „alternativen“ nichttechnisierten Landbau gegen die Übermacht der zunehmend industrialisierten Landwirtschaft beizubehalten bzw. neu zu schaffen.[149] Es ist ihnen nie gelungen, den Prozeß der Rationalisierung der Landwirtschaft jemals in Frage zu stellen, und nur selten eine wirtschaftlich tragfähige Alternative zu etablieren. Im 19. Jahrhundert richtete sich die Kritik an der Landwirtschaft gegen den Einsatz von künstlichem Dünger und von Maschinen. Es gründeten sich agrarische Genossenschaften, die auf beides verzichteten und auch keine Spezialisierung auf Tier- oder Pflanzenproduktion vornahmen. Sie hielten an der Kreislaufwirtschaft fest, die möglichst alle Einsatzmittel, z.B. Dünger und Futtermittel, selbst erzeugt und auch „Abfälle“ wieder als Rohstoffe einsetzt. Der ökologische Landbau Ende des 20. Jahrhunderts, der nur wenige Prozent, in der Bundesrepublik 1-2%, der landwirtschaftlich genutzten Flächen bewirtschaftet, knüpft an diese Traditionen an. Im Gegensatz zu den Vorgängern im 19. Jahrhundert ist er weniger marginalisiert, was nicht zuletzt darauf zurückzuführen ist, daß seine Grundlagen nun wissenschaftlich erforscht werden und der ökologische Landbau deshalb nicht mehr nur als eine Sache von „rückständigen Spinnern“, von Antimodernisten abgetan wird.[150] Trotzdem bleibt er in einer Randstellung, was primär darin begründet ist, daß sowohl die Agrarpolitik als auch die Lebensmittelindustrie noch immer auf die Industrialisierung der

---

149 Eine umfangreiche Studie über die Siedlung Eden hat Baumgartner vorgelegt (1992).

150 So wurden Lehrstühle für Ökologischen Landbau eingerichtet und größere Forschungsprojekte durchgeführt.

Landwirtschaft setzen und deshalb seine Vermarktungschancen eher gehemmt denn gefördert haben.[151]

9.2 Handwerkliche und industrielle Lebensmittelverarbeitung

Lebensmittelverarbeitung und -zubereitung wurden traditionell im privaten Haushalt erledigt und gehörten dort in den weiblichen Zuständigkeitsbereich. In den Städten wurden weniger Lebensmittel, insbesondere Getreide und Fleisch, für den Eigenbedarf produziert als auf dem Land, weshalb diese Haushalte schon sehr früh auf den Lebensmittelmarkt angewiesen waren.[152] Entsprechend wurden Verarbeitungsschritte aus dem privaten Haushalt in die handwerkliche Produktion verlagert.[153] Dies traf insbesondere für die Verarbeitung solcher Lebensmittel zu, die eine aufwendige Technik erforderten, wie die Herstellung von Fleisch und Fleischwaren. Die Auslagerung hatte nicht nur die Verberuflichung (Bäcker, Fleischer, Koch u.ä.) ehemaliger hauswirtschaftlicher Tätigkeiten zur Folge, sondern auch, daß diese Arbeiten nun zu typisch männlichen wurden.

Das Lebensmittelhandwerk orientierte sich zunächst an der privat-häuslichen Nahrungsmittelproduktion. So wurden die Rezepturen und Techniken kaum verändert. Ein wesentlicher Unterschied war, daß durch Verberuflichung handwerkliches Erfahrungswissen systematisch gesammelt und in der Berufsausbildung weitergegeben wurde. Insofern resultierten die Veränderungen der Lebensmittelqualität weniger aus der handwerklichen Produktion als vielmehr daraus, daß die Auslagerung aus dem privaten Haushalt die Ökonomisierung dieser Verarbeitungsschritte bedeutete. Lebensmittelverfälschungen, die Beimischung gesundheitsgefährdender Substanzen oder die Manipulation der Gewichte sind nur einige Beispiele dafür, daß durch die Ökonomisierung der Lebensmittelherstellung ein neuer Interessenkonflikt - der zwischen Produzenten und Käufern - entstand. Durch Qualitätskontrollen, die ursprünglich von den Zünften selbst entlang von ihnen aufgestellter Qualitätsanforderungen erfolgten, sollten die Verbraucher vor Täuschung und gesundheitlichen Beeinträchtigungen geschützt werden. Sie bilden den Ursprung lebensmittelrechtlicher Regelungen.[154]

---

151 In Österreich dagegen wurde der Biolandbau politisch gefördert. Dieser entspricht zwar nicht unbedingt der EU-Verordnung für den Ökologischen Landbau, aber er kann trotzdem als Beleg dafür gesehen werden, daß, wenn politisch gewollt, eine Umorientierung der Landwirtschaft durchsetzbar ist (s. Bundesministerium für Land-und Forstwirtschaft (Ö) 1997).

152 Viele städtische Haushalte besaßen eine kleine Haus- und Gartenwirtschaft, in der sie Nahrungsmittel produzierten.

153 Einen guten Überblick gibt Ellerbrock (1993).

154 Siehe Kapitel 8.

Erst im 19. Jahrhundert entfernte sich die handwerkliche Lebensmittelproduktion, die langsam mechanisiert wurde, von den Traditionen der privaten Küche. Die Mechanisierung erzwang neue Zubereitungstechniken und Veränderungen der herkömmlichen Rezepturen, da beispielsweise beim Kneten des Brotteiges durch die Hand oder durch die Maschine die Zusammensetzung der Zutaten verändert werden muß. Die Mechanisierung brachte jedoch, da traditionell handwerkliche Verfahren technisch nachgeahmt wurden - also das Handwerk als Orientierungsmodell bestehen blieb -, keine grundsätzlich neue Lebensmitteltechnologie. Die ersten Teigkneter waren den Bewegungen der menschlichen Hand nachgestaltet und beanspruchten den Teig in ähnlicher Weise wie diese. Sie ersetzten diese, führten aber keine neue Bearbeitungsweise ein. Insofern stimmt Giedions Bild, daß es sich bei der Knetmaschine um eine „Prothese" handelte, die eine komplizierte menschliche Tätigkeit imitierte (Giedion 1982, S. 199). Mit Weizenbaum kann dies als „funktionelle Erweiterung des menschlichen Körpers" charakterisiert werden (Weizenbaum 1978, S. 38). Denn die Maschinen erleichterten die schwere körperliche Arbeit des Bäckers, aber sie veränderten nicht grundsätzlich den handwerklichen Beruf (vgl. Dünnewald/Freund 1987, S. 6).

Die im späten 19. Jahrhundert beginnende Industrialisierung der Lebensmittelproduktion brach mit den Traditionen der privaten Hauswirtschaft und handwerklichen Herstellung. Sie setzte zuvor unbekannte Verarbeitungstechniken ein und veränderte die Lebensmitteltechnologie grundlegend. Schritt für Schritt wurden handwerkliches Erfahrungswissen und die Sinnenprüfung durch naturwissenschaftliche Versuche und Experimente ersetzt. An die Stelle des Sinnesbefundes traten chemische, mikroskopische und mikrobiologische Untersuchungsergebnisse, die exakt auf die industrielle Verarbeitungstechnik abgestimmt waren (vgl. Schmauderer 1974, S. 107).

Die Industrialisierung der Lebensmittelproduktion ist im Kontext des Verstädterungs- und Industrialisierungsprozesses zu sehen (Teuteberg/Wiegelmann 1972, Heischkel-Artelt 1976). Durch beide Prozesse wurden innerhalb weniger Jahrzehnte große Bevölkerungsgruppen, die sich zuvor auf dem Land subsistenzwirtschaftlich versorgt hatten, abhängig davon, daß sie verarbeitete und vorgefertige Lebensmittel erwerben konnten. Weiterhin profitierte der Lebensmittelsektor von der Entwicklung industrieller Produktionstechniken. Die neuen Techniken waren darauf ausgerichtet, die Lebensmittelherstellung kontinuierlich zu gestalten und dadurch den Schritt zur Massenproduktion zu ermöglichen, was zu einer Standardisierung der Produkte führte. Der entscheidende Schritt lag hierbei in der „Verwendung eines ununterbrochen laufenden Mechanismus" (Giedion 1982, S. 200). Dazu waren Veränderungen in den Rezepturen notwendig, weil nun die Technik immer weniger an die Eigenart der Lebensmittelverarbeitung angepaßt wurde, sondern statt dessen eine nach wirtschaftlichen Vorteilen ausgerichtete industrielle Lebensmitteltechnik die Bedingungen für die Rezepturen weitgehend festlegte.

Zwar verkürzten sich dadurch die Produktionszeiten, und die Verarbeitungsprozesse wurden „verschlankt“, was erhebliche ökonomische Vorteile brachte. Da aber die Produktion vieler Lebensmittel auf biologischen Prozessen basiert, die eine gewisse Eigenzeit besitzen, verschlechterte sich oftmals die Lebensmittelqualität. Zu den biologischen Prozessen, die eine gewisse Zeit benötigen, gehören beispielsweise Reifung, Gärung und Fermentation. Bei der Brotherstellung entstehen durch Hefe- und Sauerteiggärung, die die Porenbildung und das typische Brotaroma hervorrufen, Reifezeiten, die eine ökonomische Optimierung des Produktionsprozesses hemmen. Um trotzdem, ohne größere Qualitätseinbußen, die Produktion weiter zu beschleunigen, wurde es wichtig, diese lebensmitteltechnologischen Abläufe naturwissenschaftlich zu erforschen. Ziel war es, die biologischen Vorgänge dadurch zu verkürzen, daß deren Produkte als Vorstufen oder als fertige Zusatzstoffe in die Rezeptur hineingeben wurden. Je höher der Grad der Verarbeitung wurde, desto zwingender wurde es, Zusatzstoffe einzusetzen.

Die Lebensmittelindustrie entwickelte hauptsächlich technische Innovationen. Neue Lebensmittel, wie z.B. die Margarine und die künstliche Säuglingsmilch, erfand sie seltener (Hartog 1995). Für die meisten Innovationen, gleich ob es sich um neue Produkte oder um neue Technologien handelt, gilt, daß sie mit der Begründung eingeführt werden, um damit „Ernährungskrisen“ oder die Mangelernährung sozial benachteiligter Gruppen zu beheben. Dies war der Fall bei der Erbswurst, die Julius Maggi Anfang der 80er Jahre des 19. Jahrhunderts erfand und deren Entwicklung die Schweizerische Gemeinnützige Gesellschaft unterstützte (Frei 1987; Schärer 1995). Sie sollte den Fabrikarbeitern eine leichter verdauliche und anhaltend sättigende Nahrung liefern. Mit ähnlichen Argumenten wird heute die Notwendigkeit gentechnisch veränderter Lebensmittel begründet. Sie werden mit dem Versprechen beworben, die Hungerkrisen in weniger entwickelten Ländern zu lindern. Da das letzte Beispiel politisch umkämpft und noch zu aktuell ist, um daran verallgemeinerungsfähige Aspekte zu veranschaulichen, soll hier kurz auf Julius Maggis Innovation: die „Erbswurst“, eingegangen werden.

Julius Maggi verarbeitete Erbsen und Bohnen zu einem haltbaren Lebensmittel, das dazu beitragen sollte, die Unterernährung der Industriearbeiter zu mindern, und einen Markstein auf dem Weg zur Lösung der sozialen Frage Ende des 19. Jahrhunderts bilden sollte. Für erwerbstätige Frauen, die kaum Zeit hätten, langwierige Mahlzeiten zuzubereiten, bilde das Leguminosenmehl eine ideale Lösung. Es sei preiswert, ließe sich leicht und schnell verarbeiten und enthalte zudem viele Kalorien und Eiweiß. Dieses neue Nahrungsmittel, ökonomisch und physiologisch rational geplant, wurde jedoch von den Adressaten weniger als erhofft angenommen. Statt dessen bürgerte es sich in den oberen Bevölkerungsschichten ein (vgl. Frei 1987, S. 118). Überrascht durch diesen unerwarteten Erfolg, stellte Maggi sein Angebot von preiswerten Speisen auf exquisite Suppen, Spezialitäten und medizinische Erzeugnisse um. Die Schweizerische Gemeinnützige Gesellschaft hatte damit ihr Ziel, die Arbeiterernährung zu verbessern, nicht realisiert. Julius Maggi dagegen seines, haltbare, industriell fabrizierte Lebensmittel zu vermarkten, sehr wohl.

Nahrungsinnovationen werden meist, anders als geplant oder als verlautbart, zunächst von höheren sozialen Schichten konsumiert. Dies hängt wahrscheinlich damit zusammen, daß der enge Finanzrahmen der unteren sozialen Schichten eine Integration neuer Gerichte in die gewohnte Küche weitaus schwieriger macht. Es hängt aber auch wesentlich damit zusammen, daß die Verarbeitung von teueren Speisen eine wesentlich größere Gewinnspanne ermöglicht. Ein Beispiel dafür war die Konservenindustrie, die bald davon abließ, preiswerte Lebensmittel zu konservieren und im Austausch alsbald Spargel eindoste.

Die Verwissenschaftlichung und Technisierung der Lebensmittelproduktion setzte auf dem Gebiet der Organisation der Arbeit den gleichen Prozeß in Gang wie in anderen industriell organisierten Produktionsbereichen. Die handwerkliche Einheit von „Produktionsprozeß, Produkt, Produktionsmittel und Ausbildung bzw. Qualifikation" zerbrach (Beck u.a. 1980, S. 16). An ihre Stelle trat die für die industrielle Produktionsweise typische Arbeitsteilung: auf der einen Seite akademisch ausgebildete Lebensmitteltechniker, Maschinenbauer und Lebensmittelchemiker, die in Forschung, Entwicklung und Organisation des Produktionsprozesses tätig sind und auf der anderen Seite diejenigen, die in der Produktion selbst arbeiten und die selten über eine spezielle Ausbildung verfügen, sondern zumeist nur angelernt werden.[155] Erst in den letzten Jahrzehnten wurden Facharbeiterberufe für die industrielle Lebensmittelproduktion geschaffen. Die Industrialisierung hat sich indirekt auch auf die handwerklichen Arbeitsstrukturen ausgewirkt. Viele handwerkliche Arbeitsplätze fielen wegen der preisgünstigeren industriellen Konkurrenz weg. Dazu trug auch bei, daß auch im Handwerk die Einheit von Produkt und Produktion verlorenzugehen droht, weil statt Rohstoffen, wie Mehl und Gewürzen, immer häufiger bereits industriell bearbeitete Nahrungsstoffe, wie Fertigmehle, Backmischungen und Fertigwürzungen, eingesetzt werden. Daran schließt sich die kritische Frage an, ob das Nahrungshandwerk überhaupt noch handwerklich produziert (vgl. Dünnewald/Freund 1987).

Mitte der achtziger Jahre des 20. Jahrhunderts wurde ein neues Prinzip, Lebensmittel industriell zu verarbeiten, eingeführt: das „Food Design". Kennzeichen dieses Verfahrens ist, daß landwirtschaftlich erzeugte Rohstoffe, wie Getreide und Soja, nicht mehr als Ausgangsstoffe für die industriell produzierten Lebensmittel verwandt werden, sondern bloß als Lieferanten von Grundsubstanzen, wie Stärke, Eiweiß, Fett etc., eingesetzt werden. Überspitzt kann man sagen, daß die Nutzpflanzen damit zu „kleinen Chemiewerken" werden, die preiswert komplexe chemische Substanzen synthetisieren. Bei der industriellen

155 Nicht zu vergessen diejeinigen, die die ökonomische und juristische Seite abdekken. Sie verfügen in der Mehrzahl über allgemeine, nicht auf die Ernährungswirtschaft spezialisierte Qualifikationen.

Weiterverarbeitung werden zunächst die als verwertbar angesehenen Inhaltsstoffe herausgelöst und anschließend in einem neuen Mischungsverhältnis, wobei die chemischen Grundstoffe aus verschiedensten Ressourcen stammen können, wieder zusammengesetzt, also resynthetisiert. Dieser Prozeß heißt „Food Design“, weil das Endprodukt, das, was als Nahrungsmittel vermarktet wird, zuerst im Kopf entsteht. Grundlage dafür sind Marktanalysen. Die benötigten Substanzen, wie beispielsweise Stärke, werden aus verschiedensten Rohstoffen, wie Mais, Kartoffeln und Getreide, gewonnen. Schließlich werden diese so miteinander verbunden, daß das „erdachte“ Nahrungsmittel entsteht.

Während traditionell Nahrungsmittel durch Verarbeitung verfeinert, aber als solche bestehen bleiben, wird bei designten eine „Konstruktionsidee“ verwirklicht. Nur die Zutatenliste, nicht mehr der sinnliche Eindruck gibt Auskunft über die ursprüngliche Herkunft der Rohstoffe. Da die Grundsubstanzen dieser Novel Food Produkte zwar preiswert, aber meist geschmacklos sind, ist eine spezielle Aromatisierung der Produkte notwendig. Der Vorteil des Food Designs wird darin gesehen, teuere Grundsubstanzen aus preiswerten pflanzlichen Rohstoffen zu isolieren und bei der anschließenden Synthese zu einen Produkt zusammenzufügen, das einen wesentlich höheren Rohstoffwert besitzt, der in dieser Qualität nicht landwirtschaftlich hergestellt werden kann. Als weiterer Vorzug gilt, daß so eine absolute Standardisierung der Lebensmittel erreicht werden kann, da durch Zerlegung in einzelne Komponenten und anschließende Synthese „natürliche Schwankungen“ korrigierbar sind.

Durch die Industrialisierung der Lebensmittelproduktion wurde nicht nur die Qualität der Lebensmittel verändert, sondern auch die ökonomische Struktur. Zwei Veränderungen, die sich unmittelbar auf die Verbraucher auswirken, sollen hier kurz angesprochen werden. *Erstens* trennten sich Produktion und Handel. Während in der handwerklichen Bäckerei Produktion und Verkauf in einer Hand lagen, war eine Folge der industriellen Brotfabriken, daß großräumigere Verteilungswege aufgebaut und neue Verkaufsstellen eingerichtet wurden. Damit war die Face-to-face-Beziehung, eine wichtige Grundlage des Vertrauens in die Lebensmittelqualität, zerstört, und die neue Anonymität war eine Wurzel des Verbrauchermißtrauens gegenüber den industriell produzierten Lebensmitteln. Als Vertrauensscharnier zwischen Produzenten und Verbrauchern wurden Markenprodukte, versehen mit einer Qualitätsgarantie, geschaffen, die die Anonymität dieser Beziehung reduzieren soll. Der Aufbau des überregionalen Lebensmittelhandels war Ursache für das „Sterben“ der „Tante-Emma-Läden“. Die kleinen Geschäfte, bei denen man noch anschreiben lassen konnte, wichen den großen Handelsketten (Oddy 1995, S. 187-199). Dies war mit massiven sozialen Verwerfungen verbunden, insbesondere mit dem sozialen Abstieg der kleinen selbständigen Kaufleute, der Krämer (Spiekermann 1995).

Zweitens fand ein Konzentrationsprozeß statt, der nicht anders als dramatisch zu bezeichnen ist. Dazu einige Hinweise und Daten. Die Ernährungswirtschaft im weitesten Sinn kann in drei Bereiche unterschieden werden: Agro-business,

Ernährungshandwerk und -industrie, Lebensmittelhandel. Das Agro-business handelt mit landwirtschaftlichen Rohstoffen, hauptsächlich Getreide und Ölsaaten, und verarbeitet diese in einer ersten Stufe, beispielsweise in Mühlen. Es arbeitet eng mit der Landwirtschaft zusammen und ist deshalb stark von der jeweiligen Agrarpolitik abhängig. Mehrheitlich handelt sich es um multinationale Konzerne, die sich den europäischen und US-amerikanischen Markt teilen (Scoppola 1995). Der Konzentrationsprozeß in der Lebensmittelindustrie ist weniger fortgeschritten, aber trotzdem sehr erheblich. So erzielen in Deutschland die zehn größten international operierenden Mischkonzerne 35% des Lebensmittelumsatzes; die zehn größten deutschen Unternehmen immerhin noch 11% des Umsatzes. Der hohe Anteil der Ernährungsindustrie am Verkaufserlös ging in den letzten Jahrzehnten primär auf Kosten kleiner handwerklicher Betriebe. So haben 35% der kleineren handwerklichen Betriebe in den letzten 20 Jahren aufgegeben. Überlebt haben dagegen solche, die sich vergrößerten und die sich in Filialbetriebe, insbesondere mit Verkauf in Supermärkten, umwandelten. Dies war aufgrund der großen Konzentration beim Lebensmitteleinzelhandel, die zehn größten Unternehmen teilen sich 80% des Branchenumsatzes, die einzig mögliche „Überlebensstrategie" (Graser u.a. 1997).

9.3 Verunsicherung und Risiko

Jeder Schritt der Technisierung, Industrialisierung und Ökonomisierung der Lebensmittelverarbeitung hat Kritik und Ablehnung hervorgerufen. Zwar engagierte sich jeweils nur eine Minderheit; jedoch stets unüberhörbar und erstaunlich einflußreich.[156] Ihre Forderungen gingen hauptsächlich in zwei Richtungen: Erstens zurückzukehren zu einer naturgemäßen Lebensmittelverarbeitung, worunter der jeweils vor dem neuen Technisierungsschritt erreichte Grad der Technisierung verstanden wurde. Nur eine „Rückkehr zur Natur" könne die *Gefahren* weiterer Eingriffe in die Natur bannen. Zweitens bessere und mehr Informationen über die industrielle Produktion zu erhalten, um selber die *Risiken* abschätzen zu können.[157] Selbstverständlich ist die Unterscheidung in Gefahr und Risiko eine theoretische, die so in der realen Welt nicht vorliegt. Dort

156 Diese Personen sollen hier nicht weiter charakterisiert werden, weil sie sozialstrukturell und mental denjenigen ähnlich sind, die in Kapital 5.3.3 beschrieben werden.

157 Ich orientierte mich hier an der Luhmannschen Unterscheidung von Gefahr und Risiko. Beide machen Aussagen über die Unsicherheit, die bezüglich künftiger Schäden besteht. Gefahr meint, daß der Schaden keiner Entscheidung zugerechnet werden kann, weil keine kausalen Zusammenhänge von Entscheidung und Schaden wahrgenommen oder als nicht voraussehbar angesehen werden. Risiko meint dagegen, daß der Schaden einer Entscheidung zugerechnet wird. Im Falle von Technik, was hier das Thema ist, heißt dies: Technik wird als Gefahr wahrgenommen, wenn die Folgen als nicht abschätzbar gelten, und als Risiko, wenn Technik als „mehr oder weniger erfolgreiche Isolierung von Kausalbeziehungen" betrachtet wird, deren Folgen und Nebenfolgen kalkulierbar, planbar, aber zumindest zurechenbar sind (Luhmann 1991, S. 30-32, S. 97/98). S. auch Barlösius (1997b).

überschnitten und überschneiden sich die Wahrnehmungs- und Bewertungsmuster, weshalb nur graduelle Unterschiede identifiziert werden können.

Für die erste Argumentationslinie sollen hier exemplarisch die Konzepte einer „naturgemäßen Ernährungsweise“ angeführt werden. John Frank Newton lieferte mit seinem 1811 veröffentlichten Buch „Return to nature“ das Motto für alle nachfolgenden „alternativen“ Bewegungen. Die erste größere war die Lebensreformbewegung Ende des 19. bis Anfang des 20. Jahrhunderts. Ihr Programm einer naturgemäßen Ernährungs- und Lebensweise war ein Gegenentwurf zur Verstädterung und Industrialisierung. Ähnlich wie ihre Nachfolger, die Anhänger „alternativer Ernährungsformen“ Ende des 20. Jahrhunderts, waren sie davon überzeugt, daß das durch Technik veränderte Naturverhältnis sich insgesamt, aber speziell bei der Ernährung, bedrohlich auf das körperliche Wohlbefinden, die Gesundheit auswirke (Barlösius 1997). Sie reagierten somit auf ein, wie sie meinten, problematisch gewordenes Naturverhältnis. Alles „Künstliche“ und Industrielle beim Essen lehnten sie ab und setzten statt dessen auf naturbelassene Lebensmittel, also auf solche, die kaum, sprich nur handwerklich bearbeitet wurden. Es entstanden Reformhäuser, in denen hauptsächlich Brot aus nichtgedüngtem Getreide, Obst und Gemüse und die entsprechenden Haushaltsgeräte verkauft wurden (vgl. Barlösius 1997, S. 182-190). Die „Vollwert-Ernährung“ (Leitzmann u.a. 1986) als Orientierungsmodell alternativer Ernährungsformen unserer Tage verlangt ebenfalls eine möglichst geringe Bearbeitung der Lebensmittel, weil nur so als sicher gilt, daß alle physiologisch notwendigen Bestandteile in der Nahrung erhalten bleiben (vgl. Barlösius 1990).

Um die Gefahren, die in der Technisierung gesehen werden, abzuwenden, werden somit Natur und Technik als zwei sich gegenüberstehende Prinzipien gedacht, wobei angenommen wird, daß die Natur auf die Bedürfnisse des Menschen eingerichtet sei und deshalb Sicherheit garantiere. Daß erst durch Naturbearbeitung Nahrungssicherung möglich wurde, wird dabei geflissentlich übersehen. Die in den Gegenentwürfen enthaltene fundamentale Unterscheidung in Technik und Natur ist nicht geeignet, Gefahren zu ermessen. Sie entspricht zudem auch nicht der „alternativen“ Argumentationsweise, weil tatsächlich unterschiedliche Technisierungsgrade und -formen gemeint sind: Die wissenschaftlich-technische Produktion wird, weil sie erfahrungsunabhängig sei, als unsicher wahrgenommen, während die handwerkliche als erfahrungsabhängige als sicher bewertet wird. Allerdings zeigen sich hier auch die Grenzen einer strikten Unterscheidung in Gefahr und Risiko. Bei der Ernährung, im Gegensatz zu rein technischen Prozessen, handelt es sich bei den Folgen der Technisierung für das Wohlbefinden, die Gesundheit nicht nur um einfache zurechenbare Kausalitäten, wie z.B. bei schnell wirkenden Giften, sondern in der Mehrzahl zeigen sich die Konsequenzen erst mit langer Zeitverzögerung, wie z.B. bei den meisten ernährungsabhängigen Erkrankungen. Insofern müssen hier sowohl Risiken kalkuliert als auch Gefahren erahnt werden.[158]

Die zweite Argumentationslinie, es seien bessere und mehr Informationen notwendig, um die Risiken industrieller Produktion abzuwägen, hat Karin Bergmann in ihrer Studie über den Zusammenhang von Verunsicherung und Informationsansprüchen empirisch untersucht (Bergmann 1997, 1998). Sie hält es für ein Paradoxon, daß sich, obwohl die Lebensmittelqualität nie zuvor in der Geschichte so hoch war wie heute, wie wissenschaftliche Experten behaupten, das Image der Lebensmittel aus industrieller Fertigung permanent verschlechtert und die Ängste vor gesundheitlichen Beeinträchtigungen steigen (Bergmann 1997, S. 3). Ein wichtiges Ergebnis ihrer Studie ist, daß diejenigen, die Convenience Food gegenüber negativ eingestellt sind, ungenügende und widersprüchliche Informationen über diese Technologie bemängeln und dies auch als Ursache ihrer Verunsicherung nennen. Die Verunsicherung der Verbraucher resultiere somit weniger aus einem Mißtrauen gegenüber einzelnen technologischen Verfahren, die für besonders riskant gehalten werden, als vielmehr aus der als ungenügend beurteilten Kommunikation und Information über diese Verfahren. Folgen und Nebenfolgen dieser Technik werden als nicht berechenbar und planbar wahrgenommen, weil die für eine Risikokalkulation notwendigen Informationen von den Kritikern als ungenau oder nicht vorhanden beurteilt werden. Es verwundert deshalb nicht, daß gerade „verunsicherte Verbraucher ein aktiveres Informationsverhalten aufweisen" und einige Informationsquellen für wenig glaubwürdig halten (Bergmann 1997, S. 20).

Wenn man sich vom Risikodiskurs entfernt und diesen selbst zum Thema macht, dann wird deutlich: Aus der Wahrnehmung von Risiken wächst typischerweise die Forderung nach mehr Informationen. Dies ist deshalb typisch, weil die Risiken einer Entscheidung zugerechnet werden, die in „Wissensgesellschaften" auf der Basis von Informationen getroffen wird. Die Weitergabe von Informationen, so die dahinter stehende Annahme, versetze die Verbraucher in die Lage, für sich selbst zu entscheiden, ob und welches Risiko sie eingehen wollen. Gestritten wird weniger über die Technik selbst als darüber, ob die Interpretation der Fakten stimmt. „Man fordert mehr Informationen, bessere Information, klagt über Vorenthaltung von Information durch die, die andere daran hindern wollen, andere Interpretationen oder höhere Ansprüche auf eine objektiv gegebene Faktenwelt zu projizieren" (Luhmann 1991, S. 30). Interessant ist, daß die Diskussion an dem Risiko selbst, dem künftigen Schaden, der entstehen könnte, nichts ändert. Sie mündet stets in einen Risikodiskurs, der beinhaltet, daß ein und dieselben Informationen völlig unterschiedlich interpretiert werden. Die Interpretation ist abhängig davon, wie die jeweilige Risiko-

158 Der Luhmannsche Technikbegriff, definiert als „weitgehende *kausale Schließung* eines Operationsbereichs", übersieht, daß es neben den gewußten auch noch nicht bekannte Kausalitäten geben kann. Dies ist verwunderlich, weil Luhmann selbst einräumt, daß das „Resultat von Technisierungen eine mehr oder weniger erfolgreiche Isolierung von Kausalbeziehungen (ist)" (Luhmann 1991, S. 97/98).

kalkulation aufgestellt wird, welches Risiko man für eingehbar hält und welche Sicherheit man erwartet. Der BSE-Skandal ist ein gutes Beispiel dafür, daß sich über die Existenz eines Risikos, an BSE erkrankte Rinder könnten die Creutzfeld-Jakob-Krankheit auf Menschen übertragen, mittlerweile viele Experten einig sind. Kontrovers diskutiert wird darüber, ob erstens alle bekannten Informationen, alle wissenschaftlichen Ergebnisse öffentlich gemacht werden und zweitens, wie dieses Risiko zu bewerten ist beziehungsweise welche Sicherheitsmargen einen genügenden Schutz bieten.

Aus dem Risikodiskurs sollte man nicht die Konsequenz ziehen, daß die Verbraucher allein deshalb verunsichert sind, weil ihnen die Risiken bekannt werden. Würden sie von beunruhigenden Meldungen ‚verschont' - so der Umkehrschluß - wären sie auch nicht verunsichert. Genau dies ist aber häufig gängige Praxis der Lebensmittelproduzenten: sie scheuen Publizität und ziehen es vor, Informationen nur noch gefiltert weiterzugeben. So ist beispielsweise an Lebensmittelskandalen nicht nur skandalös, daß sie passieren; Risikomargen sind in der Kalkulation der Produzenten enthalten. Skandalös sind sie auch deshalb, weil über den eingetretenen Schaden nicht so informiert wird, daß die Verbraucher selbst entscheiden können, wie sie reagieren möchten.

In modernen Gesellschaften bestehen eher Risiken denn Gefahren, weil technische Entscheidungen auf der Grundlage von Wissen getroffen werden. Die Informationen über die Risiken einer Technik aber können sich widersprechen. Ein Grund dafür ist, daß die Entscheidung für eine bestimmte Technik mit einer Risikokalkulation verbunden sein kann, die je nach Standpunkt als akzeptabel oder inakzeptabel beurteilt wird. Die jeweilige Risikokalkulation könnte somit auch anders ausfallen. Die Verunsicherung, die von denjenigen, die im Risikodiskurs verstrickt sind, den widersprüchlichen Informationen zugerechnet wird, resultiert letztlich aus der Auswahl der Technik. Durch Nichtinformation können Risiken zwar vor den Verbrauchern verborgen, aber nicht ausgeräumt werden. Geschieht dies trotzdem, dann wandelt sich ein kalkulierbares Risiko in eine unberechenbare Gefahr.

Literatur

Abel, W. 1937: Wandlungen des Fleischverbrauchs und der Fleischversorgung in Deutschland seit dem ausgehenden Mittelalter. In: Berichte über die Landwirtschaft 22, 3, S. 411-452

Abel, W. 1974: Massenarmut und Hungerkrisen im vorindustriellen Europa, Hamburg/Berlin

Abel, W. 1978: Agrarkrisen und Agrarkonjunktur, 3. Aufl., Hamburg/Berlin

Abt, H.G. 1993: Ernährungsverhalten in Familienhaushalten - Ergebnisse einer empirischen Untersuchung. In: Weggemann, S./J. Ziche (Hg.): Soziologische und humanethologische Aspekte des Ernährungsverhaltens. Strategien und Maßnahmen, Frankfurt a.M. (Schriftenreihe der Arbeitsgemeinschaft Ernährungsverhalten e. V. 9), S. 95-103

Adorno, Th.W. 1980: Ästhetische Theorie, 4. Aufl., Frankfurt a.M.

AID (Hg.) 1997: Ernährungsverhalten heute: Die Verbraucher sind verunsichert, AID Spezial Nr. 3413, Bonn

Althoff, G. 1987: Der frieden-, bündnis-, und gemeinschaftsstiftende Charakter des Mahles im frühen Mittelalter. In: Bitsch, I./T. Ehlert/X. von Ertzdorff (Hg.): Essen und Trinken in Mittelalter und Neuzeit, Sigmaringen, S. 13-25

Anthus, A. (i.e. Gustav Blümröder) 1838: Überlegungen über Kochkunst, Leipzig

Aron, J.P. 1973: Le mangeur du 19ième siècle, Paris

Bahr, H.-D. 1994: Die Sprache des Gastes. Eine Metaphysik, Leipzig

Bahr, H.-D. 1996: Über den Sinn des Geschmacks. In: Geschmackssache, Göttingen (Schriftenreihe Forum 6), S. 97-111

Barlösius, E. 1988: Eßgenuß als eigenlogisches soziales Gestaltungsprinzip. Zur Soziologie des Essens und Trinkens, dargestellt am Beispiel der grande cuisine Frankreichs, Diss. Hannover

Barlösius, E. 1990: Wiederholt sich in der heutigen Suche und Forderung nach einer „natürlichen Ernährung" ein bereits Ende des 19. Jahrhunderts geführter Diskurs? In: Gierschner, K./A. Kohler (Hg.): Lebensmittel - gesunde Ernährung, Weikersheim (22. Hohenheimer Umwelttagung), S. 93-104

Barlösius, E. 1991: Über den Geruch. Langfristige Wandlungen der Wahrnehmung, Kontrolle und Gestaltung von Riechendem. In: Kuzmics, H./I. Mörth (Hg.): Der unendliche Prozeß der Zivilisation. Zur Kultursoziologie nach Norbert Elias, Frankfurt a.M., S. 243-256

Barlösius, E. 1991a: Köchin und Koch: Familial häusliche Essenszubereitung und berufliches Kochen. In: Ehlert, T. (Hg.): Familie und Haushalt in Mittelalter und früher Neuzeit, Sigmaringen, S. 207-218

Barlösius, E. 1992: Naturthema Ernährung und Kulturthema Essen. In: Medizin Mensch Gesellschaft 17, 1, S. 91-98

Barlösius, E. 1992a: The history of diet as a part of the vie matérielle in France. In: Teuteberg, H.J. (Hg.): European Food History, Bd.1, Leicester, S. 90-108

Barlösius, E. 1993: Anthropologische Perspektiven einer Kultursoziologie des Essens und Trinkens. In: Wierlacher, A./G. Neumann/H. J. Teuteberg (Hg.): Kulturthema Essen, Berlin, S. 85-102

Barlösius, E. 1993a: Essen und Trinken als Gegenstand kulturwissenschaftlicher Forschung. In: Weggemann, S./J. Ziche (Hg.): Soziologische und humanetholo-

gische Aspekte des Ernährungsverhaltens, Frankfurt a.M. (Schriftenreihe der Arbeitsgemeinschaft für Ernährungsverhalten e.V. 9), S. 59-63
Barlösius, E. 1995a: Worüber forscht die deutsche Agrarsoziologie? In: Kölner Zeitschrift für Soziologie und Sozialpsychologie 47, S. 319-338
Barlösius, E. 1997: Naturgemäße Lebensführung. Zur Geschichte der Lebensreform um die Jahrhundertwende, Frankfurt a.M.
Barlösius, E. 1997a: Bedroht das europäische Lebensmittelrecht die Vielfalt der Eßkulturen? In: Teuteberg, H.J./G. Neumann/A. Wierlacher (Hg.): Essen und kulturelle Identität. Europäische Perspektiven, Berlin, S. 113-128
Barlösius, E. 1997b: Eßgeschmack und Lebensstil - Reduktion von Ernährungsrisiken und -unsicherheiten? In: AID (Hg.): Ernährungsverhalten heute: Die Verbraucher sind verunsichert, AID Spezial Nr. 3413, S. 5-7
Barlösius, E. 1997c: Nahrung als Kommunikationsmittel. Über die kulinarische Hierarchie als Abbild zwischenstaatlicher Machtdifferentiale. In: Waldhoff, H.P./D. Tan/E. Kürsat-Ahlers (Hg.): Brücken zwischen Zivilisationen. Zur Zivilisierung ethnisch-kultureller Differenzen und Machtungleichheiten. Das türkisch-deutsche Beispiel, Bd.1, Frankfurt a.M. (Zwischenwelten: Theorien, Prozesse und Migrationen), S. 137-151
Barlösius, E. 1999: History and Culture of Food and Drink in France. In: Kiple, F./K. Ornelas-Kiple (Hg.): World History of Food and Nutrition, New York u. Cambridge
Barlösius, E./W. Manz 1988a: Der Wandel der Kochkunst als genußorientierte Speisengestaltung. Webers Theorie der Ausdifferenzierung und Rationalisierung als Grundlage der Ernährungssoziologie. In: Kölner Zeitschrift für Soziologie und Sozialpsychologie 40, S. 728-746
Barlösius, E./B. M. Köhler/E. Feichtinger (Hg.) 1995: Ernährung in der Armut. Gesundheitliche, soziale und kulturelle Folgen in der BR Deutschland, Berlin
Barlösius, E./B. M. Köhler 1998: Ernährungsberichterstattung. Manuskript, Berlin
Barthes, R. 1961: Pour une psycho-sociologie de l'alimentation contemporaire. In: Annales E.S.C. 16, S. 977-986
Barthes, R. 1982: Mythen des Alltags, 7. Aufl., Frankfurt
Barthes, R. 1982a: Für eine Psycho-Soziologie der zeitgenössischen Ernährung. In: Freiburger Universitätsblätter 75, S. 65-73
Baudy, G.J. 1981: Metaphorik der Erfüllung. Nahrung als Hintergrundmodell in der griechischen Ethik bis Epikur. In: Archiv für Begriffsgeschichte 25, S. 7-69
Baudy, G.J. 1983: Hierarchie oder: Die Verteilung des Fleisches. In: Gladegow, B./H.G. Krippenberg (Hg.): Neue Ansätze in der Religionswissenschaft, München, S. 131-174
Baumgartner, J. 1992: Ernährungsreform - Antwort auf Industrialisierung und Ernährungswandel. Ernährungsreform als Teil der Lebensreformbewegung am Beispiel der Siedlung und des Unternehmens Eden seit 1893, Frankfurt a.M.
Bausinger, H. o.J.: Volkskunde, Darmstadt
Beck, U./M. Brater/H. Daheim 1980: Soziologie der Arbeit und Berufe, Hamburg
Behre, A. 1953: Zur Geschichte der Lebensmittelchemie und Lebensmittelüberwachung. In: Deutsche Lebensmittel-Rundschau 49, 1, S. 8-12; 2, S. 25-29; 3, S. 68-72; 4, S. 91-98; 5, S. 121-124; 6, S. 142-147
Behrens, M./S. Meyer-Stumberg/G. Simonis (Hg.) 1995: Gentechnik und die Nahrungsmittelindustrie, Opladen
Bender, H. (Hg.) 1985: Das Insel-Buch vom Reisen, 6. Aufl., Frankfurt a.M.

Berger, P.L./Th. Luckmann 1987: Die gesellschaftliche Konstruktion der Wirklichkeit. Eine Theorie der Wissenssoziologie, Frankfurt a.M.
Berghaus, M. 1984: Von der Tischgemeinschaft zur Konsumgesellschaft. Gemeinschaftsbildung durch Essen und Wandlungen in der sozialen Bedeutung des Essens. In: Matreier Gespräche, Wien/Heidelberg, S. 243-259
Bergmann, K. 1997: Der empirische Zusammenhang von Verbraucherverunsicherung und Informationsverhalten am Beispiel von Convenience-Food. Konsequenzen für die unternehmerische Öffentlichkeitsarbeit, unveröffentlichtes Manuskript
Bergmann, K. 1997a: Der empirische Zusammenhang von Verbraucherverunsicherung und Informationsverhalten am Beispiel von Convenience-Food, Diss. TU-München
Bischoff, V./M. Mania 1991: Melting Pot - Mythen als Szenarien amerikanischer Identität zur Zeit der New Immigration. In: Giesen, B. (Hg.): Nationale und kulturelle Identität. Studien zur Entwicklung des kollektiven Bewußtseins in der Neuzeit, Frankfurt a.M., S. 513-570
BML 1996: Konzeption zur Verbraucherpolitik im Ernährungsbereich. Strategiepapier, Bonn
Bodemann, U. 1983: Folklorismus - Modellentwurf. In: Rheinisch-westfälische Zeitschrift für Volkskunde 28, S. 101-110
Bonß, W. 1995: Vom Risiko. Unsicherheit und Ungewißheit in der Moderne, Hamburg
Bourdieu, P. 1983: Ökonomisches, soziales und kulturelles Kapital. In: Kreckel, R. (Hg.): Neue soziale Ungleichheiten, Sonderband 2 der Sozialen Welt, Göttingen
Bourdieu, P. 1984: Die feinen Unterschiede. Kritik der gesellschaftlichen Urteilskraft, 3. Aufl., Frankfurt a.M.
Bowie, H.C. 1879: Ueber den Eiweißbedarf eines mittleren Arbeiters. In: Zeitschrift für Biologie 15, S. 460-484
Braudel, F. 1949: La Méditéranée et le monde méditérranéen à l'époque de Philippe, Paris
Braudel, F. 1961: Vie matérielle et comportements biologiques. In: Annales E.S.C. 16, S. 545-549
Braudel, F. 1971: Die Geschichte der Zivilisationen. 15. bis 18. Jahrhundert, Bd.1, München
Brillat-Savarin, A. 1833: La physiologie du goût, Paris
Bundesministerium für Land- und Forstwirtschaft (Hg.) 1997: Lebensmittelbericht Österreich. Die Entwicklung des Lebensmittelsektors nach dem EU-Beitritt, Wien
Burnett, J./D. J. Oddy (Hg.) 1994: The Origins and Development of Food Policies in Europe, London/New York
Burnett, J./D. J. Oddy 1994: Introduction. In: Burnett, J./D. J. Oddy (Hg.): The Origins and Development of Food Policies in Europe, London/New York, S. 1-6
Capatti, A. 1989: Le goût du nouveau. Origines de la modernité alimentaire, Paris
Cohen, M.N. 1977: The Food Crisis in Prehistory, New Haven/London
Corban, A. 1984: Pesthauch und Blütenduft. Eine Geschichte des Geruchs, Berlin
Dahrendorf, R. 1974: Homo Sociologicus, 14. Aufl., Opladen [1. Aufl. 1958]
Darenne, F. 1904: Histoire des métiers de l'alimentation, Meulan

Dehne, H. 1989: Dem Alltag ein Stück näher? In: Lüdtke, A. (Hg.): Alltagsgeschichte. Zur Rekonstruktion historischer Erfahrungen und Lebensweisen, Frankfurt a.M., S. 137-169

Détienne, M. 1979: Practiques culinaires et esprit de sacrifice. In: Détienne, M./J.-P. Vernant (Hg.): La cuisine du sacrifice en pays grecs, Paris, S. 8-131

Deutsche Gesellschaft für Ernährung (Hg.) 1976: Ernährungsbericht 1976, Frankfurt a.M.

Douglas, M. 1972: Deciphering a Meal. In: Daedalus 101, 2, S. 61-81

Douglas, M. 1979: Les structures du culinaire. In: Communications 31, S. 145-170

Douglas, M. 1988: Reinheit und Gefährdung. Eine Studie zu Vorstellungen von Verunreinigung und Tabu, Frankfurt a.M.

Douglas, M./J. Gross 1981: Food and culture: Measuring the intricacy of rule systems. In: Social Science Information 20, S. 1-35

Dünnewald, H.-B./W. Freund 1987: Handwerk ohne Hände? Veränderungen der handwerklichen Backwarenherstellung durch neue Technologien, Bd. 2, Hildesheim/Zürich/New York (Beiträge zu Lebensmittelwissenschaft und Ernährungsgewerbe)

Dumas, A. (père) 1873: Le grand dictionaire de cuisine, Paris

Dux, G. 1994: Für eine Anthropologie in historisch-genetischer Absicht. Kritische Überlegungen zur philosophischen Anthropologie Helmuth Plessners. In: Dux, G./U. Wenzel (Hg.): Der Prozeß der Geistesgeschichte, Frankfurt a.M., S. 192-115

Eder, K. 1988: Die Vergesellschaftung der Natur. Studien zur sozialen Evolution der praktischen Vernunft, Frankfurt a.M.

Ehlers, E. 1983: Ernährung und Gesellschaft. Bevölkerungswachstum - agrare Tragfähigkeit der Erde. In: Ehlers, E. (Hg.): Ernährung und Gesellschaft, Frankfurt a.M., S. 17-31

Elias, N. 1981/1982: Über den Prozeß der Zivilisation, Bd.1/2, 8. Aufl., Frankfurt a.M.

Ellerbrock, K.-P. 1987: Lebensmittelqualität vor dem Ersten Weltkrieg: Industrielle Produktion und staatliche Gesundheitspolitik. In: Teuteberg, H.J. (Hg.): Durchbruch zum modernen Massenkonsum. Lebensmittelmärkte und Lebensmittelqualität im Städtewachstum des Industriezeitalters, Münster (Studien zur Geschichte des Alltags 8), S. 127-188

Ellerbrock, K.-P. 1993: Geschichte der deutschen Nahrungs- und Genußmittelindustrie 1750-1914, Stuttgart

Ellmann, M. 1993: Die Hungerkünstler. Hungern, Schreiben, Gesellschaft, Stuttgart

Ellrott, Th./V. Pudel 1997: Adipositastherapie: aktuelle Perspektiven, Stuttgart

Engelhardt, D.v. 1993: Hunger und Appetit. Essen und Trinken im System der Diätetik - Kulturhistorische Perspektiven. In: Wierlacher, A./G. Neumann/H. J. Teuteberg (Hg.): Kulturthema Essen, Berlin, S. 137-150

Eßbach, W. 1994: Der Mittelpunkt außerhalb. Helmuth Plessners philosophische Anthropologie. In: Dux, G./U. Wenzel (Hg.): Der Prozeß der Geistesgeschichte, Frankfurt a.M., S. 15-44

Farb, P./G. Amelagoos 1985: Anthropologie des coutumes alimentaires, Paris

Ferber, Ch.v. 1980: Ernährungsgewohnheiten: Zur Soziologie der Ernährung. In: Zeitschrift für Soziologie 9, 3, S. 211-235

Fischler, C. 1979: Gastro-nomie et gastro-anomie. In: Communications 31, S. 189-210

Fischler, C. 1980: Food habits, social change and the nature/culture dilemma. In: Social Science Information 19, S. 937-953
Fischler, C. 1988: Food self and identity. In: Social Science Information 27, S. 274-292
Fischler, C. 1992: L'hommivore, Paris
Flandrin, J.-L. 1983: Le goût et la nécessité: sur l'usage des graisses dans les cuisines d' Europe occidentale (XIVe-XVIIe siècle). In: Annales E.S.C. 38, S. 369-401
Flandrin, J.-L. 1991: Der gute Geschmack und die soziale Hierarchie. In: Ariès, Ph./R. Chartier (Hg.): Geschichte des privaten Lebens. Von der Renaissance zur Aufklärung, Bd.3, Frankfurt a.M., S, 269-311
Flandrin, J.-L. 1993: Les heures des repas en France avant le XIXe siècle. In: Aymard, M./C. Grignon/F. Sabban (Hg.): Le Temps de manger: alimentation, emploi du temps et rythmes sociaux, Paris, S. 197-232
Flandrin, J.-L./Ph. Hyman 1986: Regional tastes and cuisines: problems, documents and discources on food in southern France in the 16th and 17th centuries. In: Food & Foodways 1, S. 221-351
Flandrin, J.-L./M. Montanari 1996: Histoire de l' alimentation, Paris
Frei, A.G. (Hg.) 1987: Habermus und Suppenwürze. Singens Weg vom Bauerndorf zur Industriestadt, Konstanz
Gailus, M./H. Volkmann (Hg.) 1994: Der Kampf um das tägliche Brot. Nahrungsmangel, Versorgungspolitik und Protest 1770-1990, Opladen
Gailus, M./H. Volkmann 1994: Nahrungsmangel, Hunger und Protest. In: Gailus, M./H. Volkmann (Hg.): Der Kampf um das tägliche Brot. Nahrungsmangel, Versorgungspolitik und Protest 1770-1994, Opladen, S. 2-23
Ganzert, Ch. 1996: Ökologische Konzeptionen für Agrarlandschaften - Rahmenkonzept, hg.v. Bundesministerium für Bildung, Wissenschaft, Forschung und Technologie, Bonn
Garine, I. de 1979: Culture et nutrition. In: Communications 31, S. 70-92
Garine, I. de 1984: Les modes alimentaires: histoires de l' alimentation. In: Moeurs et usages 1, S. 1-147
Gehlen, A. 1976: Der Mensch. Seine Natur und seine Stellung in der Welt, Wiesbaden
Geiger, Th. 1932: Die soziale Schichtung des deutschen Volkes, 1. Aufl., Stuttgart
Giedion, S. 1982: Die Herrschaft der Mechanisierung. Ein Beitrag zur anonymen Geschichte, Frankfurt a.M.
Goblot, E. 1994: Klasse und Differenz. Soziologische Studien zur modernen französischen Bourgeoisie, Konstanz
Goody, J. 1982: Cooking, Cuisine and Class. A Study in Comparative Sociology, Cambridge
Gormley, T.R./G. Downey/O. Beinre 1987: Food Health and the Consumer. Report from the FAST Programm of the Commission of the European Communities, London/New York
Gottschewski, R. 1994: Landwirtschaft und Umwelt. Zielproklamationen in zwei Jahrzehnten (1970-1990), Kiel
Graser, S./E. Baade/C. Gschind 1997: Forschungsbericht: Ernährungswirtschaft in Bayern, Heft 7, München (Schriftenreihe Bayerische Landesanstalt für Ernährung)

Greschat, H.-J. 1980: Essen und Trinken: religionsphänomenologisch. In: Josuttis, M./G. Marcel Martin (Hg.): Das heilige Essen. Kulturwissenschaftliche Beiträge zum Verständnis des Abendmahls, Stuttgart, S. 29-40

Grignons, C./Ch. Grignon 1980: Styles d' alimentation et goûts populaires. In: Revue française sociologie XXI, S. 531-569

Grignons, C./J.-C. Passeron 1989: Le savant et le populaire, Paris

Grignon, C. 1993: La règle, la mode et le travail: la genèse sociale du modèle des repas français contemporain. In: Aymard, M./C. Grignon/F. Sabban (Hg.): Le temps de manger: alimentation, emploi du temps et rythmes sociaux, Paris, S. 275-323

Grimod de la Reynière, A.L.B. 1803-12: Almanach des Gourmands, Paris

Grimod de la Reynière, A.L.B. 1808: Le Manuel des Amphitryons, Paris [Neudruck 1983]

Guttantin, F. 1994: Der Geruch des Fremden. Der Fremde als Relationsbegriff. In: Sociologia Internationalis 32, 1, S. 55-75

Habermas, J. 1980: Strukturwandel der Öffentlichkeit, 11. Aufl., Darmstadt/Neuwied

Habermas, J. 1988: Nachmetaphysisches Denken. Philosophische Aufsätze, Frankfurt a.M.

Hackel-Stehr, K. 1991/1992: Der Erlaß des Reinheitsgebotes von 1516 - Motive, Hintergründe und Auswirkungen. In: Jahrbuch der Gesellschaft für die Geschichte und Bibliographie des Brauwesens, S. 13-21

Hahn, Th. 1873: Der Vegetarismus als neues Heilsprinzip zur Lösung der sozialen Frage, 2. Aufl., Berlin

Hamann, V. 1953: „Im Einvernehmen mit..." Ein Überblick über die an der Lebensmittelgesetzgebung der Bundesrepublik mitwirkenden Kreise. In: Deutsche Lebensmittel-Rundschau 49, 1, S. 1-8

Harris, M. 1988: Wohlgeschmack und Widerwillen. Die Rätsel der Nahrungstabus, Stuttgart

Hartog, A.P. (Hg.) 1995: Food Technology, Science and Marketing. European Diet in the Twentieth Century, East Linton

Haussleiter, J. 1935: Der Vegetarismus in der Antike, Berlin

Heischkel-Artelt, E. (Hg.) 1976: Ernährung und Ernährungslehre im 19. Jahrhundert, Göttingen

Helsing, E. 1991: Nutrition policies in Europe. In: Food Policy Oct., S. 371-382

Hémardinquer, J.-J. 1970: Pour une histoire de l'alimentation, Paris

Henning, F.-W. 1988: Landwirtschaft und ländliche Gesellschaft, 2. Aufl., Paderborn

Hesse, H.A. 1984: Berufe im Wandel, Stuttgart

Histoire générale de Paris 1886: Les métiers et corporations de la ville de Paris, Paris

Hobsbawm, E./T. Ranger 1984: The Invention of Tradition, Cambridge

Hoffmann, G. 1988: Constantia von Cosel, Bergisch-Gladbach

Holm, L./N. Bredsdorff/F. Dam Rasmussen 1993: The weakness of nutrition policies. In: Kjærnes, U./L. Holm/M. Ekström/E. L. Fürst/R. Prättälä (Hg.): Regulating Markets - Regulating People, Olso, S. 47-64

Horstmann, A. 1986/87: Das Fremde und das Eigene - „Assimilation" als hermeneutischer Begriff. In: Archiv für Begriffsgeschichte 30, S. 7-43

Josuttis, M. 1980: Abendmahl und Kulturwissenschaften. In: Josuttis, M./G. M. Martin (Hg.): Das heilige Essen. Kulturwissenschaftliche Beiträge zum Verständnis des Abendmahls, Stuttgart, S. 11-27

Kachel, J. 1924: Herberge und Gastwirtschaft in Deutschland bis zum 17. Jahrhundert. In: Beihefte zur Vierteljahresschrift für Sozial- und Wirtschaftsgeschichte, Stuttgart

Kamper, D./Ch. Wulf (Hg.) 1982: Wiederkehr des Körpers, Frankfurt a.M.

Kamper, D./Ch. Wulf (Hg.) 1984: Das Schwinden der Sinne, Frankfurt a.M.

Kant, I. 1980: Anthropologie in pragmatischer Hinsicht, hg. von K. Vorländer, K., 7. Aufl., Hamburg

Katz, S.H. 1974: Anthropologie sociale/culturelle et biologique. In: Morin, E./M. Piattelli-Palamarini (Hg.): Pour une anthropologie fondamentale, Bd. 3, Paris, S. 49-86

Katz, S.H. 1979: Un exemple d' évolution bioculturelle: la fève. In: Communications 32, S. 53-69

Kaufmann, F.X. 1973: Sicherheit als soziologisches und sozialpolitisches Problem. Untersuchungen zu einer Wertidee hochdifferenzierter Gesellschaften, Stuttgart

Keppler, A. 1994: Tischgespräche. Über Formen kommunikativer Vergemeinschaftung am Beispiel der Konversation in Familien, Frankfurt a.M.

Kinsey, J. 1993: GATT and the economics of food safety. In: Food Policy Apr., S. 163-176

Kjærnes, U. 1995: Milk: nutritional science and agricultural development in Norway 1890-1990. In: Hartog, A.P. (Hg.): Food Technology, Science and Marketing: European Diet in the Twentieth Century, East Linton, S. 103-116

Kjærnes, U./L. Holm/M. Ekström/E. L. Fürst/R. Prättälä (Hg.) 1993: Regulating Markets - Regulating People. On Food and Nutrition Policy, Oslo

Klein, D. 1993: EG-Spezialitäten-Verordnung. In: ZLR 2, S. 175-186

Klocke, A. 1997: The Impact of Poverty and Nutrition Behavoir in Young Europeans. In: Köhler, B.M./E. Feichtinger/E. Barlösius/E. Dowler (Hg.): Poverty and Food in Welfare Societies, Berlin, S. 224-237

Koctürk-Runefors, T. 1991: A Model for Adaption to a New Food: The case of immigrants. In: Fürst, E.L./R. Prättälä/M. Ekström/L. Holm/U. Kjærnes (Hg.): Palatable Worlds. Sociocultural Food Studies, Oslo, S. 185-192

Koctürk, T. 1996: Structure and change in food habits. In: Scandinavan Journal of Nutrition Suppl. 31, S. 108-110

Köhler, B.M. 1990: Die Ernährung von Beschäftigten. Zur Prävention ernährungsbezogener Erkrankungen im Erwachsenenalter, WZB-Paper Gesundheitsrisiken und Präventionspolitik, P 90-207, Berlin

Köhler, B.M. 1991: Gibt es eine soziale Differenzierung des Ernährungsverhaltens? Sekundäranalytische Untersuchungen sozialer Bestimmungsgrößen des Ernährungsverhaltens Erwachsener, WZB-Paper Public Health, P 91-208, Berlin

Köhler, B.M. 1993: The division of issues. Federal and state nutrition policies in the Federal Republic of Germany. In: Kjærnes, U./L. Holm/M. Ekström/E. L. Fürst/R. Prättälä (Hg.): Regulating Markets - Regulating People. On Food and Nutrition Policy, Oslo, S. 77-90

Köhler, B.M./E. Feichtinger/E. Barlösius/E. Dowler (Hg.) 1997: Poverty and Food in Welfare Societies, Berlin

König, J. 1925: Entwicklung und Aufgaben des Vereins Deutscher Nahrungsmittelchemiker. In: Zeitschrift für Untersuchung der Nahrungs- und Genußmittel Bd. 50 , H.1/2, S. 8-21

Kohlmeier, L./A. Kroke/J. Pötzsch 1993: Ernährungsabhängige Krankheiten und ihre Kosten, Baden-Baden (Schriftenreihe des Bundesministeriums für Gesundheit 27)

Kreckel, R. 1992: Politische Soziologie der sozialen Ungleichheit, Frankfurt a.M.

Kriegsernährungsamt (Hg.) 1917: Die Kriegsernährungswirtschaft 1917, Leipzig

Kuhn, Th. 1988: Die Erhaltung der Energie als Beispiel gleichzeitiger Entdeckung. In: Kuhn, Th. (Hg.): Die Entdeckung des Neuen, Frankfurt a.M., S. 125-168

Leitzmann, C./K. von Koerber/Th. Männle 1986: Vollwerternährung, 5. Aufl., Heidelberg

Leroi-Gourhan, A. 1969: Le geste et la parole. Technique et langage, Paris

Levenstein, H. 1988: Revolution at the Table, New York

Levenstein, H. 1993: Paradox of Plenty, Oxford

Levenstein, H. 1997: The Food Habits of European Immigrants to America: Homogenization or Hegemonization? In: Teuteberg, H.J./G. Neumann/A. Wierlacher (Hg.): Essen und kulturelle Identität. Europäische Perspektiven, Berlin, S. 465-472

Lévi-Strauss, C. 1964: Le Triangle Culinaire. In: L' arc 26, S. 19-29

Lévi-Strauss, C. 1973: Mythologie III. Der Ursprung der Tischsitten, Frankfurt a.M.

Lieben, F. 1935: Die Geschichte der physiologischen Chemie, Leipzig/Wien

Liebig, J. 1877: Chemische Briefe, 6. Aufl., Leipzig

Luhmann, N. 1991: Soziologie des Risikos, Berlin/New York

Luhmann, N. 1993: Legitimation durch Verfahren, 3. Aufl., Frankfurt a.M.

Mandrou, R. 1962: Histoire allemande de produits alimentaires. In: Annales E.S.C. 17, S. 965-671

Mani, N. 1976: Die wissenschaftliche Ernährungslehre im 19. Jahrhundert. In: Heischkel-Artelt, E. (Hg.): Ernährung und Ernährungslehre im 19. Jahrhundert, Göttingen, S. 22-75

Marinetti, F.T. 1983: Die futuristische Küche, Stuttgart

Maurizio, A. 1927: Die Geschichte unserer Planzennahrung von den Urzeiten bis zur Gegenwart, Berlin

Mauss, M. 1990: Gabe. Form und Funktion des Austauschs in archaischen Gesellschaften, Frankfurt a.M.

Mayer, J.K. 1990: Zur Geschichte des Verbraucherschutzes für deutsche Biertrinker. In: Jahrbuch der Gesellschaft für die Geschichte und Bibliographie des Brauwesens, S. 128-133

Mayer, R.v. 1889: Über die Erhaltung der Energie. Briefe an Wilhelm Giesinger nebst dessen Antwortschreiben von den Jahren 1842-1845, hg. v. Preyer, W., Berlin

Mayntz, R./F. W. Scharpf 1995: Der Ansatz des akteurzentrierten Institutionalismus. In: Mayntz, R./F. W. Scharpf (Hg.): Gesellschaftliche Selbstregelung und politische Steuerung, Frankfurt a.M. (Schriften des Max-Planck-Instituts für Gesellschaftsforschung 23), S. 39-72

Mayntz, R./F. W. Scharpf 1995: Steuerung und Selbstorganisation in staatsnahen Sektoren. In: Mayntz, R./F. W. Scharpf (Hg.): Gesellschaftliche Selbstregelung und politische Steuerung, Frankfurt a.M. (Schriften des Max-Planck-Instituts für Gesellschaftsforschung 23), S. 9-38

McCollum, E. .V. 1957: A History of Nutrition, Boston
Meinert, C.A. 1880: Die neueste Ernährungstheorie und deren praktische Verwerthung bei der Ernährung der Armee mit besonderer Berücksichtigung des von Prof. Dr.med. Franz Hoffmann dargestellten und empfohlenen Patent-Fleischpulvers, Berlin
Mennell, St. 1988: Die Kultivierung des Appetits. Geschichte des Essens vom Mittelalter bis heute. Frankfurt a. M.
Mennell, St. 1997: The Culinary Culture of Europe Overseas. In: Teuteberg, H.J./G. Neumann/A. Wierlacher (Hg.): Essen und kulturelle Identität. Europäische Perspektiven, Berlin, S. 459-464
Mennell, St./A. Murcott/A. H. van Otterloo 1992: The Sociology of Food: Eating, Diet and Culture. In: Current Sociology 40, 2
Messelken, K. 1980: Vergemeinschaftung durch Essen. In: Josuttis, M./G. Marcel Martin (Hg.): Das heilige Essen. Kulturwissenschaftliche Beiträge zum Verständnis des Abendmahls, Stuttgart, S. 42-57
Mintz, S.W. 1992: Die Zusammensetzung der Speise in frühen Agrargesellschaften. Versuch einer Konzeptualisierung. In: Schaffner, M. (Hg.): Brot, Brei und was dazugehört. Über sozialen Sinn und physiologischen Wert der Nahrung, Zürich, S. 13-28
Montanari, M. 1993: Der Hunger und der Überfluß. Kulturgeschichte der Ernährung in Europa, München (Europa bauen)
Morgenstern, M. 1785: Unterricht für ein junges Frauenzimmer, das Küche und Haushaltung selbst besorgen will, aus eigener Erfahrung erteilt von einer Hausmutter, Leipzig
Morin, E. 1973: Le paradigme perdu: la nature humaine, Paris
Murcott, A. 1992: Anderes Essen. Zur Geschichte der Kostformen in England. In: Schaffner, M. (Hg.): Brot, Brei und was dazugehört. Über sozialen Sinn und physiologischen Wert der Nahrung, Zürich, S. 29-44
Murcott, A./R. Prättälä 1993: Comparing nutrition policies. A very small start. In: Kjærnes, U./L. Holm/M. Ekström/E. L. Fürst/R. Prättälä (Hg.): Regulating Markets - Regulating People. On Food and Nutrition Policy, Oslo, S. 37-46
Nello, S.S. 1989: European interest groups and the CAP. In: Food Policy May, S. 101-106
Neuloh, O./H.J. Teuteberg 1979: Ernährungsfehlverhalten im Wohlstand. Ergebnisse einer empirisch-soziologischen Untersuchung in heutigen Familienhaushalten, Paderborn
Neumann, G. 1996: Geschmack-Theater. In: Geschmackssache, Göttingen (Schriftenreihe Forum 6), S. 35-64
Neumann, G. 1997: Das Gastmahl als Inszenierung kultureller Identität: Europäische Perspektiven. In: Teuteberg, H.J./G. Neumann/A. Wierlacher (Hg.): Essen und kulturelle Identität. Europäische Perspektiven, Berlin, S. 37-68
Newton, J.F. 1811: Return to Nature, o.O.
Nicholls, J.R./M.J. Sargent/B.I. Kloster 1992: National food trade promotion organizations in the European Community. In: Food Policy Oct., S. 371-378
Oberender, P. 1990: Harmonisierung oder Wettbewerb im Lebensmittelrecht in der EG? Grundsätzliche ordnungspolitische Bemerkungen. In: ZLR 5, S. 587-593
Oddy, D.J. 1995: From corner shop to supermarket: the revolution in food retailing in Britain, 1932-1992. In: Hartog, A.P. (Hg.): Food Technology, Science and Marketing. European Diet in the Twentieth Century, East Linton, S. 187-199

Ottenjann, H./K.-H. Ziessow (Hg.) 1992: Die Kartoffel. Geschichte und Zukunft einer Kulturpflanze, Cloppenburg

Otterloo, A.van 1987: Foreign Immigrants and Dutch at Table 1945-1985. Bridging of Widening the Gap. In: The Netherlands Journal of Sociology 23, 2, S. 126-143

Pelto, G./P. Pelto 1983: Diet and Delocalization. Dietary Changes since 1750. In: Journal of Interdisciplinary History 14, 2, S. 507-547

Peyer, H.C. 1987: Von der Gastfreundschaft zum Gasthaus, Hannover

Peyer, H.C./E. Müller-Luckner (Hg.) 1983: Gastfreundschaft, Taverne und Gasthaus im Mittelalter, München/Wien

Planck, U. 1985: Die Landwirtschaft in der Industriegesellschaft und die Industrialisierung der Landwirtschaft. In: Zeitschrift für Agrargeschichte und Agrarsoziologie 33, S. 56-77

Plessner, H. 1980: Anthropologie der Sinne, Bd. III. Gesammelte Schriften, Frankfurt a.M.

Plessner, H. 1981: Die Stufen des Organischen und der Mensch, Bd. IV. Gesammelte Schriften, Frankfurt a.M.

Plessner, H. 1983: Conditio Humana, Bd. VIII. Gesammelte Schriften, Frankfurt a.M.

Plessner, H. 1985: Schriften zur Soziologie und Sozialphilosophie, Bd. X. Gesammelte Schriften, Frankfurt a.M.

Preisendörfer, P. 1995: Vertrauen als soziologische Kategorie. Möglichkeiten und Grenzen einer entscheidungstheoretischen Fundierung des Vertrauenskonzepts. In: Zeitschrift für Soziologie 24, S. 263-272

Pudel, V./J. Westenhöfer 1997: Ernährungspsychologie, 2. Aufl., Göttingen

Pyta, W. 1991: Landwirtschaftliche Interessenpolitik im deutschen Kaiserreich, Stuttgart

Rabe, H.-J. 1989: Gegenseitige Anerkennung nationalen Lebensmittelrechts in der Europäischen Gemeinschaft. In: ZLR 3, S. 363-381

Rademann, O. o.J.: Eine kritische Betrachtung der Lebensweise der Arbeiterfamilien, Frankfurt a.M.

Raffée, H. 1991: Verkehrsauffassung und Verbrauchererwartung aus der Sicht der empirischen Marktforschung. In: ZLR 3, S. 281-298

Rath, C.-D. 1984: Reste der Tafelrunde. Das Abenteuer der Eßkultur, Reinbek

Rath, C.-D. 1993: Zur Psychoanalyse der Eßkultur. In: Wierlacher, A./G. Neumann/H. J. Teuteberg (Hg.): Kulturthema Essen, Berlin, S. 151-176

Richter, D. 1989: Schlaraffenland. Geschichte einer populären Phantasie, Frankfurt a.M.

Rieger, E. 1993: Der Wandel der Landwirtschaft in der Europäischen Gemeinschaft. Ein Beitrag zur soziologischen Analyse transnationaler Integrationsprozesse, hg. v. Mannheimer Zentrum für Europäische Sozialforschung (MZES) Arbeitspapier AB I Nr. 3

Rieger, E. 1993a: Die Vergemeinschaftung der Landwirtschaft. Bemerkungen zur Institutionalisierung einer transnationalen politischen Ordnung, hg. v. Mannheimer Zentrum für Europäische Sozialforschung Arbeitspapier AB I Nr. 5

Rieger, E. 1995: Bauernopfer. Das Elend der europäischen Agrarpolitik, Frankfurt a.M.

Roerkohl, A. 1987: Die Lebensmittelversorgung während des Ersten Weltkrieges im Spannungsfeld kommunaler und staatlicher Maßnahmen. In: Teuteberg, H.J.

(Hg.): Durchbruch zum modernen Massenkonsum. Lebensmittelmärkte und Lebensmittelqualität im Städtewachstums des Industriezeitalters, Münster (Studien zur Geschichte des Alltags 8), S. 309-370

Rubner, M. 1885: Calorimetrische Untersuchungen. In: Zeitschrift für Biologie 21, S. 250-440

Rubner, M. 1914: Über moderne Eßformen, München/Berlin

Rubner, M. 1922: Reichsgründungsfeier der Friedrich-Wilhelms-Universität zu Berlin am 18. Januar 1922, Berlin

Rumohr, K.F.v. 1978: Geist der Kochkunst, Frankfurt a.M. [1. Aufl. 1822]

Sandgruber, R. 1988: Zeit der Mahlzeit. Veränderungen in Tagesablauf und Mahlzeiteneinteilung in Österreich im 18. und 19. Jahrhundert. In: Bringéus, N.-A./U. Meiners/R.-E. Mohrmann/D. Sauermann/H. Siuts (Hg.): Wandel der Volkskultur in Europa, [Festschrift für Günter Wiegelmann] Münster (Beiträge zur Volkskultur in Nordwestdeutschland 1), S. 459-473

Sandgruber, R. 1997: Österreichische Nationalspeisen: Mythos und Realität. In: Teuteberg, H.J./G. Neumann/A. Wierlacher (Hg.): Essen und kulturelle Identität. Europäische Perspektiven, Berlin, S. 179-203

Schärer, M.R. 1995: Analysis of nutritional status, the food industry and product innovation in the late nineteenth century with reference to prefabricated pulse powder. In: Hartog, A.P. (Hg.): Food Technology, Science and Marketing. European Diet in the Twentieth Century, East Linton, S. 19-35

Schaffner, M. (Hg.) 1992: Brot, Brei und was dazugehört. Über sozialen Sinn und physiologischen Wert der Nahrung, Zürich

Schipperges, H. 1993: Zur Philosophie der Ernährung. In: Wierlacher, A./G. Neumann/H. J. Teuteberg (Hg.): Kulturthema Essen, Berlin, S. 25-40

Schlegel-Matthies, K. 1995: „Im Haus und am Herd“: Der Wandel des Hausfrauenbildes und der Hausarbeit 1880 -1930, Stuttgart

Schmauderer, E. 1974: Der Nachweis von Lebensmittelverfälschungen durch Selbstprüfung im 19. Jahrhundert. In: Lebensmittelchemie und gerichtliche Chemie 28, 3, S. 107-138

Schmoller, G. 1871: Die historische Entwicklung des Fleischconsums sowie der Viehpreise in Deutschland. In: Zeitschrift für die gesamte Staatswissenschaft 27, S. 284-362

Schmoller, G. 1918: Die soziale Frage: Klassenbildung, Arbeiterfrage, Klassenkampf, München/Leipzig

Schnädelbach, H. 1983: Philosophie Deutschland 1831-1933, Frankfurt a.M.

Scoppola, M. 1995: Multinationals and agricultural policy in the EC and USA. In: Food Policy 20, 1, S. 11-25

Seidel-Pielen, E. 1996: Aufgespießt. Wie der Döner über die Deutschen kam, Hamburg

Sen, A. 1982: Poverty and Famines. An Essay on Entitlement and Deprivation, Oxford

Setzwein, M. 1997: Zur Soziologie des Essens. Tabu, Verbot, Meidung, Opladen

Simmel, G. 1957: Soziologie der Mahlzeit. In: Simmel, G. (Hg.): Brücke und Tür, Stuttgart, S. 243-250

Simmel, G. 1968: Soziologie. Untersuchungen über die Formen der Vergesellschaftung, 5. Aufl., Berlin

Skrabanek, P./J. McCormick 1995: Torheiten + Trugschlüsse in der Medizin, Mainz

Spencer, C. 1993: The Heretic's Feast. A History of Vegetarianism, London

Spiekermann, U. 1995: Rationalisation as a permanent task. The German food retail trade in the twentieth century. In: Hartog, A.P. (Hg.): Food Technology, Science and Marketing. European Diet in the Twentieth Century, East Linton, S. 200-220

Spiekermann, U. 1997: Nahrung und Ernährung im Industriezeitalter. Ein Rückblick auf 25 Jahre historisch-ethnologischer Ernährungsforschung (1972 - 1996). In: Bundesforschungsanstalt für Ernährung (Hg.): Materialien zur Ermittlung von Ernährungsverhalten, Karlsruhe (Berichte des Bundesforschungsanstalt für Ernährung BFE-R-97-1), S. 35-73

Spiekermann, U. 1997a: Zeitensprünge: Lebensmittelkonservierung zwischen Industrie und Haushalt. In: Katalyse/Buntstift (Hg.): Ernährungskultur im Wandel der Zeiten, Köln (Tagungsreihe: Neubewertung von Lebensmittelqualität), S. 30-42

Spittler, G. 1989: Handeln in einer Hungerkrise. Tuaregnomaden und die große Dürre von 1984, Opladen

Spittler, G. 1993: Lob des einfachen Mahls. Afrikanische und europäische Eßkultur im Vergleich. In: Wierlacher, A./G. Neumann/H. J. Teuteberg (Hg.): Kulturthema Essen, Berlin, S. 193-192

Spittler, G. 1996: Das einfache Mahl: Kost der Armen oder Ausdruck des feinen Geschmacks? In: Geschmackssache, Göttingen (Schriftenreihe Forum 6), S. 140-158

Spode, H. 1993: Die Macht der Trunkenheit. Kultur- und Sozialgeschichte des Alkohols in Deutschland, Opladen

Stehr, N./V. Meja 1982: Zur gegenwärtigen Lage wissenssoziologischer Konzeptionen. In: Meja V./N. Stehr (Hg.): Der Streit um die Wissenssoziologie, Bd. 2, Frankfurt a.M., S. 893-946

Stoianovich, T. 1965: Le Mais dans le Balkan. In: Annales E.S.C. 20, S. 1026-40

Stouff, L. 1982: Y avait-il à la fin du Moyen Age une alimentation et une cuisine provencale. In: Manger et Boire, Bd. 2, Paris, S. 93-99

Streck, B. 1997: Gefüllter Hund. Oder die Grenzen des Geschmacks. In: Ekel und Allergie, Berlin (Kursbuch 129), S. 67-78

Streinz, R. 1997: Das deutsche und europäische Lebensmittelrecht als Ausdruck kultureller Identität. In: Teuteberg, H.J./G. Neumann/A. Wierlacher (Hg.): Essen und kulturelle Identität. Europäische Perspektiven, Berlin, S. 103-112

Struve, G. 1869: Pflanzenkost, die Grundlage einer neuen Weltanschauung, Stuttgart

Swinbank, A. 1990: Implications of 1992 for EEC farm and food policies. In: Food Policy , Apr., S. 102-121

Swinbank, A. 1990a: Introduction. In: Food Policy, April, S. 98-100

Swinbank, A. 1992: The EEC's policies and its food. In: Food Policy , Feb., S. 53-64

Swinbank, A. 1993: The economics of food safety. In: Food Policy , Apr., S. 83-94

Swinbank, A. 1994: The EC's policies and its food. In: Burnett, J./D. J. Oddy (Hg.): The Origins and Development of Food Policies in Europe, London/New York, S. 249-263

Tannahill, R. 1979: Kulturgeschichte des Essens. Von der letzten Eiszeit bis heute, München

Tanner, J. 1992: Die Entdeckung der Vitamine und die Veränderung von Ernährungsgewohnheiten: Ernährungswissenschaft und Ernährungspolitik in der Schweiz seit dem ausgehenden 19. Jahrhundert. In: Schaffner, M. (Hg.): Brot,

Brei und was dazugehört. Über sozialen Sinn und physiologischen Wert der Nahrung, Zürich, S. 85-103

Tanner, J. 1997: Italienische „Makkaroni-Esser“ in der Schweiz: Migration von Arbeitskräften und kulinarische Traditionen. In: Teuteberg, H.J./G. Neumann/A. Wierlacher (Hg.): Essen und kulturelle Identität. Europäische Perspektiven, Berlin, S. 473-497

Teubner, G. 1985: Verrechtlichung - Begriffe, Merkmale, Grenzen, Auswege. In: Verrechtlichung von Wirtschaft, Arbeit und sozialer Solidarität. Vergleichende Analysen von Hans F. Zacher, S. Simitis, F. Kübler, K. Hopt und G. Teubner, Frankfurt a.M., S. 289-344

Teuteberg, H.J. (Hg.) 1983: Ernährungserziehung und Ernährungsberatung, Frankfurt (Schriftenreihe der Arbeitsgemeinschaft Ernährungsverhalten e.V. 3)

Teuteberg, H.J. 1985: Der Wandel der häuslichen Tischgemeinschaft und Aufgaben einer Haushalts- und Ernährungserziehung. In: Hauswirtschaft und Wissenschaft 33, S. 30-40

Teuteberg, H.J. (Hg.) 1992: European Food History. A Research Review, Leicester

Teuteberg, H.J. 1996: Zur kulturwissenschaftlichen Phänomenologie der täglichen Nahrung. In: Geschmacksache, Göttingen (Schriftenreihe Forum 6), S. 65-86

Teuteberg, H.J./G. Wiegelmann 1972: Der Wandel der Nahrungsgewohnheiten unter dem Einfluß der Industrialisierung, Göttingen

Teuteberg, H.J./J. M.P. Edema (Hg.) 1983: Nutritional Behaviour as a Topic of Social Sciences, Frankfurt (Publications of the Working Group Nutritional Behaviour 2)

Teuteberg, H.J./G. Neumann/A. Wierlacher 1997: Essen und kulturelle Identität. Europäische Perspektiven, Berlin

Thompson, E.P. 1980: The Making of the English Working Class, London

Thomson, G. 1974: Die ersten Philosophen. Forschungen zur altgriechischen Gesellschaft, Bd.II, Berlin-Ost

Todt, A. 1993: Gentechnik im Supermarkt, hg. von Katalyse-Institut, Reinbek bei Hamburg

Tönnies, F. 1963: Gemeinschaft und Gesellschaft, Darmstadt

Tolksdorf, U. 1975: Ernährung und soziale Situation. In: Valonen, N./J.U.E. Lehtonen (Hg.): Ethnologische Nahrungsforschung. Ethnological Food Research, Helsinki, S. 277-291

Toussaint-Samat, M. 1987: Histoire naturelle et morale de la nourriture, Paris

United Nations (Hg.) 1976: International Convenant on Economic, Social and Cultural Rights. In: United Nations Treaty Series (UNTS) 993, S. 3

Vaerst, E.v. 1851: Gastrosophie oder Lehre von den Freuden der Tafel, Leipzig

Virchow, R. 1872: Über Nahrungs- und Genußmittel, Berlin

Voit, C. 1876: Über die Kost in öffentlichen Anstalten. In: Zeitschrift für Biologie 11, S. 1-59

Walter, O. 1900: Einleitung. In: Zwingli, H.: Von der Freiheit der Speisen. Eine Reformationsschrift, Halle (Flugschriften aus der Reformation XVI)

Weber, M. 1980: Wirtschaft und Gesellschaft, Tübingen

Weber, M. 1988: Gesammelte Aufsätze zur Religionssoziologie III, 8. Aufl., Tübingen

Weber, M. 1988a: „Energetische“ Kulturtheorien. In: Weber, M. (Hg.): Gesammelte Aufsätze zur Wissenschaftslehre, 7. Aufl., Tübingen, S. 400-426

Wehler, H.-U. 1987: Deutsche Gesellschaftsgeschichte. Vom Feudalismus des Alten Reiches bis zur defensiven Modernisierung der Reformation: 1700-1815, Bd.1, München

Weizenbaum, J. 1978: Die Macht der Computer und die Ohnmacht der Vernunft, Frankfurt a.M.

WHO (Hg.) 1990: Ernährungspolitik in Europa. Bericht über eine WHO-Konferenz. Budapest 1.-5.10.1990, (EUR/GFA Ziel 13)

Wiegelmann, G. 1992: Kartoffelspeisen des 19. Jahrhunderts in Norddeutschland. In: Ottenjann, H./K.-H. Ziessow (Hg.): Die Kartoffel. Geschichte und Zukunft einer Kulturpflanze, Cloppenburg, S. 79-88

Wierlacher, A./G. Neumann/H.J. Teuteberg (Hg.) 1993: Kulturthema Essen, Berlin

Wissell, R. 1974: Des alten Handwerks Recht und Gewohnheit, Bd. 2, Berlin

Zapf, W. (Hg.) 1977: Lebensbedingungen in der Bundesrepublik Deutschland. Sozialer Wandel und Wohlfahrtsentwicklung, Frankfurt a. M.

Zeldin, Th. 1973/1977: France, Bd.1/2, Oxford

Zipfel, W. 1991: Verkehrsauffassung - Verbrauchererwartung im deutschen Recht. Bestimmende Elemente und Ermittlung. In: ZLR 3, S. 300-315

Zwingli, H. 1900: Von der Freiheit der Speisen. Eine Reformationsschrift, hg. v. O. Walther, Halle (Flugschriften aus der Reformationszeit XVI)